구강감염과 전신건강

분자생물학에서 치과진료 적용까지

안네 마리 린제 페데르센 엮음

구강감염과 전신건강

분자생물학에서 치과진료 적용까지

2017년 2월 10일 초판 1쇄 인쇄
2016년 2월 15일 초판 1쇄 발행

엮은이 | 안네 마리 린제 페데르센
옮긴이 | 김혜성, 이희용
펴낸이 | 김태화
펴낸곳 | 파라북스

등록번호 | 제313-2004-000003호
등록일자 | 2004년 1월 7일
주소 | 서울 특별시 마포구 와우산로 29가길 83 (서교동)
전화 | 02) 322-5353 팩스 | 070) 4013-5353

ISBN 978-89-93212-36-5 (93510)

*값은 표지 뒷면에 있습니다.
*파라사이언스는 파라북스의 과학 분야 전문 브랜드입니다.

Oral
Infections

분자생물학에서 치과진료 적용까지

구강감염과 전신건강

안네 마리 린제 페데르센 엮음 | 김혜성, 이희용 옮김

General
Health

From Molecule to Chairside

파라사이언스

저는 얼마 전에 졸저 ≪내 입속에 사는 미생물≫을 출간했습니다. 부족하지만, 그 책을 통해 21세기 들어 급격히 관심이 높아져가는 미생물에 대한 지식을, 특별히 다양한 미생물이 살고 있는 구강이라는 공간을 통해 정리하려 했습니다. 그리고 이번엔 좀 더 관심을 확장하여, 구강 미생물이 전신건강에 미치는 영향에 관한 책의 번역판을 내게 되었습니다.

돌아보면, 미생물에 대한 관심은 저에겐 당연한 일인 듯합니다. 우선 치과의사인 저의 일상이 미생물과의 싸움입니다. 우리나라에서 2015년 기준으로 1,000만 명이 넘는 사람들이 치과를 찾는 이유이고 건강보험에서 가장 많은 비용을 지출하는 외래 다빈도 상병이 치주질환인데, 그 치주질환의 원인이 바로 세균이기 때문입니다.

충치를 뜻하는 치아우식증도 세균 때문이고, 청소년들의 사랑니 주위를 붓게 하는 것도 세균 때문이며, 구강암을 일으키는 원인 가운데 하나도 세균입니다. 매일 아침 느끼는 입냄새도 구강 내 세균들이 대사작용을 통해 만든 기체들 때문이고, 치과에서 스케일링을 하는 것도, 이를 빼야 하는 상황까지 가는 것도 세균 때문입니다. 임플란트를 할 때도 세균을 주의해야 하며, 항생제를 처방하는 것도 세균을 향한 것입니다. 치과에서 이루어는 여러 시술뿐만 아니라 칫솔질과 같은 일상적인 행위도 표면적으로는 음식물 찌꺼기를 제거하는 것이지만 실은 그것을 먹고 사는 세균을 향한 것입니다. 또 구강 세균은 플라그plaque와 바이오필름biofilm 안의 세균덩어리들이 내독소endotoxin를 만들고, 면역과 염증반응을 교란시키고, 혈관을 타고 전신으로 돌며 우리 몸 곳곳에서 문제를 일으킵니다.

본격적인 관심은 인사돌, 이가탄으로 대표되는 잇몸약의 대안을 찾는 데에서 시작했습니다. 지금은 이미 그런 약들이 잇몸질환의 치료제로는 자격이 없다고 식약처의 판결이 났지만, 그 판결이 나기 전 20년이 넘도록 그 약들은 치료약으로 행세해 왔습니다. 치과에 오기가 겁이 나서 약으로 버티는 사람들의 마음과 부담을 이해하지 못하는 것은 아니지만, 그런 부담을 붙잡고 약이 아닌 것을 약으로 팔고 있는 제약회사나 그것을 방관하는 정부기관, 또 그저 바라보고만 있는 전문가인 치과의사들이 영 납득이 되지 않았습니다. 실제로 진료실에서는 그런 '약'으로 버티다 훨씬 상태가 안 좋아져서 오는 경우를 너무나 많이 보아왔기 때문입니다.

그래서 잇몸질환의 원인인 미생물에 대한 공부를 치과대학 때 언뜻 배운 지식을 다시 끄집어내어 본격적으로 하기 시작했는데, 그러다 미생물학에 커다란 변화가 진행되고 있음을 알게 되었습니다. ≪내 입속에 사는 미생물≫에서도 언급했지만, 미생물에 대한 지식은 최근에야 가닥이 잡히기 시작한

신학문입니다. 물론 그전에도 미생물학은 있었습니다. 하지만 지금 인류가 가지고 있고 쌓아가는 미생물에 대한 지식은, 제가 치과대학을 다닌 1980년 대는 물론 1990년대와도 판이하게 다릅니다.

제가 학교 다닐 때만 해도 배양^{culture}을 통해 세균의 정체를 알아냈습니다. 그런데 21세기 들어서는 그런 작업을 세균의 DNA 분석을 통해 합니다. 2003년 첫 발표되었던 인간게놈프로젝트$^{human\ genome\ project}$를 통해 혁신적으로 개발된 DNA 분석기술이 미생물학에도 적용된 것입니다. 그런데 이 새로운 기술을 적용하자 그 전에 배양을 통해서는 몰랐던 미생물이 어마어마하게 많다는 것이 밝혀집니다. 어떤 조사는 배양으로 알았던 미생물이 실제로는 전체 미생물의 1%에 지나지 않았다고 하니, 20세기의 미생물학, 그러니까 제가 학교 다닐 때 배웠던 미생물학은 그 1%를 100%로 알았던 것입니다. 그만큼 DNA 분석을 기반으로 한 분석은 미생물학으로 보면 혁명적인 변화인 셈입니다.

그 변화의 연장으로 그 전까지는 무균의 공간으로만 알았던 정상인의 폐나 임산부의 자궁은 물론, 태아나 모유, 심지어 혈관이나 뇌에도 미생물이 자리 잡고 있다는 것이 밝혀진 것도 극히 최근입니다. 미생물 교과서나 의학교과서가 다시 쓰여야 하는 상황인 것입니다. 이는 1670년대 레벤후크에 의해 미생물이 처음 인류의 시선 안으로 들어오고, 1880년대 코흐와 파스퇴르에 의해 미생물이라는 작은 생물체가 부패와 발효와 질병의 원인이라는 것이 밝혀진 후 가장 큰 변화로 보입니다.

구강미생물이 전신적인 건강과 질병에 미치는 영향에 관한 연구 역시 한참 진행 중이고 증가 중입니다. 대표적으로 치주질환^{periodontits}과 심혈관질환

artherosclerosis의 연관에 대한 논문이 10년 전인 2007년에는 70개 정도에 불과하다가 2014년에는 4,000개 가까이 쏟아져 나옵니다(Slocum, Kramer et al. 2016). 치주질환을 일으키는 세균이 혈관으로 침투하여 혈관 내 면역반응을 촉발시키고, 이런 면역물질들이 쌓여서 만드는 플라그가 혈관을 막으며 생기는 것이 동맥경화의 주요한 원인이라는 것입니다. 심장만이 아니라 구강 내 세균은 신장에 문제를 만들고, 임신한 여성의 자궁을 침범하여 조산과 저체중아 출산을 야기하고, 당뇨를 악화시키고, 나아가 인체 내 여러 세균성 질환의 주요한 병인keystone pathogen이라는 경고를 치과뿐만 아니라 내과나 산부인과 관련 논문들, 권위 있는 과학저널이 지속적으로 지적합니다(Said, Suda et al. 2014, Hajishengallis, 2015). 21세기 들어 미생물에 대한 관심이 급증하고, 그 와중에 그 전에는 몰랐던 구강 내 미생물의 악영향이 밝혀지고 있는 것입니다.

왜 그럴까요?

이유는 우리의 구강 내에는 세균이 인체 전체로 보다 쉽게 침투할 수 있는 매우 취약한 공간이 존재하기 때문입니다. 일반인들은 익숙하지 않지만, 치과의사나 치과위생사들은 무척 중요한 곳으로 생각하는 곳, 바로 치주포켓periodontal pocket입니다. 치주포켓은 인체 내에서 세균이 가장 집약적으로 살고 있는 곳이기도 하거니와, 그 아래에 있는 결합상피junctional epithelium는 보통의 피부나 점막과는 달리 반쪽짜리 결합hemi-desmosome으로만 구성되어 있어서 세균의 침투에 특히 취약합니다. 그래서 치주포켓은 칫솔질과 같은 물리적 자극에 의해 조금만 손상을 당해도, 또 세균의 내독소와 몸의 염증반응에 의해 조금만 출혈이 되어도, 그 공간을 뚫고 세균은 쉽게 혈류 속으로 들어가 전신적인 순환을 시작합니다. 그래서 구강, 그 중에서도 특히 치주포켓이 세균이 몸 전체로 들어오는 대문portal이나 세균의 저장고reservoir로 묘사되고 있는 상황입니다(Grassl, Kulak et al. 2016).

임상적으로도 구강관리가 전신적인 건강에 미치는 영향에 대한 보고가 오래 전부터 쌓이고 있습니다. 대표적으로 일본의 요양원에서 요양서비스를 받고 있는 노인들을 대상으로 2년 동안 관찰한 보고서는, 구강위생 관리를 해주는 것만으로도 폐렴과 사망률이 1/3로 줄어드는 놀라운 결과를 보여줍니다(Yoneyama, Yoshida et al. 2002). 구강 미생물을 줄이는 것이 구강에서 폐로 가는 미생물을 줄이고, 요양원 사망의 가장 큰 원인인 폐렴의 발생을 줄인 것입니다. 이외에도 중환자실에서 인공호흡기를 끼고 있는 환자들의 구강관리를 통해 폐렴과 사망률을 줄일 수 있다는 연구를 포함해 다양한 임상연구 결과들이 발표되어 있습니다.

이 책은 이런 상황을 정리하고자 모인 한 학술대회의 논문들을 정리하고 편집한 것입니다. 이미 2013년에 개최된 학술대회라 최근의 정보를 얻기 위해서는 직접 관련 저널을 보아야 할 테지만, 그래도 중간점검을 하기에는 적절한 책이라 생각되어 번역을 하게 되었습니다.

저는 이 책을 가장 먼저 치과대학을 포함한 건강관련학과 학생들이 보아주었으면 좋겠습니다. 이제 막 직업세계에 입문하는 이들이 시선이 좀 더 유연할 때 한번쯤 생각해 주길 바라기 때문입니다. 물론 이미 병원이나 여러 기관에서 진료하고 있는 의사들을 포함한 건강관련 일을 하시는 분들이 보아주시기를 바라지 않을 수 없습니다. 짐작컨대 이분들 역시 이런 내용이 익숙하지 않을 것입니다. 반복하지만, 미생물에 대한 지식 자체가 21세기 들어서야, 짧으면 최근 5년 사이에 급속도로 밝혀지고 있는 분야이기 때

문에, 이 분들이 학교 다닐 때의 내용과는 생소함이 클 수 있습니다. 바라
건대, 너무 비판적이지 않은 편안한 마음으로 한번 보아주시길 원합니다.
감사합니다.

대표역자 김혜성

■ 참고문헌

Grassl, N., et al. (2016). "Ultra-deep and quantitative saliva proteome reveals dynamics of the oral microbiome." Genome medicine 8(1): 1.

Hajishengallis, G. (2015). "Periodontitis: from microbial immune subversion to systemic inflammation." Nature Reviews Immunology 15(1): 30-44.

Said, H. S., et al. (2014). "Dysbiosis of salivary microbiota in inflammatory bowel disease and its association with oral immunological biomarkers." DNA research 21(1): 15-25.

Slocum, C., et al. (2016). "Immune dysregulation mediated by the oral microbiome: potential link to chronic inflammation and atherosclerosis." Journal of internal medicine.

Yoneyama, T., et al. (2002). "Oral care reduces pneumonia in older patients in nursing homes." Journal of the American Geriatrics Society 50(3): 430-433.

Grassl, N., et al. (2016). "Ultra-deep and quantitative saliva proteome reveals dynamics of the oral microbiome." Genome medicine 8(1): 1.

Hajishengallis, G. (2015). "Periodontitis: from microbial immune subversion to systemic inflammation." Nature Reviews Immunology 15(1): 30-44.

Said, H. S., et al. (2014). "Dysbiosis of salivary microbiota in inflammatory bowel disease and its association with oral immunological biomarkers." DNA research 21(1): 15-25.

Slocum, C., et al. (2016). "Immune dysregulation mediated by the oral microbiome: potential link to chronic inflammation and atherosclerosis." Journal of internal medicine.

1부 구강감염과 전신질환

2부 미래의 진단 방법 및 기술

3부 구강감염 관리에서의 미래 전망

머리말

Anne Marie Lynge Pedersen

DDS, PhD
Section 1, Oral Medicine and Pathology,
Department of Odontology, Faculty of Health
and Medical Sciences , University of Copenhagen,
Noerre Allé 20, Copenhagen N, Denmark
e-mail: amlp@sund.ku.dk

이 책에 대한 구상은 구강미생물 및 구강감염과 전신건강 간 상호 작용에 관한 최신의 연구결과를 요약 정리하기 위해 편집자가 조직한 심포지엄에서 비롯하였다. 이 심포지엄은 2013년 이탈리아 피렌체에서 개최된 국제치과연구학회[IADR] 유럽대륙지부[CED]와 스칸디나비아지부[NOF]의 연례회의의 일환으로 열렸다. 따라서 이 책의 내용은 주로 유럽 연구진들의 기여를 바탕으로 하고 있다. 하지만 각 장에 기술된 내용은 각 주제에 대한 전 세계적 측면을 아우르고 있으므로 전 세계의 건강관리 전문가뿐만 아니라 연구자들에게도 큰 도움이 될 것이다.

건강한 구강에는 세균과 진균, 바이러스가 정상적으로 서식하고 있다. 구강 내 서식하는 세균은 600종 이상일 것으로 추정되며, 그 중 일부는 병원성이고 다른 종들은 공생 또는 편리공생 관계에 있다. 이러한 정상 구강미생물총은 식이불량과 영양실조, 구강위생 상태 불량, 흡연, 음주를 비롯한 많은 요인들에 의해 와해될 수 있다. 뿐만 아니라 여러 전실질환이나 전신질환을 치료하기 위해 사용하는 약물, 특히 면역억제제나 타액선 기능장애 관련 약물도 정상 구강미생물총에 영향을 줄 수 있다. 구강미생물총과 숙주면역체계 간 균형이 무너지면, 건강했던 구강상태는 구강 연·경조직에 감염과 염증을 수반한 병적인 상태로 변화되기도 한다. 가장 흔한 구강 내 감염성 질환은 치아우식증과 치주질환, 구강칸디다증이다.

치아우식증은 사람에게서 가장 자주 발생하는 질환 중 하나이다. 지난 수십 년 동안 발생률은 줄어들었으나, 여전히 주요 보건문제로서 대부분의 선진국에서 학령기 아동의 60~90%와 대다수 성인에게 영향을 미치고 있으며, 생활환경이 열악하고 구강보건 서비스에 대한 접근성이 낮은 개발도상국에서 더 큰 문제가 되고 있다. 1장에서는 치아우식증 발생 증가와 관련된 여러 전신질환에 대해 검토하였다. 저자가 언급하는 바와 같이, 치아우식증과 전신질환의 상호작용에 대한 지식에 분명한 격차가 여전히 존재하기 때문에, 이에 대한 위험요인과 연관성, 비용효과 중재 연구를 아우르는 후속적 연구들이 필요한 실정이다.

치주염은 중대한 구강감염 질환으로 전 세계 성인 인구의 15~20%가 앓고 있는 것으로 추정되며, 심각한 치주염은 조기 치아상실을 야기하기도 한다. 게다가 전 세계 아동·청소년의 대부분이 치은염의 징후를 보이고 있다. 특히 변연치주염이나 치근단 치주염과 같은 구강감염이 임상적으로 중요한 여러 전신질환의 발병 및 경과에 영향을 줄 수 있음을 보여주는 연구가 이미 많이 이루어졌다. 2장에서는 치주질환과 심혈관계 질환 사이의 염증기전에 대해 논하였다. 또한 지난 수십 년 동안 치주염과 당뇨병 간의 연관성을 밝히고자 하는 연구들도 많았으며, 그 결과 두 질환이 양방향으로 연관되어 있는 것으로 나타났다. 3장에서는 이 두 질환이 상호작용하는 기전과 경로에 대해 설명하였다. 치주염과 류마티스관절염 간 양방향의 상호관계에 대한 내용은 4장에서 자세히 기술하였다. 치주염의 전신적 영향에 대한 가능한 기전에는 일시적인 균혈증의 결과로서 치주낭에 있는 세균이 전파되는 것과 구강미생물에 의해 야기되는 면역학적 손상 때문에 구강미생물 독소와 친염증성 인자가 순환기계로 방출된다는 것이 있다. 간·신장이식 공여자와 같이 면역력이 저하된 환자에게 잠행성^{潛行性}의 구강감염은 그 상태를 악화시키거나 생명까지도 위협할 수 있다. 따라서 장기이식 중 혹은 후뿐만 아니라 그 전에도 구강감염을 적절히 진단하여 치료해야 한다. 5장에서는 구강감염과 간·신장질환 간 연관성에 대해서 논하였다.

한편, 세계보건기구^{WHO}는 고령화로 인해 암환자수가 2030년까지 70% 증가할 것이라고 예측하고 있다. 구강암의 유병률은 특히 남자에게서 높으며, 전 세계적으로는 여덟 번째로 흔하게 발병하는 암이다. 최근 연구들은 구강감염이 암의 발병에 중요한 역할을 할 수도 있다고 제시하였다. 6장에서는 구강감염이 발암과정에 영향을 미치는 기전에 대한 현재 지견을 정리하였다.

구강칸디다증은 칸디다^{Candida} 종의 과증식에 의해 흔히 나타나는 기회감염이다. 구강칸디다증에 대한 소인적 요인에는 항생제와 스테로이드 흡입기, 전신 스테로이드의 사용, 고탄수화물 식이, 영양불량, 흡연, 의치착용, 타액선 기능손상 등이 있다. 구강칸디다증의 발병은 HIV 감염, 쇼그렌 증후군,

악성종양, 당뇨병 환자와 같이 면역력이 저하된 환자들에게서 높게 나타난다. 그러므로 진균감염은 타액선 기능장애가 있는 환자뿐만 아니라 면역기능이 약화된 환자와 늘어나고 있는 노인 인구에게도 심각한 공중보건문제로 여겨진다. 고활성항레트로바이러스요법^{HAART}의 도입으로 구강칸디다증은 줄었으나, 가장 흔한 병변인 구강칸디다증과 HIV 관련 구강병변은 여전히 중요한 문제로 여겨진다. 7장에서는 전신질환이 있는 환자에서의 구강칸디다증과 이를 진단하는 최신의 다양한 방법들, 각각의 장단점, 그리고 분자기술을 이용한 새로운 관점까지 구강칸디다증에 대한 최신 정보들을 정리하였다.

1부의 마지막 장은 타액선 기능장애 영향, 즉 타액의 양과 질이 구강감염 발생에 미치는 영향 등을 다루었다. 8장에서는 쇼그렌 증후군, 항암치료, 약물복용과 같이 중증 타액선 기능장애와 깊이 연관된 요인들과 이들이 구강건강에 미치는 영향에 대해서 검토하였다.

한편, 구강미생물에 대한 최근 지식과 기술은 진료실에 기반한 현재의 진단방식에 도전하고 있다. 현재 많은 분자유전학 신기술들이 건강·질병 상태의 미생물군을 분석하기 위해 사용되고 있는데, 인간구강미생물식별 차세대 염기서열분석Human Oral Microbe Identification using Next Generation Sequencing; HOMINGS, 올리고머분석oligotyping, 고속 염기서열분석high-throughput sequencing, 전유전체숏건 염기서열분석 whole genome shotgun sequencing, 단일세포유전체 염기서열분석single-cell genome sequencing, 메타전사체학metatranscriptomics, 공동체전장전사체분석community-wide transcriptome analysis 등이 그 방법이다.

2부 9장에서는 세균부터 박테리오파지/바이러스, 고세균, 진균, 원생생물에 이르기까지 건강한 사람과 일반적인 구강질환을 가진 사람에게서 나타날 수 있는 구강미생물군에 대해 다루었다. 타액미생물총 또한 매우 복합적인 미생물공동체로 다양한 구강표면으로부터 떨어져 나온 미생물들을 포함하고 있다. 10장에서 설명하는 바와 같이, 타액은 비침습적 방법으로 쉽게 모을 수 있고, 타액미생물총의 조성변화는 구강 및 전신질환 선별검사에 있어 생물표지자로 사용될 수 있다.

이 책의 마지막 부분에서는 구강감염의 치료 및 예방에 대한 최신경향에 대해 다루었다. 11장에서는 프로바이오틱스의 적용 분야가 유망하며, 이는 향후 구강기능을 조절하는 새로운 접근방식이 될 수 있음을 밝히고 있다. 12장에서는 구강칸디다증을 가진 환자를 관리하는 방법에 대해 다루었다.

이 책을 통해 알 수 있듯이, 구강건강을 유지하는 것은 구강질환의 예방뿐만 아니라 전신건강의 유지에도 매우 중요하며, 그 반대의 경우 또한 마찬가지라고 할 수 있다.

1부

구강감염과 전신질환

1 아동과 성인의 치아우식증과 전신질환

Svante Twetman

DDS, PhD, Odont Dr Section 2, Cariology and Pediatric Dentistry,
Department of Odontology, Faculty of Health and Medical Sciences,
University of Copenhagen,
Noerre Allé 20, Copenhagen N 2200 , Denmark
e-mail: stwe@sund.ku.dk

치아우식증은 당 섭취, 불량한 구강위생상태, 타액분비 감소로 인해 나타날 수 있는 비감염성 세균막매개질환이다. 전신질환은 발병기전과 관련약물, 그리고 질환을 치료하는 과정을 통해 구강환경에 영향을 미칠 수 있다. 치아우식증과 만성질환 간 연관성에 대해서는 주로 다양한 대상자수와 매칭 수준을 가진 환자대조군연구들을 통해 보고되었다.

주로 아동과 노인을 대상으로 수행된 관찰연구에서는 비만, 고도 천식, 잘 조절되지 않은 제1형 당뇨병 및 선천성심장병이 있는 환자에게서 치아우식증의 위험이 높은 것으로 나타났다. 또한, 신경정신장애와 구순구개열 환자 및 장기간 암 투병자에게서 치아우식증이 빈발하는 경향이 있었다. 인지장애 노인은 나이와 약물로 인한 타액분비 감소의 영향으로 치아우식증에 대한 위험이 높은 것으로 나타났다. 하지만 전신질환이 구강건강에 항상 부정적인 영향을 미치는 것은 아니다. 그러므로 정기적인 개인별 우식위험도평가는 임상적 의사결정과 내원간격 조절을 위해 매우 중요하다. 불소, 타액분비 자극, 당 조절 등의 예방적 술식은 모든 연령층에서 전신질환자의 치아우식증 예방 및 정지에도 도움이 될 것이다.

1.1 서론

치아우식증은 치아상실의 주요 원인이며, 중증의 치아우식증은 삶의 질 저하뿐만 아니라 통증 및 섭식 문제와도 관련이 있다(Selwitz et al. 2007). 2010년, 미처치 영구치우식은 전 세계적으로 24억 인구에게 영향을 미치는 가장 흔한 만성적 구강문제였다(Kassebaum et al. 2015). 또한 약 6억 2,100만 아동에게서 미처치 유치우식이 발견되었으며^{다빈도 질환 10위}, 전 세계 인구의 45% 이상에게서 치아우식증과 전신질환 간 연관성이 확인되었다. 흥미롭게도 미처치 우식의 최근 질병부담은 아동에서 성인으로 옮겨 가고 있고, 유병률은 6세, 25세, 70세에서 최고조에 달한다(Kassebaum et al. 2015). 그러므로 치아우식증은 평생에 걸친 문제라고 할 수 있으며, 모든 연령층에서 치아우식증 예방과 구강건강증진은 필수적이라 할 수 있다. 이는 특히 기대수명 연장과 무치악 노인 감소와 같은 현 인구통계학적 추세를 고려했을 때, 매우 중요하다고 할 수 있다. 일반 치과진료에서 전체 환자의 약 30%는 전신적 고려사항이 있음에도, 이러한 연관성에 대한 환자의 인지부족으로 인해 종종 치과 기록에서 빠져 있는 경우가 있다.

이 장에서는 사회적, 생활습관 요인을 수반하는 만성적 전신질환과 치아우식증의 동시 이환에 대해 검토하고자 한다. 청·장년층에 대한 연구 결과와 견해에서 차이를 보이기 때문에 주로 아동과 노인에게 초점을 맞추었다. 증례연구를 통해 보고된 드문 증상과 질환에 대해서는 다루지 않았다. 또한 치아부식, 구강점막 및 치주상태에 영향을 미칠 수 있는 질환도 함께 설명하였다.

1.2 치아우식증과 전신질환 간 연관성

치아우식증은 미생물총 및 숙주감수성, 식이습관과 같은 환경적 요인과의 복합적 상호작용으로 나타나는 세균막매개질환이다(Wade, 2013). 구강에 상주하는 미생물총은 일반적으로 다양하며, 이는 숙주에게 이로울 수 있지만 스트레스에 의해 균형이 깨질 수 있다. 건강한 세균막은 섭취한 당에 반복적으로 노출되면 pH가 낮아지면서 산유발성 세균과 내산성 세균i.e. mutans streptococci, lactobacilli, bifidobacteria, Scardovia의 불균형을 일으키고, 이들의 성장과 대사가 촉진된다(Marsh et al. 2014). 그러므로 치아우식증은 통상적인 감염이 아닌, 비감염성noncommunicable 질환으로 봐야 한다. 화학적 측면에서 치아우식증은 무기물의 손실과 축적의 불균형으로 인해 발병하는 질환으로, 손실이 우세하게 됐을 때 우식병소는 결국 육안으로 확인할 수 있게 된다. 간단히 말해서, 탈회는 치면세균막의 낮은 pH 조건에서 발생하고, 재광화는 산도가 중성 이상으로 회복되면 발생하게 된다. 그러므로 전신건강상태, 약물, 건강관련 행태 등이 구강환경의 산 안정성에 직·간접적인 영향을 미치고 내산성 세균종의 과성장을 유발하여 치아우식증과 관련될 수 있음을 이해하는 것이 중요하다. 한 가지 예로는 구강 세정능력을 떨어뜨리고 산성 환경을 지속시킬 수 있는 구강건조증 유발 약물의 사용이다. 한 체계적 종설 연구에서는 약물유발 타액선기능장애medication-induced salivary gland dysfunction, MISGD가 많은 환자에게서 중대한 문제로 여겨지고, 이는 구강건강에 중요한 부정적 영향과 관련될 수 있다고 설명하였다(Aliko et al. 2015). 또한 두경부 암 관련 방사선 치료와 구강건조증 및 타액분비 저하, 다발성우식 발생 간 연관성은 모든 연령에서 보고되기도 하였다(Jensen et al. 2003). 또 다른 예로서, 노인의 구강위생 관리에 부정적인 영향을 미치는 인지장애가 있다. 이와 같은 전신질환으로 인한 직접적인 영향과 이와 관련된 약물 사용뿐만 아니라, 관련된 행태까지도 치아우식증 발병의 위험을 증가시킬 수 있다. 특히 아동의 만성질환은 온 가족에게 스트레스를 줄 수 있다. 이들의 구강위생상태는 더욱 "긴급한" 다른 건강문제 때문에 무시될 수 있고, 과자나 사탕을 통한 보상행위가 때로는 아이들을 달래기 위해 종종 이루어지는 경우도 있다.

이 장을 요약하자면, 치아우식증은 당 섭취, 다중약물요법, 구강위생관리능력의 부족 등과 관련된 전신적 및 행태적 요인과 관련될 수 있다는 것이다. 만성적 전신질환의 발병이 어느 연령에서나 치아우식증 문제에 영향을 줄 수 있지만, 가장 취약한 집단은 어린 아이와 노쇠한 노인이라 할 수 있다. 그러나 쇼그렌증후군과 같은 예외질환을 제외하고는 어떤 질병이 특정 시기 내에 반드시 구강건강을 악화시키지는 않는다. 그러므로 임상적 의사결정의 통합적 부분으로서 치아우식증의 개인별 위험도평가가 수행되어야 한다. 포괄적comprehensive 위험도평가 모형은 단일 요인들의 고려보다 더 정확하다고 할 수 있다(Mejare et al. 2014). 그림 1.1과 같이 구조화된 템플릿이나 컴퓨터 기반 소프트웨어의 사용은 일관적이면서도 환자의 교육에 쓰일 수 있으므로, 최고의 임상적 적용법으로 보인다(Twetman et al. 2013). 치아우식증의 위험도평가는 평생 동안 주기적으로 수행되어야 하고, 특히 만성질환과 같은 주요 문제가 발생했을 때 수행될 필요가 있다(Twetman et al. 2013). 이러한 위험도평가의 결과는 후속적인 맞춤형 예방 혹은 수복치료의 기반이 되어야 할 것이다.

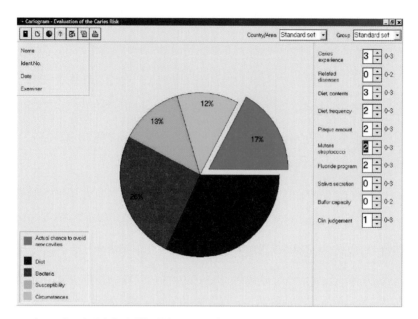

그림 1.1 컴퓨터 기반 우식위험모형(Cariogram)의 예

값을 입력하면, 각 개인의 세균, 구강위생상태, 구강환경, 감수성 등에 대해 미리 정해진 알고리즘에 의해
가중치가 더해진다. 초록색 부분은 이 환자가 새로운 치아우식증 발생을 피할 수 있는 가능성이 단지 17%
라는 것을 보여주며, 주된 요인이 설탕 섭취임을 알 수 있다(파란색 부분). 이 프로그램은 환자 교육과 동기
부여를 위해 활용될 수 있다. www.mah.se에서 각국의 언어로 무료 다운로드 받을 수 있다.

1.3 일반적 연구설계

전신질환과 치아우식증 간 연관성을 조사하기 위한 두 가지 주요 연구설
계는 환자대조군연구와 관찰연구이다(그림 1.2 a, b). 환자대조군 설계는 가
장 흔한 연구방법으로 정의된 질환이 있는 대상자^{환자군}와 해당 질환이 없는
대상자^{대조군}의 선발부터 시작된다. 치아우식증의 유병률은 단면적 방법으로
비교될 수 있고, 전신질환 및 치아우식증과 관련된 요인은 의무기록을 통해

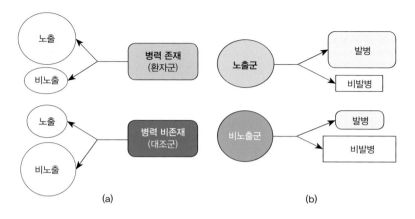

그림 1.2

(a) 환자대조군연구는 질병 여부에 따라 환자군과 대조군의 설정으로 시작함.

(b) 관찰연구는 노출 여부로 나누어 노출군과 비노출군의 설정으로 시작하고, 시간이 지남에 따라 주된 결과에 대한 발생 여부를 평가함.

후향적으로 수집될 수 있다. 이 방법은 쉽게 수행될 수 있지만, 연구의 질은 "병력" 기록의 타당성과 매칭절차에 따라 매우 달라질 수 있다. 신뢰할 만한 연구 수행을 위해서는 환자군과 대조군이 성별, 나이, 사회경제적 수준, 교육수준, 문화적 규범 및 생활방식에 따라 매우 신중하게 짝지어져야 한다. 수많은 환자대조군연구들이 부적절한 매칭 과정으로 인해 모순적 결과를 나타냈다. 또 다른 문제로는 작은 표본크기와 "대상자.case"에 대한 정의 기준의 일관성 결여에 따른 결과 왜곡이다. 근거 측면에서는 전향적 관찰연구 설계가 더욱 타당하고, 연구자들의 통제가 가능하겠지만, 많은 환자들을 대상으로 수년 간 주기적으로 추적해야 하기 때문에 상당한 비용과 시간이 소요된다. 신뢰할 만한 연구결과의 주된 방해요인은 추적 소실률.attrition rate, lost to follow-up과 해당 질환의 낮은 발생률이다. 그러므로 검정력 산출은 적절한 수의 연구대상자를 포함하기 위해 반드시 연구 전에 시행되어야 한다. 윤리적 측면에서는 조사와 표집 과정에서 너무 많은 대상자를 모집하는 것과 너무 적은 대상자를 포함하는 것도 동일하게 문제가 될 수 있다. 위에서 언급한 설계의 혼합방식은 내포된[nested] 환자대조군 설계법으로 완전한 코호트 설계로부터 단지 몇몇의 환자군과 대조군을 선정하는 방식이다. 이 방식의 주요 장점은 모든 환자가 표집되거나 장기간 조사되지 않아도 되기 때문에 많은 비용과 자원을 요구하는 다른 시험과 달리 노력과 비용을 줄일 수 있다.

1.4 비만/과체중

비만과 과체중은 전 세계적으로 아동과 성인에게 나타나는 건강문제이다. 이에 대한 병인론은 복잡하지만, 과식과 고칼로리 식이가 주된 원인이다. 당이 함유된 음식과 음료를 자주 섭취하는 것은 구강건강에 해로울 수 있다(Arola et al. 2009). 그러나 불소가 함유된 수돗물과 치약의 보급으로 인해, 오늘날 설탕과 치아우식증 간 관련성은 수십 년 전에 비해 강력하지 않다. 근거 측면에서 불소의 사용이 평생 동안 전 연령층에서 치아우식증을 예방하고 정지시킨다는 데에는 의심할 여지가 없다(Griffin et al. 2007; Twetman and Dhar 2015). 여러 환자대조군 연구에서 치아우식증과 과체중 간 연관성에 대해 다소 논란이 있지만, 대상자 선정기준과 매칭과정에 따라 매우 상이한 결과를 보인다. 체계적 종설 연구를 통해 다양한 결과들이 보고되어 왔는데, 선진국 아동에서의 비만과 치아우식증 간 유의한 연관성(오즈비=3.7)이 보고된 반면,

최근 선진국에서 수행된 다른 연구에서는 그러한 결과를 확인할 수 없었고 (Hayden et al. 2013), 또 다른 연구에서는 어떠한 연관성도 나타나지 않았다(Silva et al. 2013). 이러한 상이한 결과들은 치아우식증이 과체중과 저체중 상태high and low body mass index 모두와 관련이 있기 때문이라고 부분적으로 설명되고 있다(Hooley et al. 2012). 안타깝게도 성인과 노인을 대상으로 수행된 연구들은 매우 부족한 실정이지만, 치아우식증을 예방하고 체중을 줄이기 위한 식이습관의 권고와 규제는 모두 적용될 수 있을 것이다. 비만은 대사증후군의 한 부분으로, 주요 위험요인 접근법에 따라 치과의사를 비롯한 건강전문가들은 세계보건기구WHO의 지침을 준수하고, 당의 섭취가 총 에너지 섭취량의 10% 미만이 될 수 있도록 환자에게 동기를 부여해야 한다(Moynihan and Kelly 2014). 당에는 제조사, 요리사, 소비자들에 의해 음식에 추가된 단당류 및 이당류와 꿀, 시럽, 과일주스, 과일즙 등에 자연적으로 존재하는 당이 포함될 수 있다. 총 에너지 섭취량의 5% 미만 또는 하루 25g6티스푼 이하로 섭취하면, 건강에 부가적인 효과를 얻을 수 있다.

1.5 천식

천식은 전 인구에서 6~8% 정도의 유병률을 나타내고, 행동적 및 전신적 경로를 통해 구강환경에 영향을 줄 수 있다. 고도 천식환자의 경우, 입이 마르고 갈증이 생겨 자다가 자주 깨게 되는데, 이때는 설탕이 함유된 음료나 과일주스를 마시지 말아야 한다. 게다가 β2-수용체작용제뿐만 아니라 스테로이드 함유 흡입기는 치면세균막의 내산성 미생물의 성장을 돕는 낮은 pH 환경을 만들 수 있고, 천식 아동의 타액에서는 충치균$^{mutans streptococci}$의 증가가 관찰되기도 하였다$_{(Alaki et al. 2013)}$. 천식과 치아우식증 간 연관성에 대해 보고된 결과는 상이하지만$_{(Maupome et al. 2010)}$, 한 메타분석에서는 천식이 유치와 영구치 모두에서 우식위험을 두 배 가량 높이는 것으로 확인되었다 $_{(Alavaikko et al. 2011)}$. 11개의 연구에서는 유치에서의 오즈비가 2.7로 나타났고, 14개 연구에서는 영구치에서의 오즈비가 2.0으로 나타났다$_{(Alavaikko et al. 2011)}$. 의사와 치과의사는 중증 천식환자의 치아우식증 예방을 위한 조치를 재고하고, 흡입기 사용 직후에 물로 헹구는 것을 권장해야 한다.

1.6 당뇨병

당뇨병은 타액과 치은열구액에 포도당 누출량을 증가시키고, 식사횟수를 빈번하게 함으로써 치면세균막의 조성 및 안정성에 영향을 미칠 수 있다. 과거에는 아동의 당뇨병 관리가 기본적으로 지속성$^{slow acting}$ 인슐린과 엄격한 식이제한을 바탕으로 진행되었고, 치아우식증은 건강한 사람보다 당뇨병 환자에게서 드물게 나타났다. 오늘날에는 지속적인 혈당 감시(관리)와 속효성$^{rapid acting}$ 인슐린, 인슐린 펌프 등으로 인해 제1형 당뇨병 아동들의 식이제한은 예전보다 완화되어 더욱 일반적인 생활을 할 수 있게 되었다. 게다가 최근에는 당뇨병 환자의 구강보건 지식수준이 증가하고 있으며, 이는 주로 당뇨와 치주건강과의 밀접한 연관성에 대한 것이다. 즉, 당뇨병에 대한 환자대조군 연구의 결과는 수년 간 조금씩 변해왔다. 최근 체계적 종설 연구에 따르면, 조절되지 않은 제1형 당뇨병과 구강위생 상태가 불량한 환자에서 치아우식증의 유병률이 높게 나타났지만(Sampaio et al. 2011), 아동에서 제1형 당뇨병T1DM과 치아우식 간 연관성은 일관되지 않았다(Ismail et al. 2015). 그러므로 환자의 최근 당화혈색소HbA1c 수치를 평가하는 것은 중요하고, 이 수치가 8% 이상이면 혈당조절에 어려움이 있는 것으로 판단되는데, 이는 학령기 아동과 청소년에서 활동성 치아우식증의 발병과 관련성이 있을 수 있다(Twetman et al. 2002). 제2형 당뇨병의 경우 치아우식증 발병과의 유의한 연관성에 대해서는 확인되지 않았다(Sampaio et al. 2011).

1.7 선천성 심장병

선천성 심장병은 아동에서 약 1%의 유병률을 나타내면서, 주로 구강건강 문제와 연관될 수 있는데, 식사 빈도의 증가, 설탕 함유 이뇨제의 사용, 항생제의 빈번한 사용으로 인해 구강건강 문제를 일으킬 수 있다(Hansson et al. 2012). 또한 선천성심장병 아동에게서 치아우식증에 대해 취약하게 만드는 법랑질 형성부전과 저광화hypomineralization가 매우 빈번하게 나타난다. 부모의 걱정과 간식제공 같은 과잉보상over-compensation은 중증 소아 환자를 돌볼 때 종종 나타나는 심리행동적 요인이기도 하다. 한 환자대조군 연구에서 선천성 심장병 아동이 더 많은 예방적 조치를 받음에도 불구하고 건강한 아동보다 치아우식 위험도가 3배나 더 높게 나타났다(Stecksen-Blicks et al. 2004). 같은 연구에서 디고신digoxin의 사용기간과 치아우식증 간 양의 연관성도 함께 보고되었다. 그러므로 선천성 심장병이 있는 아동은 어릴 때부터 자주 정기적인 검사와 치료를 받을 수 있도록 치과진료 환경이 확립되어야 한다.

1.8 암

장기 악성종양 투병자는 화학요법과 방사선요법 등의 치료로 인해 구강건강에 있어 장기간에 걸친 영향을 받을 수 있다(Kaste et al. 2009; Effinger et al. 2014). 특히 방사선요법은 영구적 혹은 일시적으로 타액선 기능에 영향을 줄 수 있고, 이는 부위와 방사선 노출 정도에 따라 다르다. 결과적으로 화학요법을 적용한 환자와 건강한 사람을 비교했을 때, 방사선요법을 받은 환자의 우식경험영구치수DMFT가 더 높게 나타났다(Hong et al. 2010). 또한 백혈병 아동은 일반 입원 환자들에 비해 더 많은 치아우식증을 보이기도 하였다(Willershausen et al. 1998). 그러나 백혈병 발병 시점에 치아우식증이 없거나 치아우식 위험도가 낮은 아동의 대부분(87%)이 3년 후에도 여전히 그 수준을 유지하고 있었다(Pajari et al. 2001). 이러한 경향은 성인에서는 명확하지 않은 편인데, 한 환자대조군 연구에서는 두경부 편평세포암종과 치아우식증 간 역의 상관관계를 보고하였다(Tezal et al. 2013). 그럼에도 불구하고 암 환자를 위험군으로 간주하여 타액분비 자극과 고농도 불소제제의 사용을 고려할 필요가 있다.

1.9 구순구개열

구순구개열 아동은 유년시절 부적절한 칫솔질로 인해 상악 전치부의 치아우식증 위험도를 높일 수 있다(Hasslof and Twetman 2007; Antonarakis et al. 2013). 이러한 아동의 경우, 법랑질 형성부전이 높게 나타나므로, 치아우식증에 대한 감수성이 높아질 수 있다(Sundell et al. 2015). 결과적으로 구순구개열 아동은 정상아동에 비해 유치 치아우식증을 더 많이 보였지만, 영구치에서는 큰 차이가 없었다 (Sundell et al. 2015). 그러나 구강 열^{cleft}의 유형 및 위치와의 연관성은 명확히 보고된 바 없다. 구순구개열 아동을 관리하는 여러 전문가는 이러한 높은 치아우식증 위험에 대해 반드시 고려해야 한다.

1.10 신경정신장애

아동의 신경정신장애는 적절한 구강위생 관리에 영향을 줄 수 있다. 예를 들어, 주의력결핍과다행동장애$^{Attention\ deficit\ hyperactivity\ disorder,\ ADHD}$가 있는 아동은 나이, 성별, 인종 및 사회경제적 수준을 고려한 대조군 아동에 비해 우식경험영구치수^{DMFT}가 12배나 더 많게 나타났다(Broadbent et al. 2004; Blomqvist et al. 2011). 이러한 결과는 불소의 사용, 의과적 문제, 식이습관 및 구강위생상태 등이 보정된 결과였다. 그러나 신경정신장애의 종류는 매우 다양하며, 각 아동과 가족의 특성은 고유하기 때문에, 치아우식증 위험도는 개인별로 평가되어야 하고, 이에 따른 맞춤형 예방술식이 적용되어야 한다.

1.11 노화와 인지장애

치아우식증과 건강한 노인 간 연관성에 대한 근거는 거의 없지만, 진행성 지적(인지)장애나 치매를 앓는 노인의 구강건강은 급격히 나빠질 수 있고, 치근우식증 또한 증가하고 있으며(Fiske et al. 2006; Anders and Davis 2010), 또한 정신적 문제가 있는 노인에게도 같은 경향이 나타난다[Kisely et al. 2011]. 이러한 경향의 주된 원인은 구강세정 능력 저하와 다중약물요법 때문이다. 알츠하이머와 파킨슨병의 경우, 구강관리를 주기적으로 수행하지 못하거나 구강세정 능력을 상실하는 경향이 있다. 타액은 기계적 세정작용, 완충작용, 뮤신, 면역글로불린, 효소, 항생물질을 제공함으로써 구강건강을 유지하는 데 매우 중요한 역할을 한다[Sreebny, 2000]. 나이가 들어감에 따라 "칵테일 요법"으로 처방받는 약이 많아지면서 구강건조증이 유발될 수 있다. 심지어 비자극성 타액의 생리적 감소는 치근우식증 발병에 매우 큰 영향을 줄 수 있다. 그러므로 일반 노인과 거동이 불편한 노인을 대상으로 타액선기능을 평가하는 것이 매우 중요하다. 타액분비측정법은 타액분비 촉진의 효과에 대해 동기를 부여하는 데 도움이 될 수 있을 것이다.

1.12 치아우식증 관리

전신질환자의 치아우식증 예방 및 관리는 공통적 위험요인에 대한 지역사회 차원의 접근에서부터 3차 예방적 접근과 전신마취 하 치료까지 광범위하다. 이러한 관리법의 기술은 많이 존재하지만, 핵심은 1차 예방을 위한 근거기반 방법과 2차 예방을 위한 비침습적 방법의 적용이다. 적절한 방법의 예시는 표 1.1에 제시되어 있고, 몇 가지 적용법을 Box 1.1에 나열하였다. 명심해야 할 점은 "하나의 방식이 모든 경우에 다 적용될 수 없다one-size-fits-all"라는 점이다. 각 상황에 맞는 올바른 관리를 적용하기 위해서는 환자의 요구를 반드시 고려해야 한다. 예를 들어, 치아-세균막 사이의 공간에 매일 불소를 적용하는 여러 방법들이 있고 이에 대한 근거의 질은 다양할 때, 근거가 낮더라도 환자들이 따라하기 쉬운 방법이 근거가 높지만 따라하기 어려운 방법보다 더 좋을 수 있다.

표 1.1 전신질환자의 치아우식증 예방을 위한 적용술식 예시

적용술식	나이	비고	근거의 질*
자가 관리			
불소함유 치약	모든 연령	적어도 1000ppm의 불소, 2회/일	⊕⊕⊕⊕
고농도 불소함유 치약	12세 초과	1500ppm 초과의 불소, 세균막대사억제제, 고위험군 대상, 치근우식증 정지	⊕⊕○○
불소용액 양치	6세 초과	매일 0.05% 불화나트륨, 칫솔질 후	⊕⊕○○
불소함유 껌	6세 초과	타액분비 자극, 재광화	⊕○○○
자일리톨 껌	모든 연령	타액분비 자극, 세균막대사 억제제	⊕⊕○○
전문가 관리			
불소바니시	모든 연령	2~4회/연, 지속적 불소방출	⊕⊕⊕○
불화 디아민은 silver diamine flouride	모든 연령	44,000ppm, 병소정지, 검은 착색	⊕⊕○○
치아홈 메우기	6~14세	예방과 비침습적 교합면 치료	⊕⊕⊕○
레진 침투	영구치	비공동형성 치간병소	⊕⊕○○
전문가치면세정술	모든 연령	지속적이고도 반복적으로	⊕○○○

*GRADE에 따른 근거의 질(Guyatt et al. 2011)
- 상(⊕⊕⊕⊕)=종합적 판단을 약화시키는 요인이 없는 상 또는 중 수준의 연구
- 중(⊕⊕⊕○)=종합적 판단을 약화시키는 고립된 요소들을 포함하는 상 또는 중 수준의 연구
- 하(⊕⊕○○)=종합적 판단을 약화시키는 요소를 포함하는 상 또는 중 수준의 연구
- 최하(⊕○○○)=과학적 근거의 부족, 낮은 수준의 연구
     유사수준의 연구이지만 모순된 결과를 보이는 불충분한 근거

- 모든 성인의 3/10 이상은 구강건강을 위해 고려해야 하는 전신적 문제를 갖고 있다.
- 환자의 건강설문지와 약물목록에 대해 계속적인 재평가가 필요하다.
- 종종 환자/보호자는 그들의 질병에 대해 잘 알고 있는 "전문가"이다. - 그들의 말에 귀를 기울여라!
- 필요시 (내과)주치의와 논의 및 상의를 하라.
- 2~3일의 식생활일지는 식이습관을 파악하기 위해 실용적이지만, 일반적으로 설탕 과다함유 식품의 선택적 과소보고가 나타난다.
- 회전헤드의 전동칫솔은 수동칫솔에 비해 치면세균막 감소에 더 효과적이며, 손기술이 부족한 환자에게 적합하다.
- 구강건조증은 타액분비저하와 동일하지 않다. - 타액분비 기능은 환자의 자각수준 뿐만 아니라 장액선 및 점액선 모두를 포함하여 평가되어야 한다.
- 만성질환이 있는 아동은 과거 불쾌한 경험이 있을 수 있으며, 행동조절 문제를 해결하기 위해 말하기-보여주기-행동하기$^{tell-show-do}$ 방법이 적용되어야 한다.

1.13 결론

많은 전신질환과의 직접적 인과관계에 대한 보고는 아직 부족한 실정하지만, 많은 만성적 전신질환은 치아우식증과 공통된 위험요인(사회적, 행동적, 문화적)을 공유하고 있다. 임상가는 구강의 낮은 pH를 유지하는 질병이나 약물에 대해 반드시 숙지해야 하며, 이는 치면세균막의 불균형을 초래함으로써 치아우식 병소를 발생시키고, 구강건강수준을 떨어뜨리기 때문에 더욱 강조된다. 그러므로 개인별 치아우식 위험도평가는 개인별 의사결정, 치아우식증 예방 및 관리를 위해 반드시 필요하며, 이는 정기적으로 행해져야 한다. 많은 선행연구가 수행되어 왔지만, 여전히 치아우식증과 전신질환에 대한 견해 차이가 존재하므로, 비용-효과적 중재뿐만 아니라 이들의 연관성 및 위험요인에 대한 질 높은 연구가 수행되어야 한다.

2

치주염과 심혈관질환의
연관성에 대한 기전

Bruno G. Loos, Wijnand J. Teeuw, and Elena A. Nicu

B.G. Loos, DDS, MSc, PhD, W.J. Teeuw, DDS, MSc,
E.A. Nicu, DDS, MSc, PhD
Department of Periodontology,
Academic Center of Dentistry Amsterdam (ACTA),
University of Amsterdam and VU University Amsterdam,
Gustav Mahlerlaan 3004, Amsterdam 1081 LA, The Netherlands
e-mail: b.g.loos@acta.nl

현재 치주염과 심혈관질환 사이의 연관성은 명확하게 확립되어 있다. 심혈관질환에는 죽상경화증과 관상동맥심질환, 뇌혈관질환, 말초동맥질환이 있다. 죽상경화증은 심혈관질환의 기저 병인이다. 이 단원에서는 치주염과 죽상경화증, 후속적인 심혈관질환 사이의 관계를 설명하는 기전에 대해 기술하였다. 치주염 환자에서 죽상경화 플라크atherosclerotic plaque의 발달과 악화 과정은 (1) 균혈증과 (2) 전염증성상태, (3) 전혈전성상태, (4) 과잉면역, (5) 이상지질혈증, (6) 공통 유전적 위험인자로 설명될 수 있다. 대부분의 경우, 이러한 기전들은 모두 동시에 작용한다. 물론 치주염과 죽상경화성질환 사이의 연관성을 심도 있게 연구하는 기초 및 임상 연구가 더 많이 필요할 것이다.

2.1. 서론

지난 30년 동안 치주질환과 심혈관질환 간 연관성은 분명해졌으며, 이 주제에 대한 논문출판과 문헌고찰은 그동안 기하급수적으로 증가했다. 2009년 프리드왈드Friedewald 연구진이 미국심장학회지the European Federation of Periodontology; EFP와 치주학회지the American Academy of Periodontology; AAP에 이 두 질환이 서로 관련되어 있음을 밝히는 획기적인 "사설"을 투고(Friedewald et al. 2009)한 이후에야 후속적 근거들이 나왔다. 유럽치주학연합회EFP 와 미국치주학회EFP가 공동주최한 "구강건강과 전신건강의 관련성"이라는 광범위한 주제의 워크숍에서는 치주염과 심혈관질환 사이의 역학적 연관성에 대해 심도 있는 확인이 이루어졌다(Tonetti et al. 2013).

심혈관질환은 죽상경화증, 관상동맥심질환, 뇌혈관질환, 말초동맥질환과 기타 발생빈도가 낮은 관련 질환들을 포함한다. 죽상경화증atherosclerosis은 심혈관질환의 기저 병인이다. 따라서 이 단원은 심혈관질환과 치주질환 간 관련성을 설명하는 설득력 있는 기전들을 소개하는 장으로서, 죽종형성athero-genesis과 죽상경화증, 이에 수반되는 (급성)결과에 미칠 수 있는 치주염의 역할에 대해 주로 설명할 것이다.

치주염과 죽상경화증 또는 급성죽상경화성질환 사이의 역학적 관련성에 대해서는 의심할 여지가 없지만, 이 관계에 대한 생물학적 설명은 아직 명확하지 않다. 이 장에서는 어떻게 이 두 질환이 연관될 수 있는지에 대한 가능성 있는 기전에 대해서 기술할 것이다. 이 내용은 치주질환과 죽상경화증, 이에 수반되는 질환들을 연결하는 잠재적 염증기전에 대한 합의보고서에 기반하였다(Tonetti et al. 2013; Schenkein and Loos 2013).

2.2 질환별 정의

2.2.1 치주염

치주질환에는 치은염과 치주염, 급성괴사궤양성치은(주)염, 치주농양이 있다. 특히, 치주염은 죽상경화증과 후속적인 급성죽상경화성질환 발생과 연관된 것으로 알려져 있다. 치주염은 치근을 감싸고 있는 지지조직에 생기는 만성염증질환으로, 치주인대와 치조골을 비가역적으로 파괴시킬 수 있다. 치은조직은 심한 염증이 생기게 되고 치주결합조직에는 백혈구가 침윤하는데, 염증반응이 실제로 콜라겐의 소실과 혈관 크기 및 수의 증가를 가져와 치은이 붓고 붉어지게 된다. 수년간 만성염증이 계속되면, 치조골과 치주인대가 점차적으로 소실될 수밖에 없다. 따라서 치주질환을 치료하지 않은 채로 두면 치아는 흔들리거나 이동하여 결국 빠질 수 있다.

일반적으로 치주염은 급진성치주염과 만성치주염의 두 가지 유형으로 구분된다(Armitage 1999). 고도 치주염은 고도 치주염에 대한 정의기준과 연구대상 인구집단에 따라 인구집단의 8~15%에게 발생하는 것으로 추정된다(Demmer and Papapanou 2010). (구강)건강의식과 치과진료 이용률이 높고 예방술식을 쉽게 접할 수 있는 나라에서는 고도 치주염의 유병률이 10%보다 낮은 편이나, 치과진료가 어려운 나라에서는 그 유병률이 15% 이상이 되기도 한다(Albandar 2011; Eke et al. 2012). 최근 연구들은 인구집단의 반 이상이 경미하거나 심각한 치주염을 앓고 있다고 보고하였다(Albandar 2011; Eke et al. 2012). 그러나 고도 치주염은 인구집단의 소수(8~15%)에서만 발생하는 질환이라고 볼 수 있다(Albandar 2011; Eke et al. 2015).

치주염은 병태생리학적으로 여러 요인들이 동시에 작용하기 때문에 복합질환으로 여겨진다(Loos et al. 2015). 치주염은 병리생물학적으로는 비선형적인 양태를 보이며, 질병의 진행속도는 일정하지 않다. 즉, 악화기간과 질병해소상태인 휴지기간을 반복하는 것이다. 치주염 활성기에는 숙주와 생활습관에 관련된 결정요인들이 합쳐져 치은열구나 치주낭에 있는 세균, 특히 그람음성세균에 대해 이상면역반응을 보인다(Loos et al. 2015). 그리고 이어지는 염증반응은 앞서 기술한 바와 같이 치주낭 상피조직에 염증성 침윤과 증식, 궤양을 일으켜 건전 치아지지구조를 파괴한다.

2.2.2 죽상경화증과 급성죽상경화성질환

죽상경화증은 전체 혈관계에 생길 수 있는 질환으로 질병이 악화되는 것에 대한 명백한 초석으로 여겨진다(Friedewald et al. 2009; Andersen and Jess 2014; Garcia-Gomez et al. 2014; Pearson et al. 2003). 죽상경화증은 동맥이 서서히 경직되어 혈관의 내중막 두께가 증가하고, 특정 부위에 심각한 수준의 죽상경화 플라크가 형성되는 것이다. 그 결과로 동맥 내강이 좁아지는데, 전형적으로 관상동맥이나 경동맥, 두개내동맥, 대퇴동맥에서 관찰된다. 심각한 죽상경화증과 내피기능장애는 동맥에 국소적 혈전을 형성하거나 혈관을 막아서 산소가 풍부한 혈액이 말초조직에 공급되는 것을 차단하기도 한다. 이 현상을 "허혈상태ischemic event"라고 하며 급성심근경색, 뇌졸중 또는 뇌의 일시적인 허혈증상이 이에 해당한다.

그러므로 죽상경화증의 결과는 다음과 같다.

1. 관상동맥심질환coronary artery[heart] disease; CA[H]D: 이 질환은 관상동맥에서의 심각한 죽상경화 플라크 형성과 내강 협착 발생으로 진단되는데, 협심증

이나 급성심근경색^{acute myocardial infarction[MI]}, 급성심장사까지도 유발할 수 있다.

2. 뇌혈관질환: 경동맥이나 두개내혈관에 심각한 죽상경화증이 생긴 것으로, 환자들은 대부분 가역적인 뇌손상을 일으키는 일시적 허혈성 사고^{transient ischemic accidents; TIA}를 겪거나, 자칫하면 비가역적 뇌손상이나 급성사망을 야기하는 뇌혈관의 허혈적 사고^{비출혈성 뇌졸중}를 겪을 수도 있다.

3. 말초동맥질환^{peripheral arterial disease; PAD}: 말초동맥에도 심각한 죽상경화성질환이 발생할 수 있는데, 대퇴동맥이나 경골동맥, 심지어 상완동맥에도 생길 수 있다. 말초동맥질환이 있는 환자들은 (일시적인) 다리근육통^{간헐적인 절뚝거림; 파행}을 경험할 수 있고, 괴사나 표면궤양이 발달하거나 혈전도 생성될 수 있어, 폐조직으로 혈전이 이동하는 폐색전증의 가능성도 잠재한다.

단면연구나 종단연구 등 많은 역학연구에서 위의 심혈관상태와 치주염 사이의 연관성에 대해 밝혀왔다. 종단연구는 전향적이거나 후향적일 수 있는데, 디트리히^{Dietrich}의 문헌고찰_(Dietrich et al. 2013)과 **EFP/AAP** 공동워크숍에서 보고_(Tonetti et al. 2013)된 바와 같이 치주염과 관상동맥심질환, 뇌혈관질환, 관련된 후속적 상태에 의한 사망, 말초동맥질환 사이의 연관성에 근거가 있다고 결론지었다. 그러나 치주염과 죽상경화증, 그리고 그 후유증을 연결하는 어떠한 생물학적 기전이라도 이에 대한 확고한 근거가 아직까지는 없다. 치주염이 실제로 죽상경화증의 위험요인으로 얼마나 작용할지, 그리고 어떻게 인과적 역할을 할 수 있을까?

이제 더 나아가 치주염과 죽상경화성질환의 연관성에 대한 가능한 기전의 최신 지견을 요약할 것이다_(Schenkein and Loos 2013). 간단히 말하자면, 두 질환의 연관성에 대한 설명은 죽종형성, 즉 죽상경화 플라크의 발달과 악화과정에 초점을 두고 있다. Box 2.1을 보면, 여기에는 (1) 균혈증, (2) 전염증성 상태, (3) 전혈전성상태, (4) 면역과잉, (5) 이상지질혈증 그리고 (6) 공통 유전적 위험인자가 포함된다. 대부분의 경우 이 여섯 가지의 잠재적 기전이 각각 작용하기보다는 모두 동시에 작용해서, 곧 치주염이 있는 환자는 죽종 형성에 더 취약하게 되고 급성죽상경화성질환의 발생 위험이 더 높아진다.

Box 2.1 죽종형성과 죽상경화성 손상(죽종)

몇몇 부위에 초기 죽종^{atheroma} 형성, 즉 죽상경화성 손상이 생기기 시작한다. 죽종형성은 혈관내피세포의 활성화와 기능장애를 일으키고(1), 이어 혈관내층의 완전성이 일부 깨진다. 이런 상태의 내피세포는 ICAM-1, VCAM-1, E-selectin, P-selectin과 같은 부착분자와 IL-8, 트롬빈 등과 같은 화학주성인자^{chemoattractant}의 발현을 증가시킨다. 활성화된 내피세포는 부착유인분자와 수용체를 제공해서, 내피세포에의 백혈구 부착과 혈소판 증가를 유발한다. 그래서 단핵구와 수지상세포(둘 다 세균을 섭취하여 생길 수 있음), T세포가 기저의 염증부위로 누출^{diapedesis}된다. 활성화된 혈소판은 응집하여 작은 혈전을 만든다.

동맥 내중막의 염증병소(2)는 부분적으로 치주염병소에서 유래한 세균에 의해 시작되거나 전파된 것일 수 있다. 그러나 죽상경화병변에 존재하는 세균 잔유물의 출처가 매우 다양하고 광범위한 세균 특성을 보인다고 알려져 있다(Ott et al. 2006). 죽상경화병변에서의 염증반응은 치주병소로부터 나왔거나 간(8)이나 전신에서 생성된 전염증성인자$^{IL-1, IL-6, CRP, TNF-α}$ 등와 화학주성인자$^{MCP-1}$ 등에 의해서도 퍼져나갈 수 있다. 수년의 시간이 지나면서 죽상경화병변은 더 커져, 동맥벽의 내막에 퇴행성 물질들이 쌓여있는 모습이 된다(3). 이 물질들은 대부분 대식세포의 세포침윤물로 구성되는데 후에 보조T세포$^{CD4+세포: IL-12, IL-18, IFN-γ 생산을 증가시킴}$와 같은 림프구와 함께 포말세포$^{foam cell}$로 합쳐지며, 더 나아가 콜레스테롤과 지방산이 모인 지방선조$^{lipid streak}$, 석회화물질, 상이한 양의 섬유결합조직까지 포함한다. 죽상경화 플라크는 동맥 내강에 쌓여 내강을 좁게 해 혈류를 방해한다. 죽종이 성숙하는 동안 대식세포와 포말세포가 섭취한 변형된 저밀도지단백질^{LDL}은 더욱 많아져, 전염증성 사이토카인$^{IL-1, IL-6, TNF-α}$과

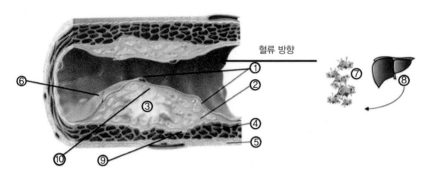

그림 2.1 죽종형성과정에서 생기는 죽상경화성병소와
질환발생에 대한 도식(Schenkein and Loos 2013)의 내용을 각색했다.

화학주성인자$^{IL-8, MMP}$를 증가시킨다. 이러한 활성상태의 죽상경화병변은 염증상태가 더 심해져 계속적인 내피기능장애를 일으킨다.

성숙한 죽종에서는 평활근세포의 퇴행과 섬유아세포의 증가가 관찰되는데, 이 때 염증병소와 평활근세포 경계가 사라지고 지속적인 섬유화가 일어난다(4). 즉, 동맥에 대한 보상적인 혈액 공급이 늘어나고 바깥쪽의 근육층이 발달되는 것이다. 그림 3.1에 나타낸 바와 같이, ②+③+④는 동맥의 내중막을 형성하고, ⑤는 외막의 근육층을 구성한다.

궁극적으로, 온전하지 못한 내피는 와해되어(6) 기저에 있던 죽상경화 플라크이 드러날 수 있다. 이에 프로트롬빈이 트롬빈으로 되고, 트롬빈이 효소로서 피브리노겐을 피브린이 되도록 촉진하여 혈액응고의 연쇄반응이 시작되는데, 결국에는 혈전증과 후속적인 심근경색, 허혈성뇌졸중, 급성말초동맥질환, 그리고 심장사까지도 일으킬 수 있다.

이렇게 수년간에 걸친 느리고 만성적인 죽종형성과정은 다른 곳에서의 감염 및 염증성 과정으로부터 반복적인 균혈증과 전염증성상태, 활성화된 염증세포에 의해 매개된다. 이런 점에서, 류마티스관절염뿐만 아니라 크론병과 궤양성대장염, 만성치주염도 이와 관련될 수 있다(Andersen and Jess 2014; Garcia-Gomez et al. 2014; Kholy et al. 2015).

(치은연하 치면세균막에서 치주병소나 순환계 자체로 들어온) 세균은 혈소판을 활성화시킬 수 있으며(7), 혈소판백혈구복합체를 유도할 수 있다. 풍부하게 발현된 부착

분자로 인해 이 복합체들은 기능이 손상된 내피에서 덩어리를 이뤄 (미세)혈전이 형성되기 시작한다.

동시에, 간도 염증신호$^{IL-6에}$ 의해 자극을 받고 활성화되어 혈액응고인자를 과잉생산하면서 전혈전성상태가 된다(8). 또한, CRP를 비롯한 전염증성상태를 심화하는 급성기반응물질이 간에서 더 많이 생성된다(8).

진전된 죽상경화성병소 내에서는 콜라겐생산이 줄고 MMP가 활성화되어(9), 평활근세포의 함량이 감소하고 남아있는 섬유피막을 감싸는 콜라겐의 분해가 늘면서 혈관의 세기가 약해지고 죽종에 갈라진 틈이 생긴다.

죽상경화가 심각하게 진행되면(10), 죽종은 병소 내 혈관에 노출된 커다란 괴사성 중심부를 포함하는데, 이것이 혈소판과 만나 응집을 이루기 시작하고 소위 취약한 부위에서 판^{plaque}이 파열된다.

2.3 균혈증과 심혈관계에 대한 결과

구강세균이 혈류로 들어갈 수 있다는 사실은 오래 전부터 알려져 왔다. 특히, 심각한 치은염이나 치주염의 경우에는 치주낭 내피조직에 궤양이 생겨 이장상피의 완전성이 소실되기도 한다(Schenkein and Loos 2013; Loos 2005; Tonetti and Graziani 2014). 궤양이 생긴 치주낭의 상피를 합치면 8~20cm^2 정도인데, 이 부분을 치주염증 표면적이라 부르며 치은연하영역에 서식하는 세균과 세균독소, 다른 항원성분이 쉽게 드나들 수 있는 출입구$^{porte\ d'entrée}$ 역할을 한다. 많은 치은연하 세균이 그람음성세균이므로 특히 이 종들의 내독소 지질다당류$^{lipopolysaccharide;\ LPS}$가 숙주면역체계를 자극한다. 후자의 생물학적 현상은 치주염과 심혈관질환 모두에서 나타나는 전염증성상태의 토대가 될 수 있다(아래에 계속; Schenkein and Loos 2013; Tonetti and Graziani 2014). 또한, 치주병소로부터 혈류로 세균이 전파되는 일상의 일들이 죽종형성을 돕고 혈소판 활성화와 혈소판백혈구복합체를 유도하여 전혈전성상태를 유발할 수 있다(아래에 계속).

현재 치주병소의 세균과 내독소가 혈류로 들어가는 과정에 대해서는 잘 정립되어 있다(Schenkein and Loos 2013; Tonetti and Graziani 2014; Reyes et al. 2013). 환자들이 치과진료를 받을 때뿐만 아니라 씹거나 이를 닦을 때도 세균이 혈류로 들어갈 수 있다. 오랜 치주병소와 매일 일어나는 만성적이고 일시적인 균혈증이 대부분 부정적인 효과를 나타낸다. 구강치주세균이 심혈관계에 위해를 일으키고 죽종형성과 죽상경화과정에 관여할 가능성에 대해 표 2.1에 요약하였다.

흥미롭게도, 죽종형성과 전신의 죽상경화성병소에 세균이 어떤 역할을 하는지에 대한 일부 간접적인 근거는 죽상경화조직 생검 결과에서 매우 다양한 세균의 흔적을 발견했다는 것이다(Ott et al. 2006). 특히 다양한 종뿐만 아니라 진지발리스Porphyromonas gingivalis, 악티노마이세텀코미탄스Actinobacillus actinomyce-temcomitans 그리고 다른 치주병원균들도 확인되었다(표 2.1). 치주염 환자에서 균혈증과 내독소혈증의 유병률은 치은염이 있거나 치주조직이 건강한 사람

표 2.1 죽상경화증과 치주병원균의 역할에 대한 근거(Tonetti and Graziani 2014)

죽상경화증에 대한 치주병원균의 역할에 대한 근거
치주병원균의 DNA가 죽상경화 플라크 내에 존재한다
치주병원균, 특히 진지발리스P. gingivalis는 상피세포를 침범할 수 있다
치주병원균과 다른 구강세균은 혈소판 응집을 유발할 수 있다
진지발리스는 대식세포의 포말세포로의 전환을 가속화할 수 있다
치주병원균은 숙주면역체계를 활성화하고 전염증성상태를 야기할 수 있다

들보다 높았는데, 치주질환자로부터 생검한 죽상경화조직에서 보인 높은 미생물 다양성이 이를 뒷받침한다. 또한 죽상혈전병소에서 세균 항원과 그 분자적 흔적의 존재는 치주염의 심각도와 상관관계를 가진다. 게다가 치은연하 미생물총의 조성과 생검 혈관조직의 세균 종 사이에 상관성이 있다는 보고도 있다. 심지어 일부 세균 종은 계속적으로 살아있다는 의견도 있다.

종합적으로, 치주염이 있는 경우, 세균과 내독소 LPS와 같은 독성요소가 혈액순환계에 쉽게 접근할 수 있다는 것을 뒷받침할 생물학적 근거가 있다고 할 수 있다. 그리고 생물학적 실험들은 이 현상이 죽종형성과 죽상경화성병소의 악화에 역할을 한다는 것을 입증하였다.

2.4 면역학적 반응

균혈증의 증가와 내독소 LPS 및 다른 미생물학적 항원의 전파는 숙주의 면역반응을 자극한다(Schenkein and Loos 2013). 결과적으로 선천면역이 활성화되어 호중구의 과활성화를 비롯해 보체와 급성기반응물질 수준의 증가(아래에 계속), 반응의 전신적 악화가 야기된다.

또한 후천면역^{적응면역}도 활성화된다. 후자는 흥미로운 발견이지만 그 결과에 대해서는 아직 설득력이 떨어진다. 치주염 환자의 순환계에 구강치주세균에 대한 항체가^{antibody titer}가 증가하는데, 이 항체들은 무엇보다도 먼저 이 구강세균이 서식하는 죽상경화성병소로 들어갈 수 있다. 이 과정은 그 죽상경화성병소를 악화시키고 내피기능장애와 병소의 파열 위험을 증가시켜 그 결과로서 혈전이 생성될 수 있다.

게다가 T세포와 B세포의 활성화 증가는 자가면역을 유발할 수도 있다. 자가항체는 세균과 사람의 열충격단백질heat shock proteins; HSP 사이의 분자모방에 의해 생성될 수 있다. 예를 들어, 애초에 순환계에 있는 미생물에 대항하여 만들어지는 이런 교차반응항체는 내피세포에서 HSP와 반응할 수 있다. 이 반응으로 내피기능이 손상되고 다시 이장내피가 파열될 가능성이 커져서 혈전형성과 함께 허혈증이 생길 수도 있다. 치주병원균인 진지발리스P. gingivalis와 뉴클레아툼Fusobacterium nucleatum, 포르시시아Tannerella forsythia, 악티노마이세텀코미탄스A. actinomycetemcomitans에 대한 항HSP항체가 발견되었고, 이 세균들의 다른 종류의 항원에 대항하는 활성화된 T세포와 B세포도 있었다. 또한 항카디오리핀anticardiolipin이나 항저밀도지단백질anti-low-density lipoprotein[LDL] cholesterol과 같은 다른 자가항체들도 이에 포함된다(Schenkein and Loos 2013; Schenkein et al. 2004).

2.5. 전혈전성상태

경미한 전신염증이 관상동맥질환과 허혈성 뇌졸중의 발생위험 증가에 기여한다는 사실이 널리 받아들여져 왔다(Friedewald et al. 2009; Andersen and Jess 2014; Garcia-Gomez et al. 2014; Pearson et al. 2003; Koenig 2013; Emerging Risk Factors Collaboration et al. 2010; Ridker 2009). 지난 20년 간, C 반응 단백질C-reactive protein; CRP은 급성죽상경화성질환과 관련된 중요한 염증표지자로 제안되어 왔다. CRP 수준은 관상동맥질환과 허혈성 뇌졸중, 혈관성 사망의 위험도와 지속적인 연관성을 보여 왔다(Emerging Risk Factors Collaboration et al. 2010). 흥미롭게도 스타틴statin 요법 후 CRP 수준 저하는 심혈관질환 발생률 감소와 연관되어 있으며, LDL콜레스테롤 경감요법의 목표를 달성한 환자에서 관찰된 바와 동일하였다(Ridker et al. 2005).

CRP는 "급성기반응물질"로서 주로 간에서 생성되는 분자인데, 염증신호, 특히 인터루킨interleukin−6IL−6 수준의 상승에 반응하여 만들어진다. CRP와 같은 급성기반응물질은 전염증성 특성을 보인다. 생물표지자로서 발견된 지 수년이지만 아직 CRP의 정확한 기능에 대해서는 완전히 밝혀지지 않았다. CRP는 펜트락신pentraxin 계열 분자로서 수용성 패턴인식분자로 기능하며, 이 단백질의 가장 중요한 역할 중 하나는 병원성세균에 대항하여 일차적으로 숙주방어를 한다는 것이다. CRP는 보체경로를 활성화하고 Fc-γ 수용체와 결합하여 병원체에 대한 옵소닌opsonin으로 작용하며, 또한 CRP와 다른 펜트락신은 내피세포의 손상으로 노출되거나 방출된 인지질막과 세포핵요소를 인식할 수 있다. 이 방식으로 손상된 세포와 조직을 제거하는 것은 중요하다고 여겨진다. CRP는 강력한 급성기반응물질이기 때문에 급성 염증이나 감염을 진단하는 표지자로서 널리 사용되는데, 그 진단범위는 10~200mg/L 이상이다.

만성염증과 관련되거나 심혈관질환 위험에 대한 표지자로서 제안되는 CRP의 수준은 상대적으로 낮으며 10mg/L을 초과하지 않는다. 이 정도의 낮은 수준은 비탁계nephelometry를 이용한 고감도high sensitivity; hs 검사를 적용해서 감지할 수 있으며, 따라서 종종 고감도 C 반응 단백질high sensitivity C-reactive protein; hsCRP로 언급된다. hsCRP의 검출 수준은 심혈관질환 발생위험도를 고려하여 세 가지 범주로 나눌 수 있다(표 2.2)(Pearson et al. 2003).

치주염 환자에서 지속적으로 hsCRP 수준이 상승하였다(Paraskevas et al. 2008). 출판된 환자대조군연구에 대한 메타분석에서도 치주염 환자에서의 CRP 수준은 종종 보통 단계에서 높은 단계까지의 심혈관질환 발생위험도 범위에

표 2.2 혈장 hsCRP 수준에 기반한 급성심혈관(질환) 발생의 위험도 평가

급성심혈관(질환) 발생 위험도	혈장 hsCRP 수준
저Low	< 1mg/L
중Intermediate	1~3mg/L
고High	> 3mg/L

속하는 반면, 대조군에서의 값은 낮은 단계에서 보통 단계의 위험도 범주에 드는 것으로 나타났다. 후자 연구의 저자는 환자군과 대조군 사이의 가중평균의 차이가 상당히 유의하다고(1.56mg/L) 보고하였다. 더욱이 hsCRP가 용량의존적dose-dependent 양태를 보이는 것으로 나타났다. 즉, 일반적으로 hsCRP의 혈장수준은 중등도나 경도 치주염보다 고도 치주염에서 더 높으며, 건강한 대조군에서는 가장 낮은 값을 보여준다.

게다가, 치주염치료연구에 대한 메타분석(포함된 연구 수=23, 포함된 환자 수=1647)은 hsCRP의 수준이 치주치료 후에 유의하게 감소(전체적으로 평균 0.5 mg/L 감소)하는 것을 보여주었다(Teeuw et al. 2014). 수치의 감소는 특히 당뇨병이나 죽상경화증, 류마티스관절염 등을 함께 앓고 있는 하위 치주염 환자집단에서 두드러졌다. hsCRP 수준은 관상동맥질환, 허혈성뇌졸중, 혈관사망과 지속적인 연관성을 보이기 때문에, 치주염치료연구에서 hsCRP 감소는 임상적으로 의미가 있다(Emerging Risk Factors Collaboration et al. 2010). 즉, 환자의 hsCRP 수준이 치주치료 후 종종 낮은 단계의 심혈관질환 발생위험도 범주에 속할 수 있는 것이다(표 2.2). 이렇게 호의적인 결과를 보이는 치료연구는 치주염이 CRP 상승과 인과적으로 관련될 수 있다는 것을 암시한다.

hsCRP 외에도 치주염 환자의 혈액순환계 내 염증에 대한 여러 가지 표지

자가 있다. 이 지표들은 죽상형성 잠재력을 가지고 있기 때문에 치주염 환자를 죽상경화성 발생에 더 취약하게 만들 수 있다(Schenkein and Loos 2013). 이 지표들에는 다른 급성기반응물질과 면역매개물질이 포함되는데, IL-1, IL-4, IL-6, IL-18, 합토글로빈haptoglobin, 혈청 아밀로이드 Aamyloid A, α1-항키모트립신anti-chymotrypsin, 종양괴사인자tumor necrosis factor; TNF-α, 기질금속단백분해효소matrix metalloproteinase;MMP-9, 혈소판활성인자platelet-activating factor; PAF, PAF 아세틸가수분해효소 등이 있다.

hsCRP와 앞서 언급된 다른 표지자 수준의 상승에 의해 특징되는 전염증성 상태는 기본적으로 두 가지 방법에 의해 혈액순환계로 들어간다.

1. 치주병소로부터의 유출spill over: 염증성 사이토카인과 다른 생물표지자가 치주병소로부터 생성됨을 보여주는 문헌들이 상당히 많다. 즉, 이 병소에서 혈액순환계로 넘쳐흐르거나dumped 유출되는 것이다. 이 분자들은 죽상경화성병소가 있을 수도 없을 수도 있는 혈관이나 간과 같은 조직과 기관에 영향을 미친다.

2. 활성화된 간: 이제 간은 급성기반응을 보이기 시작한다. 간은 CRP와 다른 급성기반응물질을 높은 수준으로 생산할 뿐만 아니라 피브리노겐fibrinogen, 폰빌리브란테인자von Willebrand factor, 플라스미노겐plasminogen 등의 보체분자와 전혈전성분자도 많이 만들어낸다.

요약하자면, 어떻게 치주염이 죽상경화증 및 급성죽상경화성 발생과 연결될 수 있는가에 대한 매우 설득력 있는 생물학적 기전은 명확히 입증된 치주염에서의 전염증성 상태를 통해 이해할 수 있다. 즉, 국소적 전염증성 사이토카인의 과잉생산뿐만 아니라 간에서의 사이토카인과 급성기반응물질의 생산과 그 높은 수준이 혈관내피 죽상경화성병소에서 염증성 변화를 유도하거나 악화시키는 것이다(그림 2.1).

2.6 전혈전성상태

최근 몇 년 동안, 치주염인 경우에 과응고상태와 섬유소저용해증hypofibrino-lysis이 함께 나타날 수 있다는 근거가 많아지고 있다(Schenkein and Loos 2013; Tonetti and Graziani 2014). 종합적으로 이것을 전혈전성상태prothrombotic state라고 부르는데, 이 상태의 사람에서는 (소)혈전의 생성이 정상인보다 빠르면서 제거의 효율은 더 떨어진다. 또한, 치주염에서의 전혈전성상태가 어떻게 치주염이 허혈성 죽상경화성질환과 연관되는지에 대한 하나의 기전일 될 수 있다고 가정된다. Box 3.2에서 정상적인 혈액응고과정을 요약하였다.

치주염이 있는 경우에 정상적인 지혈 상태와 발생에 장애가 생긴다. 표 2.3에 이와 관련된 발견들을 요약하였다. 치주염에서의 상승이 가장 먼저 발견되는 지표 중 하나가 바로 피브리노겐이다(Kweider et al. 1993). 피브리노겐은 급성기단백질의 한 종류인데, 급성 또는 만성염증 시 간세포에 의한 생산량 증가의 결과로서 그 농도가 올라간다. 피브리노겐 농도의 상승은 죽상혈전질환의 발달과 연관되어 있다. 여러 코호트연구와 인구집단연구는 치주조직이 건강한 사람에 비해 치주염 환자에서 혈장 피브리노겐 수준이 더 높았다고 보고하고 있다(Kweider et al. 1993; Papapanagiotou et al. 2009; Wu et al. 2000). 피브리노겐 농도에 대한 치주치료의 효과에 대한 연구는 다양한 결과를 보고하였는데, 몇몇 연구는 적극적인 치주치료를 받은 환자군에서 피브리노겐 농도가 유의하게 감소하였다고 보고한 반면, 다른 연구들은 치료 후에도 유의한 변화가 없었다고 하였다.

전혈전성상태를 바꿀 수 있다고 알려진, 혈액응고나 섬유소용해와 관련된 다른 지표에는 프로트롬빈 분절prothrombin fragments 1+2, D 이중체D-dimer, 폰빌

혈관손상에 반응하여, 일련의 조정된 과정들은 혈액손실을 막고 혈류유동성을 보전한다. 혈소판 부착과 활성화, 응고의 모든 단계가 일차적 지혈hemostasis에 속한다. 정적이거나 낮은 혈류 전단조건 하에서는 혈소판이 비활성의 원판적혈구discocyte 형태로 순환하고 있다. 혈관이나 조직이 손상되면 콜라겐 기질이 노출되고 국소 아데노신이인산adenosine diphosphate; ADP이 생산되면서 작용제–수용체 상호작용GPIb-von Willebrand factor, GPVI-collagen, P2Y12-ADP이 일어나 혈소판응집체 형성으로 이어진다.

혈소판지혈마개의 생성 후, 진성혈병이 형성혈액응고의 활성화되며, 마지막에는 혈병이 용해섬유소용해 또는 피브린용해; fibrinolysis된다. 혈액응고의 활성화는 조직인자tissue factor; TF 증가에 강력하게 좌우되며 트롬빈 생성을 유도한다. 조직인자는 정상적으로 순환계 내에서는 발현되지 않는다. 정상적인 지혈은 혈관이 파열되어 혈액과 조직인자를 발현하는 혈관외세포가 접촉하였을 때 시작된다. 트롬빈은 (형성된 혈액응고덩어리에 존재하는) 수용성의 피브리노겐을 불용성의 피브린으로 전환하는 역할을 하고, 강력한 혈소판활성제로서 작용한다. 혈전증을 예방하기 위해서 함께 작용하는 자연적 항응고기전에는 세 가지가 있다. 바로 (I) 헤파린heparin–항트롬빈 체계, (II) 단백질C 경로, 그리고 (III) 조직인자경로억제자 체계이다.

섬유소용해 또는 피브린용해는 혈액응고에 대한 자연적 반응으로 피브린덩어리가 분해될 수 있도록 한다. 피브린이 용해되는 동안에 tPA와 uPA의 영향으로 불활성형전효소인 플라스미노겐이 플라스민plasmin으로 전환된다. 이 반응은 PAI-1, PAI-2 α2-항플라스민에 의해 억제될 수 있다. 형성된 플라스민은 피브린을 수용성분해산물로 분해시킨다.

리브란테인자[von Willebrand factor], 조직플라스미노겐활성제[tissue plasminogen activator; tPA], 플라스미노겐활성제억제자[plasminogen activator inhibitor; PAI]-1 등이 있으며, 치주염의 경우 이 물질들이 어떻게 되는지에 대해서는 아직 결론에 이르지 못했다. 비차로[Bizzarro] 등은 PAI-1 수준이 증가하였다고 보고했으며(Bizzarro et al. 2007), 전악 발치 후 PAI-1 수준의 감소를 보고하였다(Taylor et al. 2006). 반면 다른 연구에서는 PAI-1과 치주염 사이의 연관성을 증명하는데 실패하였다(Bretz et al. 2005). 흥미롭게도 치주치료 후 첫째 주에 지혈인자인 PAI-1와 D이중체, 폰빌리브란테인자의 단기적 증가를 관찰하였다(D'Aiuto et al. 2005a,b; Tonetti et al. 2007; Graziani et al. 2010). 이 변화는 CRP와 IL-6의 증가로 측정할 수 있는, 치료 자체에 대한 급성기반응과 일치하는데, 아마도 전악치은연하 괴사조직제거술[debridement]에 뒤따르는 급성균혈증과 관련될 것이다.

출혈에 반응하여, 순환하던 혈소판은 노출된 내피하조직에 부착하고 다른 혈소판도 끌어들여 전응고표면으로서 기능하는 응집체를 만든다. 혈소판은 전구체인 거핵세포의 형태로 뼈에서 분비된다. 이 과정은 간에서 합성되는 호르몬인 트롬보포이에틴[thrombopoietin]에 의해 조절되는데, 이 물질은 다분화능세포인 거핵세포가 성숙하도록 자극한다. 염증 때문에 이차적으로 반응성 혈소판의 개수가 높은 환자의 경우에는, IL-6와 같은 전염증성 사이토카인이 간에서의 트롬보포이에틴의 생성을 늘려 결과적으로 혈소판 생산을 증가시킨다. 치료되지 않은 치주염은 혈소판 개수의 상승과 연관되며 (Papapanagiotou et al. 2009; Lopez et al. 2012; Wang et al. 2014), 치주염과 높은 혈소판 수의 연관성은 치주치료 후에 혈소판 수가 감소함을 관찰한 연구들에 의해 더욱 뒷받침될 수 있다(Wang et al. 2014; Christan et al. 2002).

혈소판은 판[plaqu] 파열 후 혈전형성이나 부수적인 현상에 기여하므로, 죽상경화성 합병증의 발병기전에 결정적인 역할을 할 수 있다. 평균혈소판용적mean platelet volume; MPV은 일반적인 혈구 수 검사에서 보편적으로 이용할 수 있는 값으로 시편에서 혈소판의 평균크기를 양적으로 나타낸 것이다. 작은 것에 비해 큰 혈소판은 반응성이 높고 과립이 많아 콜라겐과 더 빨리 응집할 수 있고, 트롬복산thromboxane A2 수준이 높으며, 당단백질 Ib와 IIb/IIIa 수용체를 더 많이 발현시킨다. 상승된 MPV 수준은 관상동맥질환이 있는 환자에서의 심근경색과 심근경색 후 사망 및 혈관질환 발생에 대한 독립적인 위험요인으로 여겨진다. 만성치주염에서 경미한 염증이 지속되며, IL-6이나 IL-3과 같은 사이토카인이 거핵세포의 배수성을 조절하여, 더 반응성 높고 크기가 큰 혈소판을 생산하도록 만든다. 그러므로 치료하지 않은 치주염 환자에서 MPV 수치가 높을 것이라고 예측할 수 있다. 실제로 건강한 사람보다 치주염 환자에서 MPV 값이 더 높았다고 보고하였다(Lopez et al. 2012). 이와 대조적으로, Wang 연구진은 시작점에서 치주염 환자의 MPV는 건강한 대조군에 비해 낮았고, 치주치료 한 달 후 MPV가 증가했으나 건강한 사람의 수준에는 이르지 못했다고 보고하였다(Wang et al. 2014, 2015). 이렇게 대립적인 결과가 나온 이유에 대해서는 잘 알려져 있지 않으나 몇 가지 일리 있는 설명이 있다. 치주염을 치료받지 않은 환자에서 MPV가 낮은 것은 뚜렷한 염증 부위에서 큰 혈소판을 집중적으로 소비하였기 때문일 수 있다. 치료 후 혈소판용적이 커진 것은 혈소판제거 상태에서 회복되는 동안 새롭게 분비된, 젊은 혈소판을 나타낼 수 있다. 그러나 짝짓지 않은 코호트 연구들에서 MPV의 변이를 주의하여 해석해야 하는데, 체질량지수나 수축기·이완기 혈압, 흡연상태, 혈당 및 콜레스테롤 수준, 약물복용 등 많은 교란변수들이 모두 혈소판 크기와 연관된다는 것을 고려해야 한다.

앞서 기술하였듯이, 치주염 환자에서 생기는 주기적인 균혈증은 다양한 전염증성 면역매개물질의 만성적 생산 및 전신적 증가에 기초가 된다. 이 것은 혈소판 활성화와 높은 반응성의 원인일 수 있다(표 2.3). 흥미롭게도 시험관실험과 동물실험을 통해 악티노마이세텀코미탄스[A. actinomycetemcomitans]나 진지발리스[P. gingivalis]처럼 치주병원균으로 인식되는 종뿐만 아니라 스트렙토코커스 산구이스[Streptococcus sanguis]와 같은 다른 치면세균막 내 세균들도 혈소판

표 2.3 치주염에서 관찰되는 지혈지표의 변화와 이상

지혈지표	치주염에서의 상태
혈액응고 표지자 (Biomarkers of coagulation)	
피브리노겐[Fibrinogen]	↑
분절 Fragment 1+2	↑
폰빌리브란테인자[von Willebrand factor]	↑
P셀렉틴[P-selectin]	↑
혈소판 이상 (Abnormalities of platelets)	
순환계 내 개수	↑
크기[평균혈소판용적]	↑
활성화상태	↑
반응성	↑
섬유소용해 이상 (Abnormalities of fibrinolysis)	
조직플라스미노겐활성제[tPA]	↓
플라스미노겐활성제억제자-1[PAI-1]	↑
D이중체[D-dimer]	↑

약자: tPA, tissue-type plasminogen activator; PAI-1, plasminogen activator inhibitor 1

활성화와 응집을 유도할 수 있다는 보고가 이어졌다(Nicu et al. 2009; Assinger et al. 2011, 2012). 혈소판은 톨유사수용체toll-like receptor; TLR2와 TLR4를 이용하는 치주병원균에 의해 활성화된다.

P셀렉틴P-selectin은 막관통단백질의 일종으로 내피세포의 바이벨펠라드Weibel-Palade체와 혈소판의 α-과립에 존재한다. P셀렉틴은 과립 세포외배출exocytosis에 의존적으로 활성화되면 세포표면에 발현되며, 심혈관질환에 있어 중심적인 역할을 한다. 일단 P셀렉틴과 그 수용체인 P셀렉틴당단백질리간드P-selectin glycoprotein ligand; PSGL-1이 백혈구 표면에서 상호작용하면, (혈소판과 내피세포 모두에서 유래한) P셀렉틴이 급속도로 흘러나와 수용성 P셀렉틴이 된다. 혈장 P셀렉틴 수준이 치주염 환자에서 상승하는 것으로 보고되었다(Papapanagiotou et al. 2009; Assinger et al. 2011).

활성화된 혈소판에서 발현되거나 분비되는 다른 사이토카인에는 분화클러스터 40배위자cluster of differentiation 40 ligand; CD40L가 있는데, 실제로 혈소판은 수용성 CD40L의 주요공급원이다. CD40L의 그 수용체인 CD40에 대한 결찰은 혈관내피조직에서 전염증성 및 전혈전성 반응을 유도하며, 염증성 사이토카인의 분비와 부착분자의 발현, MMP의 활성화, 전응고조직인자 등이 이를 뒷받침한다. 이 결합은 활성산소 형성과 산화질소 생성억제를 촉발한다. 또한 치주염 환자에서는 수용성 CD40L 수준이 높았고 활성형의 혈소판이 나타남이 강력하게 암시되었으며, P셀렉틴과의 상관관계도 나타났다(Papapanagiotou et al. 2009; Assinger et al. 2012). 치주염 상태에서는 혈소판이 활성화될 뿐만 아니라 반응성도 매우 높아진다. 치주염의 경우 대조군에 비교했을 때, 여러 종의 구강세균에 반응하여, 혈소판은 막에 P셀렉틴 노출을 증가시키고 혈소판단핵구복합체를 더 많이 만들어낸다(Nicu et al. 2009). 혈소판단핵구복합체 형성은 백혈구가 혈관주위조직으로 이동하는 것을 용이하게 한다. 그러나 이 상호작용은 혈액순환계에서도 일어나 혈소판백혈구응집체에 활성화를 유도할 수 있는데, 이것은 염증질환과 패혈증뿐만 아니라 급성심근경색의 전형적 특징이기도 하다.

지혈생리학에 관해서는 치주염 환자에서 정상치로부터 약간 벗어나는 부분이 있다는 것이 확실하다. 대부분은 단면연구나 환자대조군연구, 종단코호트에 대한 추적관찰연구를 바탕으로 한다. 치주염은 치료할 수 있기 때문에 향후 종단연구는 치주치료가 지혈지표의 수준을 감소시키고 혈소판 활성화와 반응성을 낮출 수 있는지에 대한 질문에 초점을 맞춰야 한다. 또한 이와 같은 연구는 급성허혈성사건(질환)과 치주염을 인과적으로 연결시키는 전염증성상태의 기전적인 역할을 더 확인하는 데도 도움이 된다.

2.7 이상지질혈증

지난 40년 이상에 걸쳐, 죽상경화증과 급성죽상경화성질환 발생에 대한 고콜레스테롤의 역할은 잘 정립되어 왔다. 총 콜레스테롤은 주로 고밀도지단백질high-density lipoprotein; HDL과 저밀도지단백질low-density lipoprotein; LDL 콜레스테롤로 구성된다. 특히 혈청 LDL와 초저밀도지단백질(v) LDL, 중성지방triglyceride; TG의 증가는 전죽종형성pro-atherogenic 상태로 여겨진다. (v)LDL은 자유롭게 혈관내막을 통과해 확산될 수 있다. 죽상경화성병소에서 다핵대식세포와 포식한 LDL이 합쳐진 포말세포를 찾을 수 있다. 다핵세포로 합쳐지기 전의 일반적인 대식세포는 세포들이 LDL과 (v)LDL을 포식하면서 활성화되어 죽상경화성병소 염증을 심화시킨다. 결과적으로, 죽상경화성병소에 덮여 있는 내피세포는 기능장애를 겪게 되고 많은 사이토카인과 표면수용체를 발현한다.

실제로 식이와 "기름진 음식"뿐만 아니라 일반적인 염증과정도 (v)LDL 증가나 HDL 감소와 같은 이상지질혈증dyslipidemia과 연관된 것으로 보인다. 사실, 콜레스테롤은 식이로 섭취할 수 있을 뿐만 아니라 간에서도 생성된다. 간이 전염증성 사이토카인을 통해 직접적으로 활성화되면 콜레스테롤을 높은 수준으로 생산한다. 간에서의 콜레스테롤 생합성 증가라고 할 수 있다. 환자대조군연구에서는 치주염 환자에서 총 혈청 콜레스테롤과 LDL 수준의 상승과 HDL 수준의 저하, (v)LDL과 중간밀도지단백질intermediate-density lipoprotein; IDL 수준의 상승을 확인하였다(Schenkein and Loos 2013). 또한 치주염 환자에서 TG의 수준도 증가하였다.

LDL 콜레스테롤은 순환하는 LPS와 결합할 수 있다. LDL - LPS복합체는 특히나 더 죽종형성에 관여한다. LDL - LPS복합체는 쉽게 죽상경화성병소에 들어가서 죽종 내 염증반응을 심화시킬 수 있다. 후자의 반응은 시험관실험에서도 관찰되었다.

또한, LDL은 산화형oxidized LDL로 전환될 수 있으며, 산화형 LDL에 대한 자가항체가 치주염 환자에서 관찰되기도 하였다(Schenkein et al. 2004). 흥미롭게도, 진지발리스P. gingivalis는 외인성 LDL 존재 하에서도 포말세포 형성을 유도할 수 있다. 요약하자면, 단면임상연구으로부터 총 콜레스테롤, LDL, TG 수준 상승과 함께 HDL 수준이 저하되는 것과 같은 이상지질혈증이 치주염과 연관되어 있음을 확인할 수 있다. 이러한 기전은 특히 LPS의 역할과 관련하여, 이상지질혈증이 있는 치주염 환자를 죽종형성 증가에 더 취약하게 만든다.

최근의 종설 및 메타분석연구는 치주염 환자에서 치주치료 후 이상지질혈증이 감소할 수 있다는 것을 입증하였다(Teeuw et al. 2014). 어떻게 치주염이 죽상경화증과 연결되는지를 설명하는 기전에 대한 현재 논의의 관점에서, 이것은 치주염이 정말로 이상지질혈증과 관련되어 있다는 또 다른 확실한 시사점이다. 그뿐만 아니라, 죽상경화성병소의 후속적 발달을 예방한다는 측면에서도 중요하다. 즉, 치주염 치료가 급성죽상경화성질환 발생에 대한 개인별 위험도를 낮추기 위한 일련의 치료에 도움을 줄 수 있고, 또 그 치료법의 일부가 될 수도 있다.

2.8 공통적인 유전적 배경

최근 연구에서는 관상동맥질환과 치주염에 모두 연관된 동일한 유전적 변이 즉, 단일염기다형성single nucleotide polymorphisms; SNP이 발견되었다. 이는 매우 흥미로운 발견으로, 관상동맥질환과 치주염의 공통적인 유전적 배경은 서로 관계없이 질병이 발생하는 상황에서 숙주가 비슷하게 "비정상적인" 방식으로 감염 또는 염증과정에 작용하는 것으로 해석될 수 있다. 위에서 언급한 바와 같이, 죽상경화 플라크는 기본적으로 염증병소이다. 예를 들어, 치은연하 치면세균막으로부터 치주병소로 들어간 세균과 세균구성요소에 대한 숙주반응과 비슷한, 죽상경화성병소로 이동했거나 대식세포/포말세포에 포식된 세균과 세균항원에 대한 병태생리학적 경로와 숙주면역반응을 생각해볼 수 있다.

관상동맥질환에 대해 가장 먼저 그리고 가장 잘 복제되는 유전자자리[locus] 중 하나는 ANRIL 부위이다. ANRIL 유전자자리는 조절부위로 단백질을 코드화한 유전자를 포함하지 않는다. 이 부위는 과거에 CDKN2BAS라고 불린, 긴 비코드화 안티센스[antisense]RNA이다. 중요하게도, 이 부위는 또한 제2형 당뇨병, 허혈성 뇌졸중, 알츠하이머 질환[Alzheimer disease]과도 관련되기 때문에 다형질성[pleiotropic] 유전자지역으로 보인다. 2009년 이후로, ANRIL 부위에 특정한 유전적 변이가 치주염과도 일관되게 연관되어 있다는 보고가 있었다(Schaefer et al. 2009; Ernst et al. 2010). 또한 VAMP3의 위쪽 CAMTA1 부위 내 보존적 비코드화 요소도 관상동맥질환에 대한 유전적 취약성과 관련된 유전자자리로 처음에는 확인되었는데, 이것이 치주염과도 연관성을 가진다고 보고되었다(Bochenek et al. 2013). 실험연구들은 ANRIL과 VAMP3이 면역반응과 함께 일어나는 포도당대사와 지질대사 단계를 연결하는 생물학적 경로[조절 네트워크]임을 암시한다(Bochenek et al. 2013; Schwenk et al. 2012). 흥미롭게도 전장유전체연관분석을 통해 VAMP3 부위가 치주병원균의 치은연하 집락화와 연관될 가능성이 높음이 제안되었다(Divaris et al. 2012). 종합적으로, 단순히 추측하기는 위험하나 이렇게 공통된 유전적 요인은 관상동맥질환, 치주염, 당뇨병, 대사증후군, 비만과 염증의 기전적인 관련성을 암시한다. 유전적 요인에 의한 조절경로의 손상은 적어도 관상동맥질환과 치주염의 발병기전에 대한 공통분모이다(Schaefer et al. 2015; Loos 2015). 또한 ANRIL과 CAMTA1, VAMP3의 유전적 변이에 의해 일부 결정된 비정상적인 염증반응성이 치주염과 관상동맥 내 죽상경화증 사이의 역학적 연관성을 설명할 수 있다는 가설을 세울 수 있다.

최근 관상동맥질환 위험도와 관련된 다른 유전자자리도 치주염과 연관되어 있음이 밝혀졌는데, 현재 관상동맥질환과 치주염의 공통된 유전적 위험요인 중 하나로서 PLASMINOGEN[PLG]에 대한 근거가 있다[Schaefer et al. 2015]. 플라스미노겐이 플라스민으로 전환될 때, 후자의 효소는 혈액세포와 엉켜서 혈액을 응고시키는 피브리노겐 섬유를 용해하는, 즉 피브린용해라 부르는 작용을 담당한다. 따라서 플라미스노겐—플라스민 축은 혈액응고체계에 있어 조직 분해와 조절의 중요한 기능을 한다. 흥미롭게도 진지발리스[P. gingivalis]를 포함한 세균들은 플라스미노겐과 응집하거나 플라스미노겐을 플라스민으로 전환시킬 수 있으며, 이 복합체는 매우 단백분해성이 강해서 플라스민억제자를 불활성화시켜 조절되지 않은 플라스민 활성을 야기할 수 있다. 비록 PLG의 유전적 변이에 관한 정확한 결론에 대해 명확한 그림은 나오지 않았지만, 더욱 더 많은 다형질성 유전자부위가 확인되고 있으며, 이것은 죽상경화증과 치주염 같은 공통질환을 설명하는 기초가 될 수 있다[Vaithilingam et al. 2014]. 즉, 치주염은 죽상경화증과 인과적으로 관련된 것이라기보다 공통된 비정상적인 염증경로의 후속적인 결과인 것이다.

2.9 전망과 맺음말

역학연구들은 죽상경화증과 죽상경화성질환[관상동맥질환, 뇌혈관질환, 말초동맥질환과 허혈성사건에 의한 사망]이 치주염과 연관된다는 것에는 의심할 여지가 없다고 보고하였다. 그러나 치주염이 죽종형성과 죽상경화증의 병태생리학적 측면에 원인적 역할을 하는지에 대해서는 아직 증명되지 않았다는 사실을 인지하는 것은 중요하다. 죽상경화증, 즉 실제 죽상경화성병소의 정착은 서서히 진행되고 결국 병소가 파괴되어 그 결과로서 급성심근경색이나 뇌졸중이 발생할 수 있는 복합질환이다. 치주염과 마찬가지로 죽상경화증의 복잡성은 이 질환의 발달에 많은 인과요소가 관여하여 서로 동시적으로 상호작용함을 뜻한다. 복잡계에서는 원인과 효과가 비례적으로 행동하지 않기 때문에 작은 원인의 큰 효과를 발휘할 수도 있고, 그 반대일 수도 있다. 즉, 질환의 진행속도도 변동을 보여, 질병이 비급성기 또는 만성상태에서 특별한 "경고신호" 없이도 급성기로 진행할 수 있는 것이다. 죽종형성과 죽상경화증의 복잡성은 그 임상적 경과와 환자들 간 다양한 표현형에 있어 이질성을 보이게 한다.

죽상경화증의 발생과 관련된 몇 가지 주요 원인적 위험요인이 있는데, (i) 유전적 위험요인과 유전암호의 후성유전학적 변이, (ii) 식이나 지방섭취^{고/저콜} ^{레스테롤 함유식품}와 같은 생활습관관련 요인, (iii) 당뇨병과 혈관벽 상태와 관련된 후유증, 흡연, 고혈압, 비만과 같은 전신질환 그리고 현재 (iv) 만성염증과 정이나 만성감염도 죽상경화증의 또 다른 원인으로 생각된다. 앞서 언급한 요인들이 죽상경화증의 발병기전에 있어 동시에 역할을 하긴 하지만, 각 인과요인의 상대적인 기여도는 환자마다 다르다는 것을 이해하는 것이 중요하다. 예를 들어, 급성심근경색을 겪은 모든 환자가 다 고콜레스테롤혈증이거나 흡연자인 것은 아니다.

이 장에서는 어떻게 치주염이 죽상경화증의 또 다른 위험요인이 될 수 있는지에 대한 가능한 기전을 개괄하였다. 이 내용은 **EFP/AAP** 워크숍_(Tonetti et al. 2013) 이전에 논의된 내용으로서 그림 **2.2**에 요약되어 있다.

치주염과 죽상경화증의 연결고리에 대해서, 연구자들은 다수의 일시적 세균전파가 매일 발생하는 것이 실제로 치주염의 인과적 역할 가능성에 바탕이 된다고 제안한다. 그뿐만 아니라 치주염이 만성염증질환으로서 전염증성 사이토카인의 유출을 야기하고, 전염증성상태와 이상지질혈증, 전혈

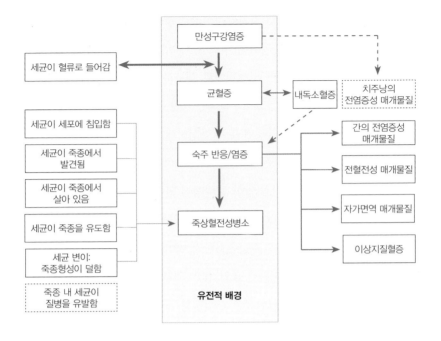

	만성구강염증				치주낭의 전염증성 매개물질
세균이 혈류로 들어감					
	균혈증		내독소혈증		간의 전염증성 매개물질
세균이 세포에 침입함					전혈전성 매개물질
세균이 죽종에서 발견됨					
세균이 죽종에서 살아 있음	숙주 반응/염증				자가면역 매개물질
세균이 죽종을 유도함					이상지질혈증
세균 변이: 죽종형성이 덜함	죽상혈전성병소				
죽종 내 세균이 질병을 유발함	**유전적 배경**				

그림 2.2

치주염과 죽종형성 및 죽상경화증의 연관성에 대한 생물학적으로 일리 있는 기전을 보여주는 복합도(Tonetti et al. 2013)의 허락 하에 재인쇄 및 다른 참고문헌(Schenkein and Loos 2013; Reyes et al. 2013)에 기초

전성상태를 유도할 수 있다는 사실은 치주염이 죽종형성의 증가와 죽상경화성병소의 병리적 진행에 위험요소가 될 수 있다는 것을 뜻한다. 하지만 죽상경화증과 치주염 (아마 관련된 다른 만성질환도) 사이의 공통된 유전적 취약성은 숙주가 염증과정의 특정유형에 일반적으로 반응하는 방식을 좌우할 수 있다. 예를 들어, 이 질환들은 치은조직이나 혈액순환계 또는 죽상경화성병소에 있는 세균에 반응하여 동일한 염증경로를 공유할 수도 있다. ANRIL과 CAMTA1, PLG와 같은 몇몇 다형질성 유전자도 확인되었다.

치주염이 죽상경화증에 진정으로 인과적 기여를 하는지에 대한 논의와 독립적으로, 치주염치료에 대한 연구는 죽상경화증 정도와 같은 혈관계의 임상적 상태가 치주치료에 의해 경감될 수 있다는 것을 보여주고 있다(Tonetti et al. 2013; Teeuw et al. 2014). 예를 들어, 내피기능장애는 치주치료 후 완화될 수 있으며, 다른 연구에서는 경동맥의 내중막 두께 감소가 보고되었다(Loos 2015). 또한, hsCRP는 치주치료 후 확실히 감소되었으며, 몇몇 연구에서는 혈압이나 이상지질혈증조차 감소하였다. 이러한 임상적 발견을 염두에 두면, 어떻게 치주염이 죽상경화증 및 그 후속적 결과와 관련될 수 있는지에 대해 제안된 기전들은 설득력 있어 보인다. 물론, 치주염과 죽상경화성질환 사이의 연관성을 이해하기 위해서는 더 많은 기초연구와 임상연구가 필요하다.

3 치주질환과 당뇨병의 연관성

Palle Holmstrup and Allan Flyvbjerg

P. Holmstrup, PhD, Dr.Odont., Odont.Dr. (h.c.) (✉)
Section 1, Periodontology and Oral Microbiology,
Department of Odontology, Faculty of Health
and Medical Sciences, University of Copenhagen,
20 Norre Alle, Copenhagen N DK-2200, Denmark
e-mail: pah@sund.ku.dk

A. Flyvbjerg, MD, DMSc
The Medical Research Laboratories,
Department of Clinical Medicine, Faculty of Health,
Aarhus University, Nørrebrogade 44, Aarhus C
DK-8300, Denmark
e-mail: dean.health@au.dk

지난 수십 년간 치주염과 같은 만성 구강감염질환에 대한 시야는 매우 넓어졌다. 치주염은 치주조직에 경미한 염증을 일으키는 세균 감염의 일종으로, 일상생활에서 구강 내에 존재하게 되는 치주낭 세균과 전염증성 매개물질 두 가지 모두가 혈관으로 침투하여 퍼질 수 있고, 전신적 영향을 미치는 매개자 역할을 할 수 있다. 이 장에서는 치주염과 당뇨병 간 연관성에 대해 다룰 것이며, 이는 양방향two-way 상호관계를 갖는 것으로 여겨진다.

3.1 당뇨병

당뇨병diabetes mellitus, DM은 혈당수준이 높아지면서 나타나는 이질적인 질환을 아우르는 명칭이다(Bell and Polonsky 2001). 가장 흔한 두 가지 유형으로는 제1형과 제2형 당뇨병이 있다. 제1형 당뇨병은 다유전성 기원의 자가면역반응으로 인해 췌장의 인슐린 생성 베타세포가 파괴되면서 발생한 인슐린 결핍과 관계되는 반면, 제2형 당뇨병은 유전적으로 민감한 개인의 비활동성inactivity, 과식, 비만 등으로 인해 세포 및 장기 단위의 인슐린 저항성과 변형된 지질 대사를 보이는 질환이다. 제2형 당뇨병 환자의 경우, 인슐린 분비 촉진을 위해 환자의 베타세포는 자극되고, 이러한 보상기전이 장기간 지속되면 혈당수준을 정상범주로 유지하기 힘들어지면서, 결국은 제2형 당뇨병이 뚜렷하게 나타난다(Kahn 2001; Nolan et al. 2011). 제2형 당뇨병은 가장 광범위한 내분비 장애로서, 그 유병률은 과체중 및 비만이 증가함에 따라 점점 증가하는 추세이다. 그렇기 때문에 2025~2030년에는 3억 이상의 인구가 제2형 당뇨병을 겪을 것으로 추정되며, 그 유병률은 6%가 넘을 것으로 보인다(Zimmet et al. 2001; Wild et al. 2004; Kaul et al. 2012). 전 세계적으로 소아에게서 많이 나타나는 제1형 당뇨병은 전체 당뇨병 환자의 5~10% 정도로 추산된다(American Diabetes Association 2009; SEARCH for Diabetes in Youth Study Group and Liese 2006). 제2형 당뇨병은 이전에 주로 노인에게서 나타났지만, 더 젊은 연령층을 포함한 성인과 아동에서도 나타난다(Pinhas-Hamiel and Zeitler 2005). 전당뇨병Prediabetes은 제2형 당뇨병의 한 부분으로, 미국당뇨병학회American Diabetes Association, ADA에서는 "혈당수준이 정상보다 높지만, 당뇨병은 아닌 내당능장애impaired glucose tolerance 또는 공복혈당장애impaired fasting glucose 상태"로 정의하였다(The Expert Committee on the Diagnosis and Classification of Diabetes

Mellitus 1997). 이러한 상태는 매우 빈번하게 발생되며, 전당뇨병 환자의 상당수가 10년 내에 제2형 당뇨병으로 진행된다(Benjamin et al. 2003).

현재 제2형 당뇨병으로 의심되는 환자의 50% 정도는 진단을 받지 못해 자신이 당뇨병임을 인식하지 못한 채로(Glumer et al. 2003; Guariguata et al. 2011), 지속적으로 대사조절 장애를 겪고 있다. 당뇨병 환자의 대사조절 장애는 경도 염증과 대혈관 및 미세혈관의 변화를 포함하는 많은 합병증을 유발할 수 있는데, 이는 심혈관질환cardiovascular disease, CVD, 눈과 신장질환, 상처치유 지연, 치주염의 발생과 진행 등과 관련될 수 있다(Morain and Colen 1990; Loe 1993; Valensi et al. 1997; Stratton et al. 2000; King 2008). 대혈관 변화 중에서 죽상경화증의 가속화는 심혈관 및 뇌혈관질환의 발병에 중요한 단계로 여겨지며(Kannel and McGee 1979; Manson et al. 1991), 미세혈관의 변화는 신부전과 실명으로 이어질 수 있다(Anonymous 1996). 당뇨병은 치주염의 주요 위험인자로 알려져 왔고, 최근 치주염은 당뇨병의 합병증으로도 여겨지고 있다(Loe 1993; Preshaw and Bissett 2013). 당뇨병 환자의 치주염에 대한 전반적 위험은 2~3배 가량 높아진다(Casanova et al. 2014).

3.2 당뇨병과 치주염 간 연관성

3.2.1 인구집단자료

최근 수십 년간 제2형 당뇨병이 급증하면서, 당뇨병과 치주염 간 연관성에 대한 과학적 관심이 높아지고 있다. 당뇨병과 치주염 간 양방향 상호관계가 두 질환에 이환된 환자들에게 매우 큰 영향을 줄 수 있기 때문에 치과의사와 의사는 그 연관성에 대해 반드시 숙지하고 있어야 한다.

많은 단면연구와 종단연구들은 제1형 및 제2형 당뇨병 환자 모두 비당뇨병 환자에 비해 치주염에 더 많이 이환된 것으로 보고해 왔다(Glavind et al. 1968; Hugoson et al. 1989; Thorstensson and Hugoson 1993; Grossi et al. 1994, 1995; Dolan et al. 1997; Skrepcinski and Niendorff 2000; Xavier et al. 2009; Ochoa et al. 2012; Poplawska-Kita et al. 2014; 최근 리뷰연구 - Casanova et al. 2014; Wu et al. 2015). 건강한 아동 및 청소년과 비교했을 때, 제1형 당뇨병 환자에게서 치은염이 더 흔히 나타났다(Ryan et al. 2003). 또한 치은염은 건강한 사람보다 제2형 당뇨병 성인 환자에게서 더욱 쉽게 발생되며(Orbak et al. 2008), 양호한 대사조절good metabolic control은 치은염의 유병수준을 낮춰줄 수 있다(Albandar and Tinoco 2002). 치은염에서 치주염으로의 진행여부는 대사조절 능력에 따라 달리 나타난다. 그러므로 불량한 대사조절poor metabolic control은 당뇨병 환자의 치주조직을 손상시키는 매우 중요한 결정인자이고(Tervonen and Karjalainen 1997; Iughetti et al. 1999; Garcia et al. 2015), 이는 불량한 구강위생 상태와 종종 관련되기도 하므로 당뇨병 환자를 대상으로 하는 구강보건교육의 중요성은 특히 강조되고 있다(Aggarwal and Panat 2012). 최근 유럽에서 수행된 한 연구에서는 잘 조절되는 제2형 당뇨병은 치주염과 연관되지 않고, 전당뇨병도 마찬가지로 치주염과 관련성이 없다고 보고하였다(Kowall et al. 2015). 또한 중등도 및 고도의 부착소실을 보이는 치주상태도 제2형 당뇨병의 기간에 따라 달리 나타날 수 있다(Al-khabbaz 2014).

치주염이 당뇨병의 진행과정을 악화시킨다는 보고가 이어져 왔지만, 제1형 당뇨병에서의 혈당조절에 대한 치주염의 영향에 대해서는 아직 불분명하다. 그러나 제2형 당뇨병 환자의 치주건강과 혈당조절 간 직접적인 상관성은 보고된 바 있다(Lakschevitz et al. 2011). 역학적 관찰연구에 대한 체계적 종설연구에서는 치주질환이 당뇨병과 이와 관련된 대사조절 및 합병증 발생에 악영향을 미칠 수 있으나 향후 이에 대한 종단연구가 더 수행되어야 한다고 결론지었다(Borgnakke et al. 2013). 또한 여러 임상연구에서는 치주염이 당뇨병 환자의 합병증 위험을 높이고(Saremi et al. 2005), 비당뇨병 환자의 당화혈색소^{HbA1c} 수준을 높일 수 있음을 보고하였다(Demmer et al. 2010).

당뇨병의 진행에 대한 치주염의 유의성과 관련된 가장 좋은 근거는 당뇨병 환자를 대상으로 한 치주치료의 효과에 대한 임상연구에서 확립될 수 있을 것이다.

3.2.2 생물학적 유사성

당뇨병과 치주염 모두 경도 염증상태와 관련이 있다. 그러므로 사이토카인^{cytokine} 생산의 조절장애는 당뇨병 발병에 중요하며(Kolb and Mandrup-Poulsen 2010), 종양괴사인자$^{tumor\ necrosis\ factor;\ TNF}$-$\alpha$, 인터루킨$^{interleukin;\ IL}-1\beta$, IL-6 및 Il-18과 같은 전염증성 사이토카인$^{pro-inflammatory\ cytokines}$은 이 두 질병 모두에서 높게 나타난다. 이러한 높은 수준의 사이토카인은 췌장의 베타세포 파괴뿐만 아니라 인슐린 저항성과 당뇨성 합병증을 유발할 수 있다(Johnson et al. 2006; Graves and Kayal 2008; Nikolajczyk et al. 2011; Cruz et al. 2013). 이와 같이, 전염증성 사이토카인은 국소적으로 조직파괴를 일으킬 수 있는 염증성 치주조직에 분비될 수 있고, 이는 전신적 순환에 영향을 주거나 경도 염증상태를 유발하게 된다(Amar et al. 2003; Elter et al. 2006; Garlet 2010). 흥미롭게도, 치주조직 파괴에 대한 비만의 유의성에 대해서는 명확히 확인되어야 할 필요가 있지만(Kongstad et al. 2009), 지방 조직$^{adipose\ tissue}$은 사이토카인 분비에 중요한 근원이며, 비만은 제2형 당뇨병과 치주염 모두에 영향을 주는 것으로 여겨진다(Hotamisligil et al. 1993; Genco et al. 2005; Pischon et al. 2007; Saito and Shimazaki 2007; Lontchi-Yimagou et al. 2013). 이 두 질환의 명확한 유사성은 산화 스트레스$^{oxidative\ stress}$ 수준의 증가로 설명된다(Bullon et al. 2009).

치주조직을 파괴하는 치주병원성 세균에 대한 항체의 역할에 대해서는 선행 연구의 상반된 결과로 인해 명확히 확립된 바 없다. 항체가 일차적으로 조직 파괴에 기여하는지에 대해서는 명확한 결론이 없으며, 제2형 당뇨병에 대한 항체의 역할에 대해서도 유사하게 논란의 여지가 있다(Zhu and Nikolajczyk 2014). 반면에 치주염 환자의 B세포는 전염증성 사이토카인을 생산하고, 이는 제2형 당뇨병 환자의 B세포와 유사하다(Nikolajczyk 2012). 결국 과지질혈증hyper-lipidemia은 당뇨병 및 치주염 두 질환의 위험을 높이면서 두 질환과 상호작용하는 것으로 여겨진다. 과지질혈증의 경우, 전염증성 사이토카인의 생산이 증가되고, 이로 인해 인슐린 저항성과 치주염이 악화될 수 있다(Zhou et al. 2015).

3.2.3 연관성에 관련된 기전

당뇨병이 치주조직에 영향을 미치는 방식에는 세포활성cellular activity을 포함하여 여러 가지가 있다. 이 방식에는 치주조직 미생물총의 구성에 대한 당뇨병의 역할 등이 있는데, 연구 방법 상의 문제 때문에 명확치 않다. 그러므로 당뇨병 환자와 건강한 자의 미생물 차이가 당뇨병 혹은 고도 치주염의 결과 때문인지는 확실하지 않다. 최근 종설연구에서는 당뇨병과 혈당조절 수준은 치주조직 미생물총에 유의한 영향을 주지 않는다고 결론지었다(Taylor et al. 2013b).

치주인대 결합조직periodontal ligament connective tissue과 치아지지골 모두 혈당조절 장애와 밀접히 관련된 과정에 의해 영향을 받을 수 있다. 가장 중요한 것은 고혈당증과 관련된 최종당화산물advanced glycation end product; AGE의 생성이다. AGE는 단백질과 지질의 비효소성 당화반응non-enzymatic glycation에 의해 생성되고, 이는 세포내외 단백질의 기능적 변화를 초래하기도 한다. 또한 AGE의 생성은 세포와 수용체의 기능 변화를 의미하기도 한다. 수용체 AGE[RAGE]에 대한 AGE의 결합은 염증유발 사이토카인의 합성, nuclear transcription factor-κB [NF-κB]의 활성 및 활성산소[reactive oxygen species; ROS]의 생산을 유발하는데 (Brownlee 2001), 이는 최근 Taylor, Preshaw and Bissett(2013), Zhu and Nikolajczyk(2014) 그리고 Wu, Xiao and Graves(2015)에 의해 보고된 바와 같이, 세포사멸[cellular apoptosis]의 증가와 골생산의 감소 및 골흡수의 증가를 초래하게 된다. 위의 연구들은 치주염에서의 당뇨병 관련 골소실을 설명하는 기전 모형을 제시하였다(그림 3.1).

실험연구에서는 고혈당 당뇨병 쥐에 RAGE의 세포외 ligand-binding domain인 용해성 RAGE를 투여한 후 RAGE 길항제를 투여하면 치주염 진행이 예방되는 것을 보여줌으로써 AGE/RAGE 결합의 중요성을 강조하였다(Lalla et al. 2000). 또한 치은조직에서 TNF-α, IL-6, 기질금속단백분해효소[matrix metalloproteinases; MMPs]의 수준이 감소하는 것으로 나타났다. 다른 연구에서는 RAGE가 치주조직 파괴에 미치는 영향에 대해 입증하였는데, 이를 통해 왜 RAGE의 길항제가 당뇨병 관련 치주염 관리의 치료적 도구로 제안되었는지 이해할 수 있다(Lalla et al. 2001). 비당뇨병 대조군에 비해 당뇨병 환자의 치주염 조직에서의 TLR2, TLR4, TLR9의 발현이 증가되는 것뿐만 아니라 톨-유사수용체[Toll-like receptor; TLR]와 AGE의 연관성이 있다는 것에 대해서도 보고되어 왔다. 당뇨병과 치주염 간 TLR 매개 경로에 대해서는 향후 연구에서 반드시 입증될 필요가 있다.

치주염 병소의 염증성 반응을 보이는 B세포는 파골세포 분화를 유도하는 pro-osteoclastogenic receptor activator of nuclear factor-κB ligand[RANKL]의 주된 공급원으로서 알려져 왔고(Onal et al. 2012), 제2형 당뇨병 쥐에서 RANKL의 발현

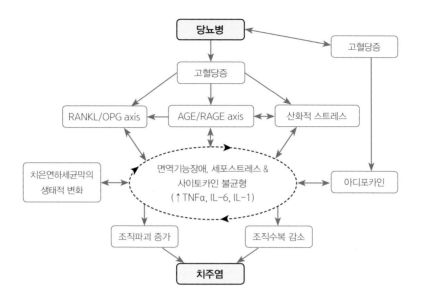

그림 3.1

당뇨병에서의 치주염 발병에 대한 가능한 기전. 당뇨병으로 나타나는 고혈당 상태는 몇 가지 유해 효과를 나타낸다. 이는 비가역적 최종당화산물advanced glycation end product; AGE을 생성하게 하고, 그들의 주된 신호 수용체인 RAGE를 발현시킨다. 이러한 상호작용은 차례로 면역세포의 기능을 저하시키고, 치주조직에서 다른 주요 세포의 기능과 표현형phenotype을 변화시키며, 특정 전염증성 사이토카인의 증가로 사이토카인의 불균형을 초래하게 된다. 또한 고혈당증은 직·간접적으로 AGE/RAGE axis를 통해 사이토카인 발현양상의 양적 및 질적 변화를 일으켜 활성산소reactive oxygen species; ROS의 수준과 산화적 스트레스를 높인다. 결국, 고혈당증은 또다시 AGE/RAGE를 통해 직·간접적으로 RANKL/OPG 비를 조절하여, 염증과 파괴가 심화되는 방향으로 대사 균형을 옮긴다. 상기 모든 과정은 치은연하세균막의 생태적 변화, 당뇨병 관련 지방과다와 이상지질혈증으로 인한 아디포카인adipokine의 발생에 의해 일어나게 되며, 세포기능 장애와 염증의 악순환을 초래한다. 최종적으로 심각한 치주염을 일으킬 수 있는 치주조직 파괴의 증가와 조직수복의 감소가 뒤따르면서 균형 상태를 잃게 된다. 그림에 나타낸 바와 같이, 중요한 것은 그림에서의 각 요소들 간 연관성은 양방향 관계인데, 예를 들어, 전염증성 상태는 AGEs, ROS, adipokines 등을 발생시키고, RANKL/OPG 비를 증가시켜 치은연하세균의 병원성을 높인다. (a) 이 그림에서 다양한 경로를 주장하는 근거의 질과 양은 상이하고, (b) 그 연구의 목표가 주요 기전과 네트워크를 기술하는 것일지라도, 다른 경로와 다른 요소들의 연관성이 존재하기도 하며, 단일 도식으로는 쉽게 입증될 수 없다는 점이 중요하다. 즉, 정리된 과정은 잠재적으로 유전, 연령, 흡연, 스트레스 등의 다른 요소들로 인해 바뀔 수 있고, 이는 질병에 대해 개인 간 차이를 보일 수 있다(Taylor et al 2013 a,b에서 American Academy of Periodontology, European Federation of Periodontology and John Wiley and Sons로부터 허가받아 재인용함).

이 증가된 것으로 보아[Cao et al. 2010], RANKL의 발현 증가는 제2형 당뇨병 환자의 치조골을 파괴할 것이다[Zhu and Nikolajczyk 2014]. RANKL의 또 다른 공급원은 T 세포인데, RANKL을 분비한 T 세포가 당뇨병 관련 치주염에서 어떤 역할을 하는지에 대해서는 아직 명확치 않다.

지금까지 일부 선행연구에서 보고된 치주염 환자의 사이토카인 발현양상profile에 대한 당뇨병의 영향은 일관되지 않았는데, 이는 주로 단면 연구이거나 다른 선행연구를 통한 확증작업이 부족했다. 만성 치주염이 있는 당뇨병 환자에서 혈청 및 열구액 내 IL-1β의 농도가 증가하는 것에 대해서는 비교적 동일한 결과를 나타내었다[Taylor et al. 2013b; Atieh et al. 2014]. 동물모형을 이용한 연구는 당뇨병 관련 치주염에서 세균 유발 면역반응을 지속시키는 TNF-α의 역할을 강조해 왔지만, 임상연구에서의 근거는 아직 부족한 실정이다[Taylor et al. 2013b].

일반적으로 치주염 발병에 대한 호중구의 역할은 보호적protective이므로, 호중구 기능의 변화는 치주염에 대한 감수성 증가를 의미한다. 실제로 치주염이 있는 당뇨병 환자의 호중구 기능을 평가하는 연구가 집중적으로 수행되어 왔다. 말초호중구에 기반한 연구의 결과는 국소적인 치주조직의 호중구에 기반한 연구와는 다를 것으로 생각된다. 그러나 호중구에 의해 유도되며 화학주성효과를 보이는 β-글루쿠로니다아제glucuronidase와 IL-8은 치주염이 있는 제2형 당뇨병 환자에서 감소되기 때문에[Engebretson et al. 2006], 호중구 기능 저하의 징후가 나타날 수 있다. 또한 당뇨병과 치주염에 대한 설치류rodent 동물모형연구에서도 호중구 기능의 감소를 확인하였다[Golub et al. 1982; Sima et al. 2010].

당뇨병 환자의 고혈당증은 치주조직을 파괴하는 소인으로 여겨지고, 당뇨병이 치주염 진행에 영향을 미치는 병적 경로에 대해서는 여러 연구를 통해 잘 정립되었다. 소수의 연구이지만, 치주염이 당뇨병 진행에 영향을 미칠 수 있는 병적 경로에 대해서도 다루어져 왔다. 두 질환을 모두 가진 환자에서 C반응단백질$^{C-reactive protein; CRP}$의 높은 수준은 당화혈색소 수준의 증가와 관련되는데, 치주염은 그 자체만으로 CRP의 높은 수준을 나타내기 때문에 치주염과 관련된 부가적인 전신염증이 치주염이 있는 당뇨병 환자의 당화혈색소 수준을 증가시킨 것으로 보인다$_{(Demmer et al. 2010)}$. 당뇨가 있는 치주염 환자의 인슐린 저항성은 ROS를 분비하는 과반응성 호중구에 의해 촉진될 수 있고, 이는 전염증성 경로를 자극하게 된다$_{(Allen and Matthews 2011)}$. 젊은 성인에서의 전당뇨병과 치주병원균의 연관성은 최근 단면연구에서 보고되었다 $_{(Demmer et al. 2015)}$. 이러한 연관성이 인과적인지에 대해서는 향후 종단연구를 통한 확증이 필요하지만, 전당뇨병의 예측인자로서 치주병원성 치은연하세균에 대한 발견은 새로운 견해이다$_{(Demmer et al. 2015)}$.

최근 종설연구는 레지스틴^{resistin}의 중요성에 대해 보고하였는데, 이 물질은 치주염을 포함한 만성 염증에서 높게 나타나는 생체지표^{biomarker}이다. 레지스틴은 쥐에서 인슐린 저항성을 유발할 수 있는데, 이로부터 치주염과 당뇨병 간 연관성이 제시되었다$_{(Devanoorkar et al. 2014)}$.

일부 설치류 동물모형연구에서는 치주염과 당뇨병 간 가능한 연관성에 대해 조사하였다$_{(Andersen et al. 2007b)}$. 흥미롭게도 치주염이 없는 제2형 당뇨병 백서^{rat}에 비해 결찰에 의한 치주염$^{ligature-induced periodontitis}$이 있는 당뇨병 백서에서 경구당부하 검사의 결과가 30% 정도 증가하고 비만세포의 IL−1β도 증가하였는데, 이는 치주염이 제2형 당뇨병 백서의 대사조절을 더 악화시킬 수 있음을 의미한다$_{(Andersen et al. 2006)}$. 치주염$^{ligature-induced periodontitis}$이 있는 전당뇨병 백서에서의 당내성 또한 유의하게 저하되었으며, 이를 통해 치주염이 제2형 당뇨병 발병을 가능하게 한다고 제안하였다(Andersen et al. 2007a). 게다가 치주염이 있는 전당뇨병 백서는 신장비대와 사구체 용적 증가를 포함한 신장 변형을 나타내기도 했다(Andersen et al. 2008).

당뇨병과 치주염 간 여러 상호작용에 관하여는 비교적 명확한 근거가 많지만, 당뇨병에 대한 치주염의 기전을 이해하기에는 아직 부족한 실정이며, 대부분 추측에 기반하고 있다.

3.2.4 치주치료의 결과

여러 선행연구를 통해 당뇨병 관리를 위한 치주치료의 역할이 평가되었지만, 장기간에 걸친 무작위배정 임상시험은 부족하다. 이 연구들의 연구대상자 포함기준과 당뇨병 유형 및 치주염 진단 기준은 상이하였고, 흡연, 과체중 및 약물 등과 같은 교란요인의 층화 또한 쉽지 않았다. 여러 연구에서는 현 근거들에 대해 비판적으로 검토하며, 분석하기도 하였다. 비외과적 치주치료의 결과에 대한 메타분석은 15개의 연구를 대상으로 하였고, 포함기준은 사람 대상 무작위 시험, 치주염이 있는 당뇨병 환자의 중재intervention, 최소 3개월 추적관찰, 치료 후 공복혈당과 당화혈색소의 변화량 측정, 인구통계학적 자료의 여부 등이었다(Corbella et al. 2013). 이 연구들의 대상자는 대부분 조절되지 않은 제2형 당뇨병 환자였고, 한 연구에서는 제1형 당뇨 환자를 포함하기도 하였다. 메타분석 결과, 당뇨병 환자 대상 비외과적 치주치료를 통해 당화혈색소와 공복혈당 수준이 유의하게 감소되었는데, 공복혈당은 3개월 후 9.0mg/dL, 6개월 후 13.6 mg/dL 정도 감소하였고, 부가적인 항균제 적용의 효과는 없었다. 이들은 혈당조절 개선의 관점에서 임상적 타당성을 정량화하기는 어렵다고 설명하였다. 또 다른 무작위 임상시험에 대한 메타분석에서는 5개의 연구를 포함하였고, 이 연구들은 제2형 당뇨병 환자를 대상으로 수행되었다(Sgolastra et al. 2013). 포함 기준은 대부분 위에서 언급한 바와 같고, 주요 결과변수는 당화혈색소와 공복혈당의 변화였고, 이차적 결과는 혈청콜레스테롤, 혈청중성지방, 고/저밀도지단백질 콜레스테롤이었다. 메타분석의 결과, 치주치료 3~6개월 후, 당화혈색소와 공복혈당이 유의하게 감소되었고, 각각 평균적으로 0.7%, 9.0mg/dL만큼 감소되었다. 치주치료의 이차적 결과에 대해서는 유의한 차이를 보이지는 않았다. 이 메타분석은 너무 제한적인 제외 기준이기 때문에 전체 인구 집단에 대한 일반화가 어렵다고 덧붙였다(Janket 2014). 한 메타분석에서는 제2형 당뇨병 환자의 전신적 염증에 대한 비외과적 치주치료의 효과를 평가하였다(Artese et al. 2015). 연구 설계의 특성과 결측치로 인해 일부 연구가 제외되었고, 최종적으로 CRP와의 연관성을 포함하며 고감도 C반응단백질$^{high\ sensitivity\ CRP;\ hsCRP}$, CRP, IL−6, TNF−α 등의 주요 결과변수 및 TNF−α와의 연관성을 포함하는 4개의 연구가 포함되었다. 포함된 4가지 연구에서는 치석제거 및 치근활택술과 함께 부가적인 항균제도 적용하였다. 치료 결과, TNF−α (−1.33 ng/L)와 hsCRP (−1.28 mg/L)의 수준이 유의하게 감소되었다. 종합해보면, 선행 연구들은 대사조절과 전신염증에 대해 비외과적 치주치료의 긍정적 효과를 확인하였고, 이는 특히 제2형 당뇨병에서 입증된 결과이다. 그러나 이러한 개선의 임상적 중요성은 명확하지 않다. 약간의 당화혈색소 감소조차도 당뇨병 합병증과 사망률을 낮추는 데 유의한 영향을 줄 수 있다. 즉, 당화혈색소가 1%씩 감소할 때마다 미세혈관 손상이 35%씩 감소했고, 당화혈색소의 평균 0.2% 감소는 제2형 당뇨병 환자 사망률의 10% 감소와 관련이 있었다(UK Prospective Diabetes Study UKPDS Group 1998). 그러므로 위에서 언급한 것처럼 치주치료 후 당화혈색소의 0.31~0.65% 감소는 공중보건증진에 기여할 만큼 중요하다고 할 수 있다. 또한 Aggarwal과 Panat(2012)이 강조한 것처럼, 불량한 혈당조절을 보이는 환자가 더욱 불량한 구강위생 상태를 나타내기 때문에, 양호한 혈당 조절을 보이는 사람들보다 더 자주 치과에 방문해야 함을 반드시 기억해야 한다. 이는 이러한 환자들에게 특별한 치주치료가 더욱 권장되는 이유이기도 하다. 위에서 언급한 바와 같이, 상당수의 제2형 당뇨병과 전당뇨병 환자가 아직 진단받지 못하고 있으며(Glumer et al. 2003; Guariguata et al. 2011), 이 사실은 일반 환자들의 건강상태에 대한 예후 평가와 관련된 흔한 문제이다. 그러나 치주치료의 결과와 치주상태의 예후를 평가하기 위해서는 이런 환자들이 가능한 빨리 진단받는 것이 매우 중요하다. 제2형 당뇨병을 진단하기 위한 쉽고도 비용 효과적인 방법은 손가락 말초혈액 샘플의 당화혈색소 농도를 측정하는 것이다(Heianza et al. 2011). 성인 대부분이 의과 치료와는 별개로 치과에 가는데, 치과치료 시 당뇨 상태에 대해 아는 것은 매우 중요하기 때문에, 당뇨병 환자의 검진에 치과의사를 포함하는 것이 필요하다고 여겨진다. 치과에서 수행되는 의과적medical 검진에 대해 치과의사와 환자의 태도는 긍정적인 편이다(Greenberg and Glick 2012; Greenberg et al. 2012).

결론

당뇨병과 치주염 간 연관성은 양방향 관계인 것으로 여겨지고, 제1형과 제2형 당뇨병 환자의 불량한 당조절 능력이 치주염 발병 위험을 높이며, 이는 치주염의 심도와 범위 모두 증가시킬 수 있다. 전 세계적으로 당뇨병 유병률의 증가로 인해, 치주염 발병에 대한 당뇨병의 역할은 집중해야 할 문제 중 하나이다. 향후 종단연구를 통해 확인되어야 하지만, 현 근거 수준에서는 치주염이 당뇨병 진행을 악화시킨다고 여겨진다. 두 질환의 연관성에 대한 기전은 불명확하지만, 두 질환이 사이토카인과 MMP 등의 염증성 세포 및 산물을 통해 이루어지는 상호작용에 중요한 역할을 함으로써, 만성적 경도염증을 유발하는 것으로 생각된다. AGE의 생성은 세포의 기능을 변형시킨다. 여러 임상연구를 통해 대사조절과 전신적 염증 조절을 위한 비외과적 치주치료는 당화혈색소를 감소시키는 긍정적 효과를 보이는 것으로 보고된 바 있다. 그러나 이러한 결과들에 힘을 실어주기 위해 더 많은 연구가 수행되어야 한다.

4 치주염과 류마티스관절염의 연관성

Palle Holmstrup and Claus H. Nielsen

DDS, PhD, DrOdont,
OdontDr (hc) (✉) • C.H. Nielsen, PhD, MD, MSc
Section 1, Periodontology and Oral Microbiology,
Department of Odontology, Faculty of Health
and Medical Sciences, University of Copenhagen,
20 Norre Alle, Copenhagen N DK-2200, Denmark
e-mail: pah@sund.ku.dk;
claus.henrik.nielsen@regionh.dk

지난 수십 년간 만성구강감염질환인 치주염에 대한 지견이 상당히 넓어졌다. 치주염은 치주조직에 경미한 염증을 일으키는 세균감염으로 여겨지는데, 치주낭에 있는 세균은 일상적 활동의 결과로서 함께 혈관조직에 침투한 뒤 전파되고 이와 함께 감염과 관련된 전염증성 인자가 분비되면서, 전신적 결과의 매개물질로 작용할 수 있다. 이 장에서는 양방향의 상호관계로 추정되는 치주염과 류마티스관절염 사이의 연관성에 대해서 다루고자 한다.

4.1 류마티스관절염

류마티스관절염[Rheumatoid arthritis]은 선진국에서 성인인구의 0.5~1%가 앓고 있는 자가면역질환이다. 이 질환은 지속적인 활(액)막염과 연골과 뼈를 포함한 관절조직의 파괴를 특징으로 한다(Scott et al. 2010). 그 결과로 관절이 변형되는데, 전형적으로 손발과 같은 작은 관절에 영향을 주어 고통스러운 부종을 유발한다. 류마티스관절염은 어느 연령에나 발생할 수 있지만 보통 40대 이후 발병하며 남자보다는 여자에게서 더 많이 나타난다. 이 질환은 종종 피부나 폐, 혈관, 눈처럼 관절이 아닌 다른 신체기관에 영향을 주기도 한다. 중요한 환경적 위험요인은 흡연이다(Klareskog et al. 2009).

류마티스관절염은 자가항체에 의해 유발되는 전형적인 자가면역질환으로 생각되지는 않으나, 자가항체검사가 이 질환의 진단도구로서 널리 사용되고 있다. 이 자가항체는 류마티스인자[rheumatoid factor]를 포함하는데, 면역글로불린G[IgG] 동형의 불변부위[Fc]에 결합하는 글로불린 단백질로, 류마티스관절염 환자 중 70~80%에서 검출된다(Friswell 2004). 하지만 류마티스인자는 다른 많은 급성염증질환에서도 발현되므로 류마티스관절염의 진단지표로는 다소 특이성이 떨어진다. 반면에 항시트룰린화단백질항체[anti-citrullinated protein antibodies; ACPAs]는 류마티스관절염 환자에 70~80%에서 발현되며, 특이도가 98%로 높아(Schellekens et al. 2000) 류마티스관절염에 훨씬 특이적인 지표라고 할 수 있다.

사실상 ACPA가 있는 모든 환자는 시트룰린화펩티드(비정형적 아미노산 잔기인 시트룰린을 포함하는 펩티드)와 결합할 수 있는 항원공유기[shared epitope]를 포함하는 인체백혈구항원[human leukocyte antigen; HLA]—DRB1 분자를 갖고 있는데, 이 분자가 병원성 T세포 반응을 유도하며, 특히 백인에서는 0401과

0404, 0408 아형에서 그리고 아시아인에서는 0405 아형에서 주된 영향을 주는 것으로 생각된다(Nepom and Nepom 1992; Wordsworth et al. 1992). 이 집단에서는 펩티딜아르기닌디이미나아제(peptidylarginine deiminases; PADs)계 효소에 의해 아르기닌의 시트룰린으로의 전사 후 전환이 촉진되는데, 이것이 바로 류마티스관절염 발병에 중요한 역할을 하는 것으로 여겨진다(Schellekens et al. 1998). 흡연은 PAD 분비를 매개하는 것으로 생각되는데, 이것은 바로 ACPA-양성 환자에게 흡연이 특히 강력한 위험요인일 수밖에 없는 이유로, ACPA-음성 환자에 비해 이들에게서 뼈의 미란이 훨씬 쉽게 발달하고 미란의 부위도 더 넓다. 따라서 많은 연구자들은 ACPA 음성과 양성 류마티스관절염을 서로 다른 두 개의 질병단위로 취급한다.

4.2 치주염과 류마티스관절염의 연관성

4.2.1 인구집단자료

여러 연구에서 치주염과 류마티스관절염이 양의 연관성을 가지며, 종종 두 질환은 양방향으로 상호작용한다고 제시되었다(Cantley et al. 2011). 그러나 이 연관성에 대한 인구집단연구는 대부분 대상자수가 적은 환자대조군연구라서 두 질환 간 연관성에 대해 제한적인 근거만 제공한다. 몇몇 연구에서는 류마티스관절염 환자가 류마티스관절염이 없는 사람에 비해 진전치주염이 쉽게 발생한다고 보고하였다. 이 특성은 20~35세의 젊은 성인층(Havemose-Poulsen et al. 2006)과 중노년층을 대상으로 한 연구들에서 나타났다(Käßer et al. 1997; Mercado et al. 2000; Mercado et al. 2001). 이 연구결과를 바탕으로 류마티스관절염 환자에서 치주질환 합병증을 예방하기 위한 체계적인 프로그램이 개발되어야 한다고 제안하였다(Havemose-Poulsen et al. 2006). 하지만 두 질환에 대한 진단기준이 연구마다 상이하여, 연구결과를 해석하는데 큰 어려움을 겪고 있다. 임상적 부착상실clinical attachment loss; CAL이 평균적으로 4mm 이상인 경우를 치주염으로 정의한 연구에서는 류마티스관절염과 치주염이 동시에 발생할 오즈비가 6.09(95%, 신뢰구간; 1.72~21.55)로 신뢰구간이 넓긴 하지만 두 질환 간 강한 연관성을 보여주었다. 반면, 더 광범위한 단면연구에서는 두 질환의 오즈비는 1.82~1.94이지만 95% 신뢰구간이 유의하지 않아 연관성에 대한 근거가 미약하였다(Pablo et al. 2008; Demmer et al. 2011). 미국성인 9,564명을 대상으로 20년간 추적한 전향적 연구에서는 치주염을 부착상실이 있으면서 4개 이상의 치아상실이 있거나 더 나쁜 상태만을 치주염의 정의기준으로 보기도 하였다. 류마티스관절염의 초기 상태 및 발생 기준은 미국류마티스협회가 1987년 정한 기준의 1~4단계에 따라서 자가보고에 기반한 의사진단이나 신체검사자료를 바탕으로 정의되었다(Arnett et al.1988). 또한 사망진단자료나 의료관리시설의 류마티스 퇴원진단기록에 의거해서 류마티스관절염 발생을 정의하기도 한다. 류마티스관절염 발생률에 대한 보정된 오즈비는 1.12~1.67로 대상자들의 상실치 개수에 따라 달라졌다. 대부분의 연구에서 오즈비는 통계적으로 유의하지 않았고, 용량반응관계도 확인하기 어려웠다 (Demmer et al. 2011). 미국 여성을 대상으로 12년간 진행한 광범위한 규모의 전향적 추적연구에서도 비슷한 결과가 나왔다(Arkema et al. 2010). 전반적으로 치주염과 류마티스관절염의 역학적 연관성을 보여주는 현재의 자료들은 일관적이지 않다. 연구마다 결과가 다른 것은 치주염과 류마티스관절염을 정의하는 기준의 상이함으로 일부 설명할 수 있다. 또한, 류마티스관절염 환자는 강력한 항염증치료를 받는데, 이 치료는 치주염의 진행을 완화시키기도 한다. 게다가, 치주염이나 류마티스관절염을 앓고 있는 환자 중에는 여러 질환을 앓고 있는 환자도 포함되어 불균일한 특성을 보이므로, 이와 같이 모순된 결과들을 보일 수도 있다.

최근의 체계적 종설에서는 10개 환자대조군연구 중 7개 연구가 대조군에 비하여 류마티스관절염 환자군에서 임상적 부착상실이 유의하게 증가함을 보여주었다고 밝혔다(Kaur et al. 2013). 또한 7개 연구 중 5개 연구에서도 대조군에 비해 류마티스관절염 환자군에서 치아상실이 유의하게 많음을 보고하였다. 선정연구들을 메타분석에 포함시키면 류마티스관절염 환자와 정상인 사이에 가중치평균의 차이는 임상적 부착상실 수준과 치아상실 개수 모두에서 유의했다. 네덜란드의 한 단면연구가 이 결과를 더욱 지지해주는데, 류마티스관절염 환자의 심각한 치주염 유병률(27%)이 일반인(12%)보다 유의하게 높았다(De Smit et al. 2012). 또한, 류마티스관절염을 앓고 있는 287명의 환자와 비염증성관절염인 골관절염을 앓고 있는 330명의 환자를 대조군으로 한 환자대조군연구는 류마티스관절염 환자들 사이의 인구학적 유사성을 제시하였다(Mikuls et al.2014). ACPA-양성 환자(37%)가 골관절염이 있는 대조군(26.4%)보다 치주염에 걸릴 가능성이 높았고, 교란변수를 보정한 다변량분석에서도 마찬가지로 ACPA-양성환자가 대조군보다 치주염에 걸릴 오즈비가 1.59로 유의했다. 또 이 연구에서는 류마티스관절염 환자에서 치아상실이 더 많음을 보여주었다. 이러한 연구결과들은 종합적으로 류마티스관절염 환자들이 그렇지 않은 사람들보다 훨씬 더 치주상태가 좋지 않음을 강하게 보여주고 있다(Kaur et al. 2013; Payne et al. 2015). 그러나 류마티스관절염의 위험요인이라는 근거가 현재로서는 거의 없다.

4.2.2 생물학적 유사성

류마티스관절염과 치주염은 여러 임상병리학적 특성에서 공통점을 보인다. 이 질환들이 만성적 특성을 보이긴 하나, 상대적 이완기 사이에 몇몇 부위에서 조직파괴 활성이 증가하는 주기적 재발 특성을 보이며, 두 질환 모두 기능상실과 연관되기 때문에 삶의 질을 저하한다. 두 질환 모두 사이토카인과 콜라겐분해효소가 매개하여 콜라겐이 풍부한 연조직과 경조직에 국소적 파괴가 일어나는 염증질환의 본질을 보인다. 앞서 제시된 결과들은 그 연관성이 인과적이지 아닌지는 불분명하지만 두 질환이 공존할 가능성이 있음을 보여주고 있는데, 예를 들어 흡연이나 사회경제적 수준, MHC II형 HLA−DRB1 등의 유전적 위험요인과 같은 환경적 또는 다른 잠재적 요인들을 공유하고 있기 때문이다(Firatli et al. 1996; Katz et al. 1987; Marotte et al. 2006; Bonfil et al. 1999).

4.2.3 연관성에 관한 가능한 기전

치주염과 류마티스관절염 모두 종양괴사인자tumor necrosis factor; TNF−α 생산 증가를 비롯해 조직파괴적 염증과정에 관여하는 사이토카인 발현 양상을 보인다(Cantley et al. 2011). 중요한 예로 파골세포 생성에 필수적인 림프구와 섬유아세포에 의해 핵인자−카파B 리간드 수용체 촉진제receptor activator of nuclear factor-kB ligand; RANKL의 발현이 증가하는 공통적 경로를 지닌다. 확실히, 치주감염으로 유도된 지나친 전신염증은 류마티스관절염이 있는 환자에서 면역염증반응을 악화시키고, 반대로도 영향을 주는 것으로 보인다(Golub et al. 2006; Payne et al. 2015 에서 검토).

치주염과 류마티스관절염 간 병리학적 유사성을 확인하기 위해, 류마티스관절염 환자와 급진성치주염 환자의 혈액학적 특징을 비교해왔다. 전형적 염증표지인자 발현수준의 상승은 류마티스관절염 환자와 비슷하게 일반화급진성치주염 환자에서도 관찰되었다(Havemose-Poulsen et al. 2006). 다른 환자대조군연구는 체계적 종설과 함께 류마티스관절염 환자 중 치주염이 있는 사람과 없는 사람의 적혈구침강속도와 C반응단백질C-reactive protein; CRP, 자가항체인 ACPA, 류마티스 인자, TNF-α, 인터루킨interleukin; IL-1β 농도를 비교하였다(Kaur et al. 2013). 이 연구의 결과는 이러한 다수의 혈액학적 인자의 수준 증가와 치주염과 류마티스관절염의 이환 사이의 상관관계를 뒷받침할만한 좋은 근거가 없음을 보여주었다. IL-1 외에는 두 질환을 모두 앓고 있는 환자에게서 증가된 지표가 없었다(Kaur et al. 2013). 또한 많은 연구들은 두 질환 모두에서 면역염증반응에 대한 조절장애가 있음을 찾아내었는데(Mercado et al. 2001; Bartold et al. 2005; Havemose-Poulsen et al. 2005), 혈장 IL-10 수준증가의 양상이 급진성치주염 환자와 류마티스관절염 환자에서 유사함을 보여주기도 했다(Havemose-Poulsen et al. 2005). 즉, 말초혈액 단핵구에서 전염증성 또는 항염증성 사이토카인 유전자의 발현은 두 질환의 공통분모가 될 수 있으나, 이런 지표들에 대한 두 질환의 유사성은 조금밖에 발견되지 않았다(Sorensen et al. 2009). 류마티스인자나 ACPA도 치주염 환자의 혈청에서 검출되었고(Gargiulo et al. 1982; Theand Ebersole 1991; Havemose-Poulsen et al. 2006), 류마티스관절염 환자의 IgM 또는 IgA 류마티스인자 수준이 임상적 부착상실이 2mm 이상인 부위의 비율과 상관관계가 있음을 보이기도 했다. 이러한 변수들이 왜 관절미란의 예측인자로 사용되는 것(Guillemin et al. 2003; Bukhari et al. 2002)과 비슷하게 치주조직 파괴의 예측인자로도 가능하다고 제안되었는지를 보여주는 예이다(Havemose-Poulsen et al. 2005).

가장 흥미로운 부분 중 하나는 류마티스관절염의 발병기전에 진지발리스^{Porphyromonas gingivalis}가 연관되어 있을 가능성이다. 비록 대상 환자수가 많았던 다른 연구에서는 그렇지 않았으나(Moen et al. 2003), 몇몇 연구에서는 진지발리스에 대한 항체의 발현 정도가 류마티스관절염이 있는 환자에게서 정상인보다 유의하게 높음을 보여주었다(Mikuls et al. 2009; Okada et al. 2011). 최근 몇 년 동안 진지발리스가 ACPA-양성 환자의 병적인 자가항원의 구성요소라 여겨지는 시트룰린화단백질의 생성에 관여할 것이라는 추측이 많이 나왔다. 진지발리스는 진지발리스 PAD^{P. gingivalis PAD; PPAD}를 생산하는 것으로 나타났고, PPAD는 사람의 PAD와 비슷해서 단백질의 시트룰린화 과정을 촉매한다. 그러나 진지발리스와 사람의 PAD 사이에 아미노산 서열의 유사성은 없으며, PPAD는 (세균의 효소인 진지패인^{gingipain}에 의해 단백질 기질이 절단된 후) 카르복시 말단의 아르기닌 잔기를 표적으로 하는 데 비해(McGraw et al. 1999), 사람의 PAD는 내부의 아르기닌 잔기를 효율적으로 잘라낸다(Sugawara et al. 1982). 실험적으로 진지발리스의 PAD는 사람의 피브리노겐과 α-에놀라아제^{enolase}를 시트룰린화할 수 있어, 이러한 시트룰린화단백질과 ACPA 사이의 면역복잡성이 류마티스관절염의 발병에 관여할 것이라고 추측해왔다(Wegner et al. 2010). 참고로 진지발리스는 류마티스관절염 환자의 ACPA와 반응하는 시트룰린화 형태와는 반대되는 에놀라아제도 발현시킨다(Lundberg et al. 2008). 세균의 에놀라아제는 또한 사람의 PAD에 의해서도 시트룰린화 될 수 있어 류마티스관절염의 항원으로 작용할 수 있다. 실제로, ACPA는 염증이 있는 치주조직에서도 발견되었다(Harvey et al. 2013). 그러나 류마티스관절염에 대한 진지발리스의 역할에 대한 직접적인 근거가 더 마련되어야 한다.

더불어 치주염에서 단백질 시트룰린화의 역할이 무엇인지에 대한 설명이 더 필요하다. 류마티스관절염과 관련된 유전자자리와 시트룰린화단백질

HLA-DR4 발현은 심각한 치주염이나 급진성치주염에서도 동일하게 연관되어 있으며, 주로 HLA-DRB1 중 0401과 0404, 0405, 0408 아형에서 두드러 진다는 것은 주목할 만하다(Bonfil et al. 1999). 치주염이 없는 류마티스관절염 환 자에 비해 치주염이 있는 환자에게서 ACPA 수준이 증가함을 확인할 수는 없었다(Pischon et al. 2008).

두 질환 간 양방향의 상호관계를 보여주는 핵심적인 근거가 실험연구에서 정립되었다. 백서^{rat}에게 항원보강제관절염을 유도한 후, 일부에게 후속적으 로 기질금속단백분해효소 조직억제인자$^{tissue\ inhibitor\ of\ matrix\ metalloproteinases;\ TIMP-4}$를 전신적으로 처리하였다. 치주염 징후를 살피기 위해 3주령일 때 백서를 검 사하였는데, TIMP-4를 처리하지 않는 백서에서 치조골소실과 치아동요도 가 유의하게 증가한 반면, TIMP-4를 처리한 백서에서는 이러한 현상이 나 아졌다(Ramamurthy et al. 2005). 다른 실험연구에서는 이미 치주염이 있는 생쥐^{mouse} 에 관절염을 유도하면 치주염이 없는 생쥐에서보다 관절염이 더 악화됨을 보여주었다(Cantley et al. 2011). 백서를 이용한 다른 실험연구도 염증과 병원균에 의한 치주염 사이의 관련성에 대한 추가적인 근거를 제공하였다. 이 동물들 의 등에는 이식한 열처리된 진지발리스와 함께 거품조각이 있었는데, 후속 적인 항원보강제관절염의 유도와 연관성이 있었다. 이 연구는 심각한 관절염 이 대조군보다 관절과는 떨어져 있으면서 진지발리스에 의해 유도된 염증성 손상부위가 있는 백서에게서 더 빨리 진행됨을 보여주었다(Bartold et al. 2010a,b).

4.2.4 치주치료의 결과

여러 연구에서 조사한 류마티스관절염의 생물표지자와 경과에 대한 치주 치료의 영향을 조사하였는데, Kaur 등(2014)은 체계적 종설과 메타분석을 통해 그 연구결과를 정리했다. 예를 들어, 26명의 류마티스관절염 환자에게 전악 스케일링과 치근활택술을 시행하고 3개월 후 검사한 결과, 적혈구침강은 감소하였으나 장애 정도나 IgM-류마티스인자 수준에는 유의한 영향이 없었다(Ribeiro et al. 2005). 40명의 중등도 또는 중증 류마티스관절염 환자를 대상으로 한 또 다른 임상시험에서는 질병조절항류마티스약제disease modifying antirheumatic drug; DMARD만 처방받거나 DMARD와 항TNF-α약제를 함께 처방받은 환자가 비수술적 치주치료를 받은 경우, 치주치료 6개월 후 류마티스관절염 증상과 징후에 긍정적인 효과가 나타났다(Ortiz et al. 2009). 분석에 포함된 12개 논문에 대해 Kaur 등(2014)은 이용 가능한 연구의 표본크기가 너무 작고 연구기간이 한정적이라고 결론지었다. 그럼에도 불구하고 이 연구는 비외과적 치주치료를 통한 치주감염조절은 활동성 류마티스관절염의 임상적 생화학적 지표 수준을 낮출 수 있다는 가설을 지지해준다. 류마티스관절염 환자에서 치주치료가 질병 활동성 억제에 효과를 나타내는지에 대해 완전히 이해하기 위해서는 긴 연구기간 동안의 큰 규모의 연구가 수행되어야 할 것이다.

다른 흥미로운 새 관점은 치주염과 류마티스관절염 환자에게 MMP억제자가 비슷한 효과를 보인다는 것이다. 이 효과는 항염증제와의 조합으로 상승할 수 있는데, 영향조직에서의 국소적 효과와 전신적 염증의 감소 때문인 것으로 생각된다(Payne et al. 2015).

결론

 여러 연구들이 류마티스관절염과 치주염 사이의 연관성을 밝히고자 했다. 두 질환의 발병기전에 유사성이 있음을 보여주는 충분한 근거가 있고, 그 연구들 중 많은 부분이 류마티스관절염 환자에게서 임상적 부착상실이 크다는 것을 보여주었다. 바로 이것이 류마티스관절염 환자에서 치주합병증을 예방하기 위한 체계적 프로그램의 개발이 필요한 이유다. 몇몇 단기 중재연구에서는 치주치료가 류마티스관절염 환자의 질병 활동성을 낮춘다고 보고하였지만, 중재기간이 더 긴 대규모의 연구가 필수적이며, 현재로서는 치주염이 류마티스관절염의 위험요인이라는 근거는 거의 없다. 또한 진지발리스가 단백질의 시트룰린화를 통해 류마티스관절염 발병에 관여할 수 있다는 가능성에는 더 많은 근거가 축적되어야 한다.

구강감염과 신장질환 및 간질환의 연관성 5

Jukka H. Meurman

PhD, MD
Department of Oral and Maxillofacial Diseases,
University of Helsinki and Helsinki University
Hospital, PB 41, Helsinki 00014, Finland
e-mail: jukka.meurman@helsinki.fi

세계인구의 노령화를 비롯해 대사증후군과 당뇨병을 유발하는 비만, 알코올 소비와 같은 행동 요인, 간염바이러스 감염과 같은 전염병 때문에 신장질환이나 간질환을 앓고 있는 환자의 수가 증가하고 있다. 구강감염은 이 질환의 경과나 치료에 해로운 영향을 미치기 때문에 적절하게 진단·관리해야 한다. 신장질환이나 간질환 모두 말기에 이르면 장기이식이 요구되고, 따라서 평생에 걸쳐 면역억제가 필요하다. 따라서 이 환자들은 어떤 종류의 감염에도 취약해져, 이들에게는 잠행성의 치과감염조차도 생명을 위협하는 것이 될 수 있다.

5.1 서론

신장은 체내 항상성 유지에 핵심적인 기관으로 대사노폐물을 걸러낼 뿐만 아니라 전해질 균형 조절, 혈압 조절, 에리트로포이에틴erythropoietin의 적혈구 형성 자극과 같은 여러 가지 중요한 대사과정에 관여한다. 만성신장질환의 유병률은 세계적으로 8~16% 정도로 추정된다(Jha et al. 2013). 신기능이 정상의 25% 아래로 떨어져 지속되면 심각한 문제가 발생한다. 만성신장질환의 병기는 사구체여과율glomerular filtration rate; GFR로 평가하는데, 이 값이 15ml/분/1.73m^{2}보다 낮으면 신부전이다. 중증 신장질환에는 투석치료를 해야 하고, 결국에는 신장이식이 필요하다.

한편, 간은 가장 큰 내장기관으로 간 없이는 사람이 살아갈 수 없다. 간은 지질대사를 위한 담즙을 생성하여 소화를 도울 뿐만 아니라 우리 몸에서 으뜸인 화학공장으로, 알부민, 호르몬, 혈액응고인자와 같은 단백질을 합성하고 포도당 대사를 담당하며 여러 비타민의 저장소 역할을 한다. 더불어, 간은 알코올이나 세균독소, 약물 등 많은 유해성분을 해독해준다. 레닌-안지오텐신계는 간과 신장의 상호작용을 보여주는 대표적인 예이다.

간부전은 다발성장기부전으로 인한 사망을 초래할 수 있다. 간질환의 발병원인은 다양한데, 두 가지 예만 언급하자면, 바이러스성 간염이나 지나친 알코올 섭취가 그 원인이다. 간기능은 혈청 글루타밀전달효소glutam-yltransferase 등 여러 가지 임상적 화학지표로 평가될 수 있다. 간경화증은 기능이 있는 간세포를 죽여 섬유화에 이르게 한다. 주로 비만과 알코올 섭취로 인해 산업화된 국가에서 그 유병률이 높게 나타나는데, 미국에서는 간경화증으로 인한 사망률이 10만 명 당 남자 14.9명, 여자 7.1명에 이른다(WHO Global Information System on Alcohol and Health 2014). 간질환의 궁극적 치료법은 장기이식이다.

5.2 신장질환

세계적인 당뇨병의 증가는 신장질환의 증가에 직접적으로 반영되는데, 바로 당뇨신장병(증) 때문이다. 당뇨병은 말기신부전의 주요 원인이기도 하다(Atkins 2005). 당뇨신장병(증)뿐만 아니라 신장질환을 일으키는 다양한 병인이 있다. 만성사구체신염이나 다낭성신장병은 일반적으로 서서히 진행되는 병이지만 신장경화증, 동맥경화성신장병, 요로폐쇄, 세뇨관간질신염, 신장 아밀로이드증, 선천성(유전성) 신장병 등 이질적인 종류의 신장질환도 많다.

치주질환은 만성신부전을 앓고 있는 환자에게 많이 나타난다(Akar et al. 2011; Chambrone et al. 2013). 일반 사구체신염 환자보다는 특히 당뇨신장병(증) 환자의 구강건강이 좋지 못한데, 이는 구강건강과 당뇨병 사이의 양방향 관계를 뒷받침한다(Teratani et al. 2013; Preshaw et al. 2012). 치주병원균도 만성신부전과 연관되어 있었으며(Niedzielska et al. 2014; Ismail et al. 2015), 만성신부전을 앓고 있는 환자군의 구강건강이 더 좋지 않았다(Vesterinen et al. 2011). 또한 치주염은 말기신부전 환자의 낮은 혈청 알부민 농도를 반영하므로(Kshirsagar et al. 2007), 환자의 타액 시료로부터 측정할 수 있는 알부민의 수준은 사망률에 대한 하나의 지표가 될 수 있다(Meurman et al. 2002).

5.3 연쇄상구균사구체신염

페니실린이 개발되기 전, 연쇄상구균사구체신염은 매우 유행하던 질환이었다(Nasr et al. 2013). 그러나 오늘날, 선진국에서는 보기 드문 질환으로 한 해동안 10만 명 당 9.5~28.5명 정도가 이 질병에 새로 이환되는 것으로 추정된다(Rodriguez-Iturbe and Musser 2008). 그럼에도 불구하고 사구체신염은 심내막염과 함께 두 종류의 주요 비리단스균Viridans streptococci 감염질환 중 하나이다. 종종 이 두 질환은 함께 발생하는데, 이 맥락에서 류마티스열을 고려해야 한다(Neugarten and Baldwin 1984). 이 때문에 구강치아감염이 오랫동안 신장질환의 중요한 인과적 요인으로 알려져 왔다. 치아우식유발균인 무탄스Streptococcus mutans도 사구체신염과 연관되어 있으며(Okada et al. 1996), 이와 유사하게 치주염과 사구체신염 사이의 인과적 연관성에 대해서도 제안되었다(Ardalan et al. 2011). 그러므로 양호한 구강건강상태를 유지하는 것은 신장병 환자들에게 중요할 것이다. 과학적 근거가 부족하긴 하나 여전히 사구체신염 과거력이 있는 환자들의 치과치료 전에 예방적 항생제를 투여하는 것이 추천된다(Del Mar et al. 2004).

5.4 간질환

전이성 구강감염과 치성 간농양 환자의 증례 보고 외에는 간질환에 구강감염이 어떤 역할을 하는지에 대한 어떠한 문헌도 거의 찾아보기 힘들다(Gendron et al. 2000; Kajiya et al. 2008). 그러나 일반적으로 만성간질환을 앓고 있는 환자의 구강건강 상태가 좋지 않으며, 특히 많은 이들이 구강건조증을 겪고 있다고 알려져 있다(Guggenheimer 2009; Helenius-Hietala et al. 2013a,b). 구강건조증은 종종 타액선기능저하와 연관되어 있는데, 간이식 수여자는 타액분비율이 낮아 구강건강이 더욱 악화되기도 한다(Helenius-Hietala et al. 2013a,b).

Helenius-Hietala 등(2013a,b)은 간이식환자들을 연구했는데, 미리 예정된 이식수술을 받은 환자들보다 시간이 없어 이식수술 전 치과치료를 받지 못한 환자들에서 이식 후 감염합병증에 걸릴 위험이 더 높은 것을 관찰하였다(오즈비; 8.17, 95% 신뢰구간; 2.19~30.6). 비슷하게, 치아발거 필요도가 간질환 진단에서부터 이식수술 필요에 대한 판단 시간의 감소와 연관되어 있으며, 발거치아수도 말기간질환모형점수Model for End-Stage Liver Disease[MELD] score와 유의하게 상관성을 나타내었다(그림 6.1)(Aberg et al. 2014). 같은 연구에서, 치과감염이 있는 환자들 중에서만 복막염 부위에 비리단스Streptococcus viridans가 검출되었다.

Nagao 등(2014)은 치주질환이 혈소판수를 낮추고 간염바이러스감염을 야기해 간질환의 진행을 더 악화시킬 수 있다고 보고하였다(오즈비; 5.80, 95% 신뢰구간; 2.30~14.92). 또한 치주병원균인 진지발리스Porphyromonas gingivalis와 비알코올성 지방간이 있는 환자의 간질환 진행 사이의 관련성에 대해 보고되어 왔다(Yoneda et al. 2012). 치주염은 간세포암과도 연관된다는 보고도 있었다(Tamaki et al. 2011). 동물실험연구에서도 치주염이 알코올성 간손상을 더 심화시키는 것으로 나타났다(Tomofuji et al. 2008). 치주염과 간지방증의 연관성을 밝히는 연구에서는 간의 지질 및 당대사의 중요성은 더욱 강조되었는데, 심각한 치주염일수록 간기능 측정에 사용되는 혈청 지표들의 수치가 상승되었다(Saito et al. 2006).

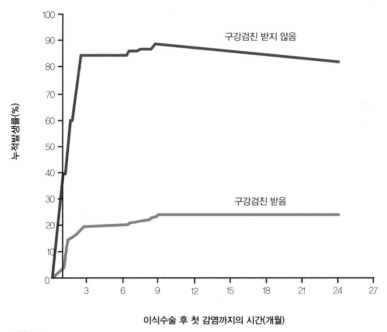

그림 5.1

구강감염은 간이식 후 합병증 발생과 연관되어 있다. 응급수술로 인해 구강검사와 치과치료를 받지 못한 환자들은 구강건강문제를 치료받은 환자에 비해 이식 후 합병증을 더 많이 경험하였다(Helenius-Hietala et al. 2013로부터 수정함).

결론

신장질환이나 간질환에 구강감염이 어떤 역할을 하는지에 대한 과학적인 근거는 아직 부족하다. 그러나 치주염과 같은 만성구강감염이 내피기능장애를 유발해 인체기관 전체에 위해를 주는 등 많은 전신대사과정에 영향을 줄 수 있다(Janket et al. 2008). 여러 연구들에서 구강감염병소의 제거에 신경 쓰지 않는다면, 신장질환이나 간질환을 앓고 있는 환자들의 결과가 좋지 않을 것이라고 말하고 있다. 즉, 구강건강을 양호하게 유지하고 감염병소를 적절하게 치료하는 것이 이런 신장·간질환 환자들에게도 매우 중요하다는 것이다(표 5.1).

표 5.1 신장질환과 간질환 환자에게 구강감염이 미치는 효과

만성신장질환	간질환
연쇄상구균사구체신염은 주로 비리단스균 감염 때문이다.	치과감염은 간농양을 일으킬 수 있다.
치주질환이 만성신장질환 환자에서 흔하다	구강건조증은 구강건강에 해로운 영향을 끼친다.
치주병원균은 만성신장질환과 연관되어 있다.	불량한 구강건강 상태는 간이식 후 합병증과 연관되어 있다.
투석이나 신장이식 전 구강감염을 치료할 필요가 있다.	간이식 전 구강감염을 치료할 필요가 있다.

6 구강감염과 암의 연관성

Jukka H. Meurman

PhD, MD
Department of Oral and Maxillofacial Diseases,
University of Helsinki and Helsinki University
Hospital, PB 41, Helsinki 00014, Finland
e-mail: jukka.meurman@helsinki.fi

매우 흔한 구강감염이 암과도 통계적으로 연관되어 있다고 알려져 있다. 특히 치주질환은 두경부암뿐만 아니라 다른 기관의 악성종양과도 관련된다. 구강미생물은 대사과정을 통해 구강점막에도 국소적 영향을 주는 발암물질을 유발할 수 있어 구강암의 위험요인이 될 수 있다. 그러나 아직 이 관계를 뒷받침할 만한 과학적인 근거는 충분하지 않다.

6.1 서론

암이 항상 감염의 특징을 가지는 것은 아니지만, 감염은 악성종양의 발달과도 인과적으로 연결될 수 있다(zur Hausen and de Villiers 2014). 전형적인 예로는 특정 인유두종바이러스(human papillomavirus; HPV) 감염과 자궁경부암 그리고 헬리코박터 파일로리균Helicobacter pylori 감염과 위암의 관계이다. 일반적으로 미생물에 의한 만성감염은 발암과정에 중요한 역할을 한다고 여겨진다(Kuper et al. 2000). 최근에는 구강 내 세균 및 효모균 감염 또한 많은 신체기관의 암 발달과 통계적으로 연관되어 있는 것으로 나타났다(Meurman and Bascones-Martinez 2011; Söder et al. 2015). 예를 들어, 구강미생물군은 구강암 발생에도 역할을 할 수 있는데, 구강미생물이 생산하는 국소적 아세트알데히드가 구강암 발생에 현저한 위험을 초래하는 것으로 보인다(Kurkivuori et al. 2007; Meurman 2010). 그러나 일반적으로 초기감염과 종양발현까지는 상당히 긴 잠복기가 있으며, 모든 감염이 암으로 이어지는 것은 아니다.

6.2 구강감염과 암 역학

구강감염의 독특한 특징 중 하나는 인구집단에서 대부분 만성적 특성을 보이며 그 유병률이 매우 높다는 것이다. 치아우식증은 인류에서 가장 흔한 감염 중 하나로 여겨지고, 치주질환의 유병률 또한 매우 높다. 세계보건기구World Health Organization: WHO는 학령기 아동의 60~90%, 성인은 거의 100%가 치아우식증을 경험하며, 35~44세 성인의 15~20%가 심각한 치주염을 앓고 있다고 추정해 왔다(Petersen et al. 2005; WHO Oral Health 2012). 치아우식증과 치주질환 모두 치면세균막에 의한 다세균 감염질환이다. 최근 연구들은 구강미생물총이 지금까지 알려져 왔던 것보다 훨씬 더 복잡하고 더 많은 종으로 구성되어 있다고 보고해 왔는데, 실제로 수천 종의 미생물이 군집을 이룰 것이다(Keijser et al. 2008). 또, 다른 연구에서는 정상 점막과 구강암부위 점막의 미생물을 비교분석하였는데, 암 표본에서 연쇄상구균streptococci의 수가 감소된 것을 발견하였다(Schmidt et al. 2014). 이와 비슷하게 구강암 환자 타액에도 미생물총의 다양성이 반영될 수 있다(Pushalkar et al. 2011). 반면에 치과적인 균혈증은 흔히 발생되므로, 구강미생물이 쉽게 혈액순환계로 들어가 전신적인 합병증을 유발하거나(Lockhart et al. 2008) 전신의 암과도 관련될 수 있다(Meurman 2010).

한편, 구강효모균감염에 대한 논의도 필요하다. 칸디다Candida 감염의 세계적 유병률은 잘 알려져 있지 않으나, 인체면역결핍바이러스human immunodeficiency virus; HIV 감염과 같은 특정 환자집단에서 그 유병률은 90% 정도이며, WHO는 대략적으로 950만 명이 칸디다 종에 감염된 것으로 추정하고 있다(The Fungal Research Thrust 2011). 칸디다 종은 건강한 구강점막에서보다 이형성병소나 암병소에서 더 많이 나타난다(McCullough et al. 2002). 발암과정에서 칸디다의 역할은 특히 상염색체열성 자가면역질환의 일종인 다발성내분비병증—칸디다증—외배엽이영양증autoimmune polyendocrinopathy-candidiasis-ectodermal dystrophy; APECED 환자에서 명백하게 드러나는데, APECED 환자에게서 구강암이나 식도암이 자주 발생한다(Rautemaa et al. 2007). 어떻게 칸디다 종이 발암과정에 관여할 수 있는지는 부분적으로 칸디다의 침투성으로 설명될 수 있는데, 칸디다 실험에서 상피 기저막 구성요소의 분해와 세포 사이 접촉 와해가 관찰되기도 하였다(Parnanen et al. 2008, 2010).

암에 대해서 살펴보면, 암은 세계적으로 질병 이환과 사망에 주요원인 중 하나이다. WHO는 2012년 한 해에 약 1,400만 건의 암이 새로 발생하고 820만 명이 암으로 사망한다고 보고하였다(WHO Cancer 2015). 게다가, 인구의 고령화로 악성종양의 건수는 2030년까지 매년 70%씩 증가할 것으로 추정된다. 그러므로 구강감염이 발암과정의 어떤 부분에 역할을 하거나 암 진행과정을 바꿀 수 있다면, 여기서 논의될 연관성은 매우 중요함에 틀림없다. 즉, (특히 치아우식증이나 치주염처럼) 쉽게 예방할 수 있는 질병들을 더 잘 관리해야 할 것이다.

6.3 발암과정에서의 감염주도기전

발암과정에서 세포에 그 기능을 변형시키는 유전물질의 변화가 축적된다. 세포주기 조절과정에는 세포 증식, 분화, 노화 그리고 사멸까지 포함되며, 이 모든 기능은 발암과정에 포함될 수 있다(Lundberg and Weinberg 1999). 결국 감염과 염증은 세포대사와 기능에 간섭하여 많은 사이토카인과 염증매개물질을 증가시키고, DNA 손상, DNA 복구장애, 변이 그리고 조절되지 않은 세포증식에 이르기까지 연쇄작용과 같은 반응을 유발할 수 있다(Chang and Parsonnet 2010). 따라서 감염에 의한 발암과정에는 여러 기전이 관여한다. 그 기전에는 미생물 감염이 야기한 염증과 림프증식, 상피세포 증식에 영향을 주는 호르몬의 감염에 의한 변화, 감염이 직접적으로 야기하는 세포변형, 문제적 미생물의 독성과 발암기전 등이 포함된다(Chang and Parsonnet 2010). 이 경로들은 그림 6.1와 같다.

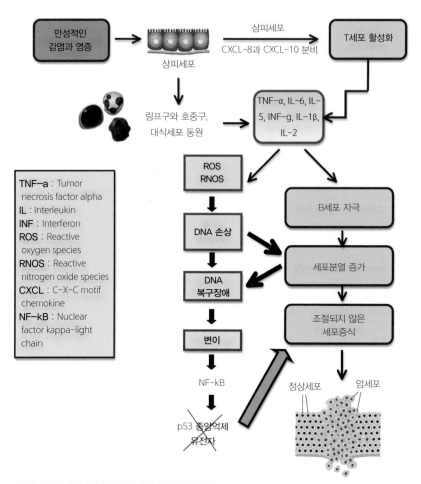

그림 6.1 감염에 의한 발암과정의 물질대사경로 (Bascones-Martinez의 그림)

6.4 구강미생물에 의한 아세트알데히드 생산

알코올 자체는 발암물질이 아니지만, 에탄올의 첫 번째 대사산물인 아세트알데히드는 발암성이 매우 높다. 비록 간이 에탄올대사의 75~90%를 담당하지만 간 외의 경로도 존재한다. 에탄올은 알코올탈수소효소를 갖고 있는 세균세포와 점막세포에 의해서도 산화되어 아세트알데히드로 전환될 수도 있다. 아세트알데히드는 알데히드탈수소효소에 의해 더 대사되어, 독성이 덜 하고 덜 해로운 물질인 아세톤으로 전환된다. 아세톤은 차례로 이산화탄소로 산화되어 체외로 배출된다.

Homann 등(1997)은 최초로, 알코올 섭취 후 타액 내 아세트알데히드 농도가 높아짐을 밝혔다. 이 연구에서 추가적으로 음주와 흡연이 동시적으로 타액의 아세트알데히드 농도를 높이고 불량한 구강위생상태와도 연관되어 있음을 보여주었다(그림 6.2)(Homann et al. 2000, 2001). 후에 구강 칸디다^{Candida} 종이 에탄올을 아세트알데히드로 대사할 수 있음이 밝혀지면서 칸디다감염이 왜 구강암과 관련되어 왔는지를 부분적으로 설명할 수 있게 되었다(Nieminen et al. 2009; Uittamo et al. 2011). Moritani 등(2015)은 실제로 상당한 수의 구강세균이 에탄올로부터 아세트알데히드를 생산할 수 있는 능력이 있다고 보고하였다. 오늘날, 에탄올 대사가 구강암과 상부위장관의 암 발달에 확실한 병리학적 기전임은 명백해 보인다.

6.5 치아우식증, 치주염 그리고 암

특히 만성치주염은 구강암의 발생위험과 연관되어 있다. 대상자가 13,000명이 넘는 미국의 대규모 연구에서는 치주염의 대리지표인 임상적 부착상실이 종양(오즈비; 4.57, 95%, 신뢰구간; 2.25~9.30) 및 전암병소(오즈비; 1.55, 95% ,신뢰구간; 1.06~2.27)의 유무와 유의한 연관성이 있음을 보여주

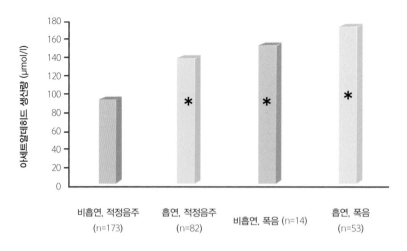

그림 6.2 음주 및 흡연과 타액 아세트알데히드 농도 사이의 관련성 (Homann et al. 2000로부터 변형)
타액의 아세트알데히드 생산량은 흡연 및 음주와 상관관계가 있음(p<0.05, 비흡연자 및 적정알코올섭취
자와 비교)

었다(Tezal et al. 2005). 또한, 치주염이 설암 발생 위험과 연관되어 있다고(오즈
비; 5.23, 95%, 신뢰구간; 2.64~10.35) 보고되었으며(Tezal et al. 2007), 부수적인
HPV 감염도 이러한 점에서 역할을 할 수 있을 것으로 보인다(Tezal et al. 2009).

치아우식증에 관해서 살펴보자면, 이 구강질환과 암 사이에는 역의 상관
관계가 있을 수 있다. Tezal 등(2013)은 환자대조군연구를 통해서 우식상태지
표가 두경부암과 어떻게 연관되는지를 조사하였는데, 암에 대한 우식병소
의 오즈비는 0.55(95%, 신뢰구간; 0.30~1.01)였다. 저자는 우식병소에 흔한
유산균이 이로운 효과를 발휘하여 암에 저항하는 면역체계를 향상시킬 수
있다고 제안하였다.

반면에 Virtanen 등(2014)은 1390명을 대상으로 24년 동안 진행한 관찰연
구에서 치주가 건강한 대상자의 치아감염은 전체 암의 발생률과도 연관되

어 있다고(오즈비; 2.62, 95%, 신뢰구간; 1.18~5.78) 보고하였다. 스웨덴의 코호트 연구에서는 치은염과 암의 관련성도 보여주었다(Söder et al. 2015). 게다가 이 연구에서는 26년 동안의 관찰 후, 치은지수가 높은 것조차도 전체 암의 발생률과 연관되어 있다고(오즈비; 1.29, 95%, 신뢰구간; 1.00~1.65) 보고하였다. 구강감염과 암 사이의 통계학적 연관성은 특정 암종에서 구체적으로 관찰되었는데, Söder 등(2011)은 코호트 연구에서 하악의 대구치 상실이 유방암 발생률과 연관되어 있다고(오즈비; 2.36, 95% 신뢰구간; 1.07~5.21) 밝혔다. 대구치 상실은 치아감염 과거력의 대리지표이다. 하지만 치아우식증, 치주염과 암 사이의 연관성에 대한 최종적인 결론을 내리기 위해서는 더 많은 연구가 수행되어야 한다.

6.6 구강감염과 관련된 발암과정에서 타액의 역할

구강감염과 관련된 발암과정에 타액이 어떤 역할을 하는지에 대해서는 거의 알려진 바가 없다. 두경부에 종양이 있는지에 따라 타액의 특징이 다름을 관찰하였는데, 건강한 사람의 타액보다 악성종양이 있는 환자의 타액이 섬유아세포에 대한 세포독성효과가 컸다(Bloching et al. 2007). 아마도 구강미생물은 식이요소를 발암물질로 대사할 수 있는데, 예를 들어, 타액에 니트로아민이 포함되어 있을 수 있다(Bahar et al. 2007). 그러나 암과 타액의 연관성에 대한 어떤 결론을 이끌어내기 위해서는 아직 많은 연구가 필요하다.

결론

 구강감염과 구강질환은 매우 흔하며, 제때 진단해 적절하게 치료하지 않으면 전신건강에 위협을 줄 수 있다. 많은 연구들은 만성적인 구강감염과 암 발달 사이에 통계적 연관성이 있음을 보여주었다. 구강미생물의 대사과정은 발암물질을 유도하고 조직에서의 악성종양 발달을 촉발하여 두경부암과 상부위장관암에 직접적인 영향을 줄 수 있다. 그러나 사실 어떤 기관의 암이든 감염에 의해 영향을 받을 수 있다.

구강칸디다증과 전신질환자 7

**Camilla Kragelund, Jesper Reibel,
and Anne Marie Lynge Pedersen**

C. Kragelund, DDS, PhD (✉) • J. Reibel, DDS, PhD,
Dr. Odont • A.M.L. Pedersen, DDS, PhD
Oral Pathology and Oral Medicine,
Department of Odontology, Faculty of Health
and Medical Sciences, University of Copenhagen,
København, Denmark
e-mail: ckra@sund.ku.dk; jrei@sund.ku.dk; amlp@sund.ku.dk

구강칸디다증은 특히칸디다 알비칸스와 같은 칸디다 종의 과증식으로 인해 흔히 발생하는 구강기회감염이다. 구강칸디다증은 임상적으로 보통 위막성 또는 홍반성칸디다증으로 나타나며, 무증상이거나 국소적 불편감, 미각이상, 구강건조증이 동반될 수 있다. 구강칸디다증에 대한 가장 일반적인 위험요인은 항생제치료와 불량한 구강위생상태, 흡연, 의치착용, 타액선기능저하이다. 암과 항암치료, HIV감염과 면역억제제 치료, 당뇨병을 비롯한 많은 질환과 그 치료법이 구강칸디다증과 연관될 수 있다. 면역력이 저하된 환자에게서 국소적 구강감염은 혈류와 위장관 상부를 통해서 전신으로 전파되어 심각한 감염을 초래하여, 질병 이환율과 사망률을 높일 수 있다. 이 장에서는 공생구강미생물로서의 칸디다와 전신질환자에 대한 임상병리학적인 측면, 활용 가능한 구강칸디다증 진단방법에 초점을 맞추었다.

7.1 서론

칸디다[Candida] 종, 특히 알비칸스[Candida albicans]는 정상 구강미생물총의 일부이다. 보균자 비율은 지리적 변이와 조사대상자, 표본수집방법, 식별기술의 차이로 연구마다 상당히 다르다. 아마도 건강한 사람의 30~50%에서 칸디다 종이 그 구강미생물총의 일부를 차지하며[Odds 1988], 칸디다는 숙주와 미생물 사이의 균형을 유지하는 역할을 할 수 있다[Krom et al. 2014].

알비칸스는 서로 다른 형태학적 종류가 있는데, 바로 효모형[yeast form]의 출아포자[blastospore]와 사상형[filamentous form]의 위균사[pseudohyphae]나 진정균사[true hyphae]로, 위균사는 출아포자와 진정균사의 중간단계에서 나타나는 형태이다[Carlisle et al. 2009]. 비록 감염성이 아니라도 균사 형태로 있을 수 있지만, 정상적인 구강미생물총에서는 보통 효모 형태로 존재한다[Arendorf and Walker 1980; Rindum et al. 1994]. 그러나 일반적으로 사상형은 구강점막에 대한 침습적인 감염과 관계가 있다[Carlisle et al. 2009]. 즉, 진균이 출아포자에서 균사로 전환하는 능력은 알비칸스의 병독력에 중요한 부분인 것이다. 흥미롭게도 스타테린[statherin]과 같은 타액구성성분은 반대 방향으로의 전환을 유도할 수 있는 듯하다[Leiro et al. 2009]. 알비칸스의 또 다른 중요한 능력은 "표현형 전환[phenotypic switching]"으로 진균이 면역방어를 회피하고 항진균제에 적응하도록 해서 병독력을 높이는 것이다.

알비칸스 외에도 글라브라타[glabrata]나 크루세이[krusei], 트로피칼리스[tropicalis]와 같은 다른 칸디다 종이 건강한 사람으로부터 분리되었다[Zaremba et al. 2006]. 두블리니엔시스[dubliniensis]는 인체면역결핍바이러스[human immunodeficiency virus; HIV]에 감염된 사람으로부터 최초로 발견된 새로운 종이다[Sullivan et al. 1995]. 최근 연구들은 건강한 사람의 구강에서 기본적인 인간타액 내 진균류를 분석하였는데,

합의된 속genus 수준의 구성원은 칸디아/피키아Candida/Pichia와 클라도스포륨/다비디엘라Cladosporium/Davidiella, 알터나리아/레비아Alternaria/Lewia, 아스페르길루스/엠메리켈라/에우로티움Aspergillus/Emericella/Eurotium, 푸사리움/지베렐라Fusarium/Gibberella, 크리프토코쿠스/필로바시디엘라Cryptococcus/Filobasidiella, 아우레오바시디움Aureobasidium 등이다. 이 결과는 진균공통 염기서열인 내부전사스페이서internal transcribed spacer; ITS 프라이머primer를 멀티태그 파이로시퀀싱multitag pyrosequencing으로 분석하거나 타액으로부터 ITS1 증폭체를 얻어 고용량병렬형·고속대량염기서열분석massive parallel·high·throughput sequencing을 함으로써 얻어졌다(Ghannoum et al. 2010; Dupuy et al. 2014). 사카로미세스Saccharomyces나 에피코쿰Epicoccum, 포마Phoma는 합의된 군에 포함되기에는 약한 후보들이다. 그러나 말라세시아Malassezia 종은 구강 핵심 진균류에 속하는데, 사람 피부의 중요한 공생생물이자 병원체이기 때문에 흥미로운 종이다(Dupuy et al. 2014).

감염이 되려면 상피세포의 인식과 부착이 요구되며, 세포외기질의 증폭과 분비가 뒤따르면서 점막표면에 세균막이 형성된다(Cannon et al. 1995). 균사 형성은 안정적인 세균막 형성에 중요한데, 즉 균사 성장은 알비칸스의 병독력에 중요한 부분이다. 단백분해효소나 지질분해효소 등 여러 효소의 분비는 조직침투를 용이하게 하고 게다가 면역글로불린까지 분해해서 숙주방어를 회피하는 데 도움을 준다. 흥미롭게도 여러 연구에서 구강세균막에 세균과 알비칸스가 공존함을 보여주었고(Budtz·Jørgensen 1990), 이것이 알비칸스의 병독력과 성장에 영향을 미치는 것으로 보인다(Thein et al. 2006, 2009; Diaz et al. 2014; Cavalcanti et al. 2015). 즉, 무탄스Streptococcus mutans와 알비칸스의 공생관계가 치면세균막의 병독력을 상승시킨다는 사실을 체내 실험에서in vivo 보여준 것이다(Falsetta et al. 2014). 또한 고르도니Streptococcus gordonii의 글루코실전달효소glucosyltransferase는 알비칸스과 세균막의 상호작용을 촉진한다(Ricker et al. 2014).

구강 내에 잔존하기 위해 진균은 성장, 증식하여 표면에 부착해야 할 뿐만 아니라 타액의 항미생물작용에 저항해야 한다. 타액은 미생물을 죽이고 그 성장을 저해할 뿐만 아니라 미생물이 구강표면에 부착하여 집락화하는 것을 막아 항미생물작용을 한다. 게다가, 타액에는 수많은 항미생물 단백질과 펩티드가 포함되어 있는데, 히스타틴histatin, 특히 히스타틴5는 항진균작용과 관련하여 가장 중요한 물질이다. 히스타틴은 인간 타액선에서 생산되는 분자량이 작은 단백질로 건강한 사람이나 면역력이 저하된 환자에게서 분리한 세레비시아Saccharomyces cerevisiae나 네오포르만스Cryptococcus neoformans와 같은 진균류뿐만 아니라 알비칸스를 비롯한 글라브라타glabrata, 구일리에르몬디이guilliermondii, 크루세이krusei, 람비카lambica, 파라프실로시스parapsilosis, 슈도트로피칼리스pseudotropicalis, 스텔라토이데아stellatoidea, 트로피칼리스tropicalis 등의 칸디다 종에 대한 살균 및 진균작용을 보인다(Oppenheim et al. 1988; Tsai and Bobek 1998; Xu et al. 1991). 항진균특성을 보이는 다른 중요한 타액 단백질에는 락토페린lactoferrin과 리소자임lysozyme이 있다(Samaranayake et al. 2001). 면역결핍환자나 질병이나 약물로 타액선기능저하를 겪는 환자는 구강칸디다 보균 및 감염의 비율이 높기 때문에 이들에게 타액의 항진균작용은 무척 중요할 것이다(Costa et al. 2006; Lam et al. 2012; Lin et al. 1999; Pedersen et al. 2015; Shiboski et al. 2015; Yan et al. 2011).

7.2 임상병리학적 측면

공생구강미생물총의 일부로서 칸디다를 보균하고 있는 사람에게 알비칸스와 그 외 칸디다 종의 과성장은 구강칸디다증^{아구창; oral candidiasis}을 야기할 수 있다(Rindum et al. 1994). 구강칸디다증의 진단은 임상적 징후나 구강점막의 증상과 더불어 칸디다 과증식 반응 검사의 양성결과에 기초하고 있다. 산발성/재발성, 급성/만성(감염기간), 증상/무증상, 일차성/이차성/삼차성(다른 구강질환이나 전신질환과 관련성) 등에 따른 구강칸디다증의 특징은 구강칸디다증을 이해하고 관리하는 데 있어 중요하다. 대부분의 환자는 산발적 칸디다감염을 경험하는 데 반해 다발성·재발성감염은 적은 편이다. 숙주 개인과 구강 환경적 요인이 감염과정에 영향을 주는 만큼 임의적인 기간구분은 임상적으로 이치에 맞지 않아, 병력과 임상적 평가로부터 얻은 정보를 바탕으로 칸디다증이 급성인지 만성인지를 평가한다. 칸디다증에 관련된 주관적 증상은 보통 칸디다증을 나누는 임상적 유형과 연결된다. 임상적으로 구강칸디다증은 다양한 형태로 나타나는데, 위막성^{pseudomembranous}, 홍반성^{erythematous} 그리고 증식성^{hyperplastic} 칸디다증이 있다(Ellepola and Samaranayake 2000). 여전히 왜 구강칸디다증이 사람들에게 서로 다른 형태로 전파되는지에 대해서는 잘 알려져 있지 않으며(Reichart et al. 2000), 어떤 칸디다관련 병소들은 감별진단을 더 어렵게 한다.

위막성칸디다증은 점막을 덮고 있는 두꺼운 백반^{white patch}이 특징인데, 연구개, 혀, 볼이나 입술 쪽의 점막 등에 종종 나타난다(그림 7.1). 위막은 쉽게 없앨 수 있으며, 만성감염부위 아래의 점막층은 종종 점상출혈과 함께 홍반을 띤다. 일반적으로 위막성칸디다증은 동통이 없으나 짠맛이나 금속

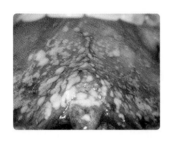

그림 7.1 연구개의 위막성칸디다증

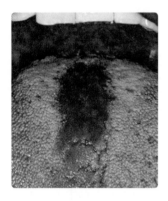

그림 7.2 혀의 배면에 나타난 만성 홍반성칸디다증 (정중능형설염)

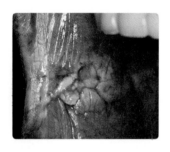

그림 7.3 우측 협점막 앞쪽에 나타 난 만성증식성칸디다증

맛을 느끼는 미각장애를 호소하기도 한다. 급성신생아 구강칸디다증은 칸디다증식에 유리한 환경 때문에 흔히 생기는데, 신생 아의 구강미생물총과 구강면역체계가 아 직 미성숙하기 때문이다. 만성위막성칸디 다증은 면역력이 약화된 환자나 천식용 흡 입기와 같은 국소스테로이드에 노출이 많 은 사람들에게서 나타난다.

홍반성칸디다증은 점막에 불특정한 국소 적 또는 일반적 홍반을 보이는 것이 특징인 데, 종종 작열감과 쏘는(찌르는 듯한) 감각 의 증상을 동반한다(그림 7.2). 항생제는 급 성일차홍반성칸디다증의 가장 일반적인 원 인이다. 만성이차홍반성칸디다증은 구강편 평태선oral lichen planus 부위에 흔히 나타난다.

증식성칸디다증은 만성감염의 일종으로 두 가지 일차소견이 있다(그림 7.3). 결절형 은 작고 희면서 약간 볼록한 구진병소로 점 막이 반점 같은 형태를 띠며, 판plaque상형은 점막에서 균질하게 희고 약간 볼록한 부분 으로 나타난다. 이 소견은 종종 흡연과 관 련되어 있으며 협점막의 교련부위에 나타 난다. 과형성병소는 문질러 없앨 수 없으며, 보통 무증상이다. 두 형태의 증식성칸디다증이 동시에 나타나기도 한다. 증식형 병소가 백반증leukoplakia 부위에서 이차칸디다 감염을 뜻하는가에 대해서는 논란이 있으며(Holmstrup and Bessermann 1983), 때때로 칸디다백반증이라는 표현을 쓴다(Sitheeque and Samaranayake 2003). 일반적으로 악성병변을 배제하기 위해

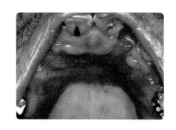

그림 7.4 의치구내염으로 나타난 만성홍반성칸디다증

서 생검을 해야 하며, 항진균치료 후 항상 치료결과를 관찰해야 한다.

칸디다연관병소에는 의치구내염(그림 7.4)이나 구각구순염, 정중능형설염(그림 7.2), 선형치은홍반 등이 포함되는데, 모두 칸디다감염과 관계가 있으나 잘 맞지 않는 의치나 세균감염, 세균·진균 혼합감염 등 다른 원인들도 있다. 따라서 적절한 치료를 시작하기 위해 철저한 검사가 필수적이다. 특히 칸디다에 이차적으로 감염된 백반증, 홍반증erythroplakia, 구강암 등 전암성 또는 악성병소나 편평태선, 홍반루푸스lupus erythematosus를 포함해 다른 관리법이나 보조치료가 요구되는 질병들과의 감별진단이 중요하다(표 7.1).

7.2.1 조직병리학

칸디다 균사는 생검을 통해 쉽게 확인할 수 있다. PASPeriodic Acid-Schiff나 그로코트－고모리염색Grocott-Gomori methenamine silver; GMS 방법 같은 적절한 염색법을 이용하는데, PAS로 염색된 몇 개의 절편만을 검사하면 위음성의 오류가 나타날 위험이 있다(Roed-Petersen et al. 1970). 균사는 표재성 감염으로서 상피의 이상각화증parakeratin layer에서 나타나며(그림 7.5), 상피 기저층이나 결합조직에서도 균사가 보이는 경우는 오직 극심하게 면역력이 저하된 환자에게서만

표 7.1 여러 유형의 구강칸디다증과 감별진단 사항

구강칸디다증	감별진단 사항
위막성Pseudomembranous	비슷한 병소 없음
홍반성Erythematous	홍반성 구강편평태선Erythematous oral lichen planus, 홍반증erythroplakia, 구강암
증식성Hyperplastic	
결절형Nodular	비균질성 백반증Non-homogeneous leukoplakia, 구강암
판상형Plaque	균질성 백반증Homogeneous leukoplakia
의치구내염Denture stomatitis	잘 맞지 않는 의치, 구강위생불량
구각구순염Angular cheilitis	세균감염, 영양불량, 비타민 및 무기질 결핍
정중능형설염Median rhomboid glossitis	지도모양혀Geographic tongue, 영양불량, 비타민 및 무기질 결핍
선형치은홍반Linear gingival erythema	(세균성) 치은염

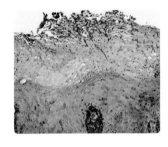

그림 7.5
만성증식성칸디다증 부위를 생검한 현미경사진. 수많은 PAS–양성(붉은색) 균사가 상피의 이상각화층에서 보인다.

나타난다. 전형적으로, 상피는 과증식·과이상각화 상태로 백혈구, 특히 다형핵호중구polymorphonuclear neutrophils가 함께 발견되는데, 이 백혈구가 상피에 침투하여 균사와 관련된 상피 표재층에서 미세농양을 형성하기도 한다. 상피 아래 결합조직에 만성염증이 보일 수 있는데, HIV 감염자나 AIDS 환자처럼 면역력이 몹시 저하된 환자에게는 종종 이 현상이 결여되어 있다.

7.2.2 면역학적 측면

칸디다감염 시 구강점막에서는 상당히 많은 전염증성pro-inflammatory 및 면역
조절 사이토카인이 생산된다(Dongari-Bagtzoglou and Fidel 2005). 매우 침투성 높은 C.
알비칸스 종은 상피세포에서 인터루킨interleukin; IL−1α와 IL−6, IL−8, 종양괴
사인자tumor necrosis factor; TNF−α를 비롯한 전염증성 사이토카인을 생산하도록 촉
진하고, 내피세포에서는 IL−6, IL−8과 화학주성인자인 단핵구화학주성단
백질monocyte chemotactic protein; MCP−1, MCP−2, 과립구집락자극인자의 발현을 증
가시킨다고 알려져 있다(Villar et al. 2005; Whiley et al. 2012).

7.3 구강칸디다증과 전신질환자

구강칸디다증은 효모균이 과성장하여 상피점막 보호장벽을 침투한 결과
로 당뇨병을 포함해 면역억제를 보이는 다양한 상태의 환자에게 뚜렷하게
나타난다.

사람들을 구강칸디다증에 취약하게 하는 수많은 국소적 및 전신적 요인
과 조건이 있다. 항생제치료나 잘 맞지 않는 의치, 불량한 구강위생상태, 흡
연과 같은 소인들이 점막표면의 생태학적 균형을 깨뜨려 진균이 잘 자라도
록 한다(Baboni et al. 2009; Holmstrup and Bessermann 1983; Semlali et al. 2014). 면역억제제 치료와
항암치료, 면역결핍, 약물이나 질병에 의한 타액선기능저하, 당뇨병은 국소
적 · 전신적 방어기전을 손상시켜 구강칸디다증을 유발할 수 있다. 종종 환
자는 동시에 여러 소인을 갖고 있을 수 있으며, 구강위생활동에 대한 교육과
동기화, 주기적 점검을 비롯해 식이변화, 기능타액선의 자극, 구강건조증에

대한 약물대체요법, 구강점막질환의 진단, 흡연상담 및 금연, 전신적 소인에 대한 종합정밀진단검사 등 종합적인 중재가 반드시 필요하다.

7.3.1 구강칸디다증과 약물유해반응

전신적 항생제는 급성점막칸디다증의 가장 주된 원인이다. 국소스테로이드로서 글루코코르티코이드에 대한 구강노출도 약물에 의한 구강칸디다증의 흔한 원인인데, 아마도 국소점막의 숙주면역을 변화시키기 때문일 것이다. 약물에 노출된 후 물로 도포된 약물을 씻어내면 칸디다증 재발이 예방되는 경향이 있다. 전신글루코코르티코이드나 항암화학요법, 면역조절제 때문에 전신적으로 면역이 억제되면 종종 점막에 칸디다증이 유발되는데, 보통 예방적 항진균치료로 억제할 수 있다. 배양법과 파이로시퀀싱을 이용한 연구는 면역이 억제된 실질장기이식 수여자의 구강미생물총에는 칸디다 종이 우세하다고 보고하였다(Charlson et al. 2012; Diaz et al. 2013; Dongari-Bagtzoglou et al. 2009). 타액분비율의 감소를 나타내는 타액선기능장애, 타액의 조성변화 또는 이 두 변화의 조합은 종종 구강미생물 균형과 국소적 면역방어에 대한 주요 결과로서 치아우식증과 구강칸디다증의 발생위험을 증가시킨다(Dawes et al. 2015). 타액선기능저하의 주요 원인에는 약물복용과 쇼그렌증후군과 같은 전신질환, 두경부 방사선요법 등이 있다(Villa et al. 2015; Jensen et al. 2010; Pedersen 2014).

많은 연구들이 건조유발약물의 복용이 높은 칸디다 보균율과 구강칸디다증 유병률에 연관되어 있다는 것을 보여준다(Almstahl and Wikstrom 2003, 2005; Kaplan et al. 2008; Pedersen et al. 2015)(더 자세한 사항은 8장에서 확인).

7.3.2 당뇨병과 구강칸디다증

구강칸디다감염을 비롯해 칸디다보균과 그 집락밀도는 제1형 및 제2형 당뇨병 환자 모두에서 증가한다(Tapper-Jones et al. 1981; Lamey et al. 1988, 1992; Hill et al. 1989; Vazques and Sobel 1995; Bai et al. 1995; Guggenheimer et al. 2000; Kadir et al. 2002; Jurevic et al. 2003; Shenoy et al. 2014). 구강칸디다증은 당뇨병이 없는 사람보다 당뇨병이 있는 환자에서 더 흔할 뿐만 아니라 감염정도도 더 심각하다(Guggenheimer et al. 2000). 구강칸디다증에 대한 감수성 증가는 혈당조절 어려움에 따른 타액의 포도당 농도 상승과 더불어 긴 유병기간, 당뇨합병증(망막병증) 여부와도 관계가 있다(Bai et al. 1995; Bartholomew et al. 1987; Dorocka-Bobkowska et al. 1996; Guggenheimer et al. 2000; Kadir et al. 2002; Ueta et al. 1993; Vazques and Sobel 1995). 혈액과 타액의 포도당 농도가 높으면 효모균의 성장이 촉진되고, 상피세포 표면에 대한 부착력이 향상된다(Samaranayake 1990). 또한, 다형핵백혈구 기능장애는 식균작용과 세포내 살해, 화학주성을 감소시켜 칸디다집락화와 구강칸디다증에 대한 감수성을 증가시키기도 한다(Ueta et al. 1993; Vazques and Sobel 1995). 그러나 타액선기능저하나 낮은 타액 pH, 타액 항미생물 활성장애, 불량한 구강위생상태, 흡연, 의치착용여부 등의 다른 위험요인들도 제1형 및 제2형 당뇨병 환자 모두에서 칸디다집락화와 칸디다감염에 대한 다양한 구강소견 및 증상에 상당한 영향을 준다(Budtz-Jørgensen 1990; Banoczy et al. 1987; Guggenheimer et al. 2000; Jurevic et al. 2003; Kadir et al. 2002; Pedersen 2004; Samaranayake 1990; Willis et al. 1999). 의치를 장착하면서 혈당조절이 잘 되지 않는 당뇨병 환자는 당뇨병이 없는 의치장착자보다 구강칸디다 부하와 의치구내염 유병률이 더 높았다(Guggenheimer et al. 2000; Vitkov et al. 1999).

알비칸스는 당뇨병 환자의 구강에서 가장 쉽게 분리되는 종이지만(Dorocka-Bobkowska et al. 1996; Kadir et al. 2002; Samaranayake 1990; Willis et al. 1999), 두블리니엔시스C.

dubliniensis나 글라브라타C. glabrata, 트로피칼리스C. tropicalis도 종종 분리된다(Jurevic et al. 2003). 당뇨병환자에서 진균감염의 발병기전과 관련하여 종species의 중요성에 대해서는 아직 밝혀져야 할 부분으로 남아 있다.

7.3.3 HIV 감염과 구강칸디다증

구강칸디다증은 HIV 감염자나 AIDS 환자에게 가장 빈발하는 기회감염이며(Coleman et al. 1993; Shiboski et al. 2015), HIV−혈청반응양성상태에서 AIDS로의 진행을 알려주는 가장 초기 지표 중 하나이다. 구강칸디다증은 CD4$^+$ 림프구 수로 측정되는 면역억제정도뿐만 아니라 높은 바이러스 부하와도 연관성을 가지기 때문에 결과적으로 HIV 관련 질병의 진행과 혈장 바이러스 부하에 대한 임상적 지표로 제안되었다(Glick et al. 1994; Patton 2000).

HIV에 감염된 환자가 보균 칸디다 종은 칸디다가 우세하나 두블리니엔시스dubliniensis나 글라브라타glabrata도 HIV 감염자의 구강병소에서 쉽게 관찰된다(Sullivan et al. 1995; Li et al. 2007). 크루세이krusei 보균율 증가는 예방제인 플라코나졸fluconazole의 광범위한 사용증가와 관련이 있었다(Samaranayke and Samaranayke 1994). 파이로시퀀싱을 이용해 구강진균류를 분석한 최근 연구에서는 구강집락 진균류의 변화를 확인했는데, 에피코쿰Epicoccum이나 알터나리아 Alternaria와 같은 미생물은 HIV에 감염된 환자에서만 충분히 집락화한 반면 칸디다 종은 HIV 감염자와 건강한 사람 모두에서 많았다.

한편, 고활성항레트로바이러스요법highly active antiretroviral therapy; HAART의 도입은 구강칸디다증의 역학적 특성을 바꿔놓았다. 즉, 여러 선행연구에서는 HAART를 받은 HIV 감염환자에서 구강칸디다증 유병률과 재발률이 감소함을 보고하였다(Greenspan et al. 2004; Jiang et al. 2014; Ramírez-Amador et al. 2007). 그러나 몇몇 연구는 드물게 유병률 증가 사례를 보고하기도 하였다. HAART를 받은 HIV 감염환자에서 구강칸디다증의 발병이 CD4[+] 림프구 수의 점진적인 감소와 바이러스 부하의 증가와 연관되어 있다는 것을 뒷받침할 상당한 수준의 근거가 있다(Hodgson et al. 2006; Ramírez-Amador et al. 2007). 그렇기에 구강칸디다증은 면역상태를 나타내는 임상적 표지이자 HAART 동안 바이러스학적 실패의 예측변수로, 즉 HAART를 받은 HIV 감염환자의 혈장 바이러스 부하 및 CD4[+] 림프구 수와 관련하여 HIV 질병 경과를 나타낼 수 지표이자 HIV 감염의 감시 도구로 여겨진다(Ramírez-Amador et al. 2007).

7.3.4 장기 및 조혈세포이식 수여자와 항암치료환자

(고형)장기나 조혈세포를 이식받은 환자와 항암치료를 받는 환자는 항생제치료나 면역억제 · 조절치료 때문에 진균에 감염될 위험성이 높다(Trenschel et al. 2000). 예방적 항진균제 처방에도 불구하고 전신 및 구인두 진균감염의 위험 증가는 여전한 관심사로서, 이들에게 진균감염은 질병이환과 사망의 중요한 원인으로 남아 있다. 신장이식 수여자에게 구강칸디다증의 유병률은 9.4~46.7%에 이른다(Al-Mohaya et al. 2002; de la Rosa-García et al. 2005; Güleç et al. 2003).

신장이식을 받은 환자들의 구강에서 가장 흔히 분리되는 칸디다 종은 알비칸스이다(da Silva-Rocha et al. 2014). 간이식을 받은 환자들의 칸디다보균율과 구강칸디다증 유병률도 높으며(40~50%), 많은 이식환자들이 타액선기능저하를 겪고 있다(Helenius-Hietala et al. 2014).

항암치료를 받는 환자에게서 보고되는 가장 흔한 형태의 구강칸디다증은 위막성칸디다증과 홍반성칸디다증이다(Lalla et al. 2010). 조혈전구세포를 이식받은 환자에서 구강점막염의 유무나 심각한 정도는 칸디다집락과 관계가 없어 보이나(Epstein et al. 2003; Westbrook et al. 2013), 글라브라타[C. glabrata]는 이 환자들에서 나타나는 구강궤양과 연관성이 있다(Laheij et al. 2012). 최근 연구는 진균류가 혈액·골수이식환자에게서 나타나는 급성이식편대숙주병[acute graft-versus-host disease]의 발병에 역할을 할 수 있음을 밝혔다(van der Velden et al. 2013).

여러 선행연구에서는 두경부에 방사선치료를 받은 환자의 구강미생물총은 교란되어 있으며, 이와 관련해서 칸디다 종의 집락화와 구강칸디다증이 발생률이 높아진다는 것을 보여주었다(Al-Nawas and Grötz 2006; Almståhl and Wikström 2003; Almståhl et al. 2008; Brown et al. 1975; Grötz et al. 2003). 알비칸스가 구인두감염 대부분의 원인인데, 두경부암 환자에서는 글라브라타와 트로피칼리스도 새 원인으로 부상하고 있다. 방사선치료를 받기 전에 두경부암 환자의 약 50%에서 칸디다 종이 집락하고 있는데, 치료를 받고 난 후에는 그 비율이 약 75%까지 늘어났다(Lalla et al. 2010). 집락화 증가는 또한 구강감염률 증가로도 해석될 수도 있다. 두경부암 환자와 관련된 소인에는 항암치료와 타액선기능 저하, 흡연, 의치착용 때문에 생긴 점막손상이 포함된다.

7.4 만성점막피부칸디다증

만성점막피부칸디다증[Chronic mucocutaneous candidiasis; CMC]은 구강을 비롯해 식도, 소화기, 생식기, 손발톱점막, 피부에 이르기까지 표재성 칸디다감염이 지속적이고 광범위하게 재발하는 것이다. 감염성 칸디다 종은 대부분 알비칸스이다. CMC는 점막피부에 관여하는 면역이 결핍되어 생기는데, 이 면역결핍증은 유전적이지만, 종종 산발적 기원으로 나타나기도 한다. T세포 기

능 및 활성화 장애, 사이토카인 신호전달을 비롯한 여러 가지 T세포 면역결
핍이 CMC와 관련된 것으로 보아, T세포가 이 질환에 핵심적인 역할을 하
는 것으로 여겨진다(Lanternier et al. 2013). IL-17분비 T세포의 비율 감소나 IL-17
에 대한 자가항체, IL-17관련 유전자의 변이 등이 발견되는데, 이는 IL-17
면역장애가 CMC 발병에 중요한 역할은 한다는 것을 암시한다(Puel et al. 2012).
CMC는 자가면역질환인 제1형 다발성내분비병증-칸디다증-외배엽이영
양증이나 고IgE증후군, CARD9결핍증 등 다른 세 가지 증후군과도 관련
이 있다(Al-Herz et al. 2011). 주요 증상으로서 혹은 다른 골격이나 내분비, 피부
의 이상증과 관련된 CMC는 어린 시절에 시작되므로, 구강칸디다증에 대
한 선행적 위험요인이 없는 환자들에게 면역기능장애가 나타나면 이를 의
심해야 한다.

7.5 진단방법

칸디다 종의 과증식을 확인하기 위해 배양을 비롯해 세포도말, 생검, 분
자기술까지 다양한 방법을 이용할 수 있다(표 7.2).

7.5.1 칸디다부하 정량과 확인을 위한 임상표본배양

칸디다 종을 키우고 구분하기 위하여 다양한 배양용 배지가 사용된다.
사브로오드Sabouraud 포도당dextrose배지나 Pagano-Levin 한천배지 등의 일부
배지는 쉽게 준비할 수 있으며 CHROMagar™ CHROMagar, France나 chromID®
CandidaBioMérieux, USA, BiGGY AgarNickerson Agar; Sigma-Aldrich®, USA처럼 시중에서 구

표 7.2 진단방법과 검출기술의 장단점

감염	방법	전통기술	시간 (시간)	전통적 이점	분자기술	시간 (시간)	분자적 이점	단점
구소점막강염	면봉도말 임프린트	CFU	48	정량화 일부 미생물종 동정	PCR/ MALDI-TOF	24~48 또는 10분	미생물종 동정	형태학적 분화 시간 없음
	세포도말	PAS 현미경	~2	정량화 형태학적 분화	FISH	~2	미생물종 동정	고비용
	세포솔	DNA	30		PCR	24~48	미생물종 동정	형태학적 분화 시간 없음 정량화 시간 없음
	생검	PAS 현미경	30	일부 미생물종 동정 형태학적 분화	FISH	~2	미생물종 동정	고비용
일반적인 구강감염	전타액	CFU	48	정량화 일부 미생물종 동정	PCR/ MALDI-TOF	24~48 또는 10분	미생물종 동정	형태학적 분화 시간 없음
	구강양치	CFU	48	정량화 일부 미생물종 동정	PCR/ MALDI-TOF	24~48 또는 10분	미생물종 동정	형태학적 분화 시간 없음

• **CFU** colony-forming unit on culture media, • **PAS** Periodic Acid-Schiff, • **DNA** deoxyribonucleic acid, • **PCR** polymerase chain reaction,
• **MALDI-TOF** matrix-assisted laser desorption ionization-time of flight, • **FISH** fluorescence in situ hybridization

할 수 있는 배지들도 있다. 임상표본을 배양하면 네 가지 다른 종류의 칸디다 종을 분화시킬 수 있다. 면봉도말, 임프린트[imprint], 전타액[whole saliva]이나 구강양치표본 등이 배양기술에 사용되는 표본들이다. 숙주요인과 구강환경요인이 칸디다부하에 함께 영향을 주기 때문에, 면역력이 있는 환자에서 보균상태와 구강칸디다증을 구분하는 보편적인, 임의의 집락형성단위[colony-forming unitsl; CFU] 역치는 없다[Epstein et al. 1980]. 그러나 면역력이 약화된 환자에 대해서는 진균억제중재를 위해 400 CFU 이상이라는 임의의 값이 제안되기도 하였다[Epstein et al. 1980]. 배양법은 37℃에서 48시간 이상 키워야 해 시간이 걸리므로 진단이 늦은 편이다. 감염병소에서 칸디다 종의 조성은 구강전체에서의 조성과는 다를 수 있어, 표본을 선택하는 절차가 중요하다[Kragelund et al. 2013].

7.5.2 도말

박탈세포검사법은 칸디다균류를 검출할 수 있는 쉽고 저렴한 방법이다. 의심부위를 나무주걱으로 세게 긁어서 현미경용 슬라이드글라스 도말을 만들고, 시중에 나와 있는 스프레이고정액이나 70% 에탄올로 고정한 다음, PAS나 GMS 방법으로 적절하게 염색하면 된다. 도말법의 장점은 단순배양법에 비해 칸디다균의 병리학적 형태(균사)를 쉽게 확인할 수 있는 것이다. 그러나 타액과 구강양치표본에 대한 표준화된 배양이 구강 내 존재하는 칸디다 종을 식별하고 그 부하를 확인하는 데 더 적합하다.

7.5.3 생검

생검은 (위에서 보았듯이) 증식성의 칸디다감염 증례와 특히 관련이 깊다. 적절한 염색법으로 상피각화층의 칸디다균사를 드러낼 수 있다. 만약 의심병소가 항진균치료에 반응하지 않는다면 기저질환을 배제하기 위해 생검이 요구된다.

7.5.4 칸디다 확인을 위한 분자기술

분자기술은 유전자나 단백질의 고유성을 바탕으로 미생물을 식별할 수 있는 방법이다(표 7.2). 칸디다감염병소에서 세포솔로 채취한 표본물질과 CFU의 고유한 유전자 염기서열을 중합효소연쇄반응과정polymerase chain reaction; PCR을 통해 증폭시킬 수 있다(Kragelund et al. 2013). 전장유전체나 아졸azole의 표적인 CYP51을 코딩하고 있는 ERG11 유전자 등 특정유전자의 염기서열에 대한 파이로시퀀싱은 새로운 종이나 아졸에 대한 저항성을 확인하기 위해서 시행된다(Xie et al. 2014). PCR 과정은 시간이 걸리는데, 제한효소분석이나 염기서열분석이 칸디다 확인에 필요하기 때문이다. 형광동소혼성화fluorescence in situ hybridization; FISH 기술도 현미경슬라이드나 생검 물질에서 칸디다 종을 찾아내기 위해 사용될 수 있는데, 특정 DNA나 RNA 염기서열에 대한 형광탐침을 이용하는 방법이다. 시판되는 PNA탐침AdvanDx, USA은 알비칸스/파라프실로시스와 트로피칼리스, 글라브라타/크루세이종을 식별할 수 있다.

칸디다 종과 같은 미생물종을 동정하기 위해 고유의 단백질체를 이용하기도 하는데 매트릭스기반레이저탈흡수이온화 비행시간/질량분광계matrix-assisted laser desorption ionization-time of flight/mass spectrometry; MALDI-TOF/MS로 수행한다. 동정되지 않은 미생물에 풍부하게 존재하는 리보솜 단백질의 검출은 MALDI-TOF에 저장되어 있는 기준 스펙트럼과 짝을 이뤄, 그들이 전형적인 단백질 스펙트럼에 의해 미생물이 식별된다. 따라서 새로운 칸디다 종이 확인될 수 있기 때문에 MALDI-TOF 참고 데이터베이스를 계속적으로 갱신하는 것이 중요하다(Criseo et al. 2015). 일단 MALDI-TOF 장치만 마련된다면, 이 기술은 신속하고 경제적이며, 많은 의학미생물학 연구실에 일상적인 절차의 한 부분으로 사용될 수 있다(Coronado-Castellote and Jimenez-Soriano 2013).

8

구강감염과
타액선기능저하의 연관성

Siri Beier Jensen and Anne Marie Lynge Pedersen

S.B. Jensen, DDS, PhD (✉) • A.M.L. Pedersen, DDS, PhD
Section 1, Oral Pathology and Oral Medicine,
Department of Odontology, Faculty of Health
and Medical Sciences, University of Copenhagen,
Copenhagen N, Denmark
e-mail: sirib@sund.ku.dk; amlp@sund.ku.dk

타액은 구강건강을 유지하고 구강미생물총을 조절하는 데 중요한 역할을 한다. 타액은 구강 연·경조직에 윤활작용을 하고, 음식물잔사와 세균을 희석해서 구강으로부터 미생물과 식이탄수화물의 제거를 촉진한다. 또한, 타액의 수많은 단백질과 펩티드가 항미생물작용을 하는데, 이에는 락토페린lactoferrin, 락토페록시다제lactoperoxidase, 리소자임lysozyme, 스타테린statherin, 히스타틴histatin 등이 포함된다. 이 장에서는 쇼그렌증후군이나 두경부종양 방사선요법, 항암화학요법, 약물복용 등으로 인해 타액선기능저하를 겪는 환자의 구강미생물총에 대해 초점을 맞추었다. 타액선기능저하의 원인이 다름에도 불구하고, 이 환자들에서는 치아우식증과 관련된 구강병원균의 집락화가 증가하는 등 구강미생물총의 조성에서 유사성을 보인다.

8.1 서론

타액은 치아의 완전성을 유지하고 치아우식증으로부터 치아를 보호하는
데 필수적인 역할을 하는데, 타액 완충계를 통해 음식과 세균으로부터 유래
한 산을 중화할 뿐만 아니라 치아피막 형성, 음식찌꺼기와 세균 희석, 구강
내 기계적인 세정을 통해서 그 기능을 수행한다. 게다가 스타테린[statherin]이
나 프롤린풍부단백질[proline-rich proteins; PRPs] 등의 타액 단백질은 타액을 칼슘인산
염에 과포화된 상태로 유지시켜 탈회를 방지한다. 이와 비슷하게 타액과 그
구성성분은 끊임없이 구강연조직을 덮고 윤활작용을 하여 점막의 완전성을
유지함으로써 점막손상뿐만 아니라 미생물 부착과 증식을 막아준다. 더불
어 타액은 매우 다양한 단백질과 펩티드를 통해 항미생물작용을 하는데, 뮤
신[mucin]과 리소자임[lysozyme], 락토페린[lactoferrin], 히스타틴[histatin], 디펜신[defensin], 분비
형 항체인 IgA 등을 통해 세균과 진균의 집락형성과 감염을 억제한다[Dawes et
al. 2015; Lagerlöf and Oliveby 1994; Lenander-Lumikari and Loimaranta 2000].

타액의 조성은 타액이 생성되는 속도, 타액이 분비되는 선[gland]의 유형, 분
비반사를 활성화하는 자극의 특성과 지속시간에 따라 달라진다[Pedersen et al.
2002a,b]. 그러므로 타액 항미생물단백질의 조성은 한 개인이라도 구강 부위
에 따라 다양할 수 있으며, 구강의 다른 부위에는 국소형태나 성장조건, 국
소면역방어체계에 따라 서로 다른 종류의 구강미생물이 자랄 수 있다. 구강
위생상태과 식이, 치아수복물, 전신질환, 약물복용, 다양한 생활습관요인에
이르기까지 다른 여러 요인들도 국소구강미생물총에 영향을 줄 수 있다(더
자세한 사항은 1장에서 확인).

정상조건에서 비자극성 타액분비율은 평균 0.3~0.4ml/분인 반면, 저작에

의한 자극성 타액분비율은 평균 1.5~2.0ml/분 정도이다(Humphrey and Williamson 2001; Pedersen et al. 2002a,b). 비자극성 타액분비율이 ≤0.1ml/분이거나 저작에 의한 자극성 타액분비율이 ≤0.5-0.7ml/분이면, 타액분비부전^{hyposalivation}으로 여겨진다(Heintze et al. 1983; Pedersen et al. 2002a,b). 구강건조증^{xerostomia}은 비자극성 분비율이 정상범주에서 대략 50%로 감소했을 때 일반적으로 나타나며, 하나 이상의 주타액선에 문제가 있음을 뜻한다(Dawes 1987).

숙주와 구강미생물총 간 자연적 균형을 유지하는 데 있어서 타액의 중요성은 타액분비율이 감소하였을 때 명백히 드러난다. 타액선기능저하의 가장 흔한 원인은 약물복용과 다중약물요법, 쇼그렌증후군과 같은 전신질환, 항암요법이나 방사선요법을 비롯한 항암치료 등이다. 타액선기능장애의 병인론과는 관계없이, 비자극성 타액분비율이 0.2ml/분 아래로 떨어지면 구강생태계에 이미 변화가 시작되어, 보다 내산성이며 호산성인 구강미생물 쪽으로 균형이 치우쳐, 치아우식증과 구강칸디다증의 위험이 증가하는 것으로 보인다(Navazesh et al. 1995; Bardow et al. 2001). 이 장에서는 쇼그렌증후군이나 항암치료(화학요법/방사선요법), 약물복용 등으로 만성적 또는 일시적 타액선기능저하를 겪는 환자들의 특정구강부위에서 채취한 표본과 구강양치표본의 구강미생물총을 분석한 연구들을 고찰하였다.

8.2 쇼그렌증후군과 구강미생물총

쇼그렌증후군$^{Sjögren's syndrome; SS}$은 만성적인 전신자가면역염증질환으로 외분비선 특히, 타액선과 누선에 영향을 미친다. 가장 눈에 띄는 소견은 타액분비저하와 건성각결막염keratoconjunctivitis sicca으로 구강과 안구에 건조증상이 나타난다. 원인은 아직 잘 알려져 있지 않으나, 대부분은 면역과 유전, 내분비, 환경 요인들의 상호작용에 의해 나타난다. 중간 발병연령대는 50세 전후이며, 주로 여자에게 영향을 준다. 쇼그렌증후군은 두 유형으로 구분할 수 있는데, 바로 원발성쇼그렌증후군primary SS; pSS와 속발성쇼그렌증후군secondary SS; sSS이다. 후자는 만성염증성의 다른 결합조직질환이 존재할 경우의 질병단위로 정의하는데, 가장 일반적으로 류마티스관절염이나 전신홍반루푸스systemic lupus erythematosus가 있는 경우이다(Pedersen and Nauntofte 2005). 쇼그렌증후군은 발병이 종종 잠행성이고 환자들이 구강건조증이나 피로감, 근육통, 관절통과 같이 다양한 비특이적 증상을 보이기 때문에, 진단이 종종 늦어지기도 한다. 그러므로 타액분비부전은 쇼그렌증후군으로 진단받기 수년 전부터 시작되어 치아우식증과 재발성구강칸디다증 위험을 증가시킬 수 있다. 진단 전의, 즉 구강질환 위험을 인식하기 전의 환자들은 구강건조증상을 완화하기 위해 사탕이나 청량음료처럼 쉽게 발효되는 탄수화물식품을 더 자주 섭취하고(Brunström 2002; Cermak et al. 2003), 이로 인해 구강위생상태가 나빠져 무스탄 Streptococcus mutans와 젖산간균Lactobacillus, 칸디다Candida 종이 더 자라기 좋은 환경이 될 수 있다.

8.2.1 치아우식증

원발성쇼그렌증후군 환자는 타액의 양과 질 모두에서 영향을 받는다(Kalk et al. 2001; Pedersen et al. 2005; Thorn et al. 1989). 이 환자에게서 우식경험영구치가 많이 발견되며(Baudet-Pommel et al. 1994; Christensen et al. 2001; Pedersen et al. 1999a, 2005), 그 개수는 타액분비율, 특히 비자극성 타액분비율과 역의 상관관계를 가지는 것으로 나타났다(Pedersen et al. 1999b, 2005). 타액분비량의 감소는 중탄산염 농도뿐만 아니라 pH 와 완충능의 저하를 야기한다(Bardow et al. 2001; Pedersen et al. 2005). 미생물과 식이당류 제거능력도 저하되어 내산성 및 산생산성 종이 우세한 환경으로의 변화가 촉진되고, 치아가 식이당류와 산에 더 오래 노출된다. Kolavic 등(1997)은 자극성 이하선타액분비율이 <0.25ml/분으로 낮으면서 우식비활성상태인 쇼그렌증후군 환자에서의 무탄스와 젖산간균 수가 이하선타액분비율이 높은 사람보다 더 많음을 보고하였다. 무탄스와 젖산간균의 종류와 수는 자극성 타액분비율과 역의 상관성을 보였다(Lundstom and Lindström 1995. 또한, Almståhl 등. 1999)은 원발성쇼그렌증후군 환자에서의 무탄스와 젖산간균Lactobacillus 종 세균수가 속발성쇼그렌증후군 환자보다 더 많고 속발성쇼그렌증후군 환자에서의 락토바실러스 종 세균수는 건강한 사람보다 더 많았다고 보고하였다(Almståhl et al. 1999). 원발성쇼그렌증후군 환자에서는 구강위생 상태가 좋더라도 구강미생물총의 변화가 일어나는 것으로 보이는데, 이들에게서 두경부에 방사선요법을 받은 환자나 신경이완제를 복용하는 환자보다도 더 많은 양의 S. 무탄스가 발견되었다. 또한 충전물, 금관가공의치 등 치아수복물 때문에 생긴 많은 미생물 서식 부위는 원발성쇼그렌증후군 환자의 구강미생물총의 변화에 기여한다. Leung 등(2007)은 쇼그렌증후군이 있는 환자의 타액과 치은연상 치면세균막에서 젖산간균, 특히 아시도필루스acidophilus와 퍼멘텀fermentum, 미니투스minitus의 수준이 정상적인 타액분비를 보이는 사람보다 높으며, 무탄스나 다른 그람음성 혐기성간균의 수에는 차이가 없다고 보고하였다.

8.2.2 구강칸디다증

재발성구강칸디다증은 쇼그렌증후군 환자에서 자주 나타나며, 칸디다 알비칸스Candida albicans 집락화의 가장 흔한 임상증상은 홍반성칸디다증과 구각구순염이다(Hernandez and Daniels 1989; Lundström and Lindström 1995; Pedersen et al. 1999b; Soto-Rojas et al. 1998; Tapper-Jones et al. 1980). 알비칸스는 쇼그렌증후군 환자에서 가장 흔히 분리(66~72%)되는 종이다. 알비칸스는 단독으로 또는 트로피칼리스tropicalis나 슈도트롭피칼리스pseudotropicalis, 파라프실로시스parapsilosis, 케피르kefyr, 글라브라타glabrata 등 다른 칸디다 종과 함께 증상을 야기할 수 있다(Kindelan et al. 1998; Soto-Rojas et al. 1998). 칸디다 종의 유병률을 비롯해 단위부피당 집락형성단위colony forming units [CFU]/ml의 수는 연구에 따라서도 상이하게 나타나지만, 쇼그렌증후군이 원발성인지 속발성인지에 따라서도 달라지는데(표 8.1), 치아상태나 구강위생관리, 동반질환, 약물복용, 면역반응에 대한 환자군 간 차이가 반영된 것이다. 타액배양액과 구강양치표본을 분석한 결과는 구강칸디다증의 징후와 증상 발생과 잘 대응된다(Abraham et al. 1998; Kindelan et al. 1998; Soto-Rojas et al. 1998). 칸디다 집락형성과 구강칸디다증은 속발성쇼그렌증후군 환자에서 더 빈발하는 경향이 있다(Soto-Rojas et al. 1998). Almståhl 등(2001)은 원인불명의 타액분비부전을 겪는 사람보다는 원발성쇼그렌증후군 환자의 구강양치 표본에서 알비칸스가 유의하게 더 높은 수준이며(Almståhl et al. 2001), 측정하기 어려울 정도로 타액분비율이 낮은 쇼그렌증후군 환자의 구강양치표본에서 알비칸스가 가장 높은 수준이었음을 밝혔다.

구강점막에 칸디다종이 있음을 증명하기 위해 일반적으로 혀의 배면이나 볼·구개점막, 우측편도부위, 의치장착표면으로부터 도말법이나 배양용 면봉으로 미생물 표본을 채취한다(Almståhl and Wikström 1999; Leung et al. 2008; MacFarlane and

Mason 1974; MacFarlane 1984; Pedersen et al. 2002a,b; Rhodus et al. 1997; Soto-Rojas et al. 1998; Tapper-Jones et al. 1980). 그 결과, 건강한 사람보다 쇼그렌증후군 환자에서(Leung et al. 2008; MacFarlane 1984; Radfar et al. 2003; Rhodus et al. 1997; Soto-Rojas et al. 1998; Tapper-Jones et al. 1980; Yan et al. 2011), 구강 편평태선 환자보다는 원발성쇼그렌증후군 환자에서(Pedersen et al. 2002a,b) 점막에

표 8.1 원발성쇼그렌증후군과 속발성쇼그렌증후군 환자에서의 반정량적으로 측정된 칸디다 종의 빈도(%)와 단위부피당 집락형성단위(CFU/ml)

미생물학적 검사	원발성쇼그렌증후군 (pSS)	속발성쇼그렌증후군 (sSS)	참고문헌
혀 도말	33%	76%	Sota-Rojas et al. (1998)
혀 면봉배양	52%	76%	Sota-Rojas et al. (1998)
타액배양/구강양치	76%	79%	Sota-Rojas et al. (1998)
	81%	67%	Kindelan et al. (1998)
	65%	60%	Almståhl et al. (1999)
	72%	48.1%	Leung et al. (2007)[a]
치은연상 치면세균막	84%	55.6%	Leung et al. (2007)[a]
CFU/ml의 수			
혀/구개면봉배양	$3.1×10^6$ (mean)	$1.2×10^5$	Rhodus et al. (1997)
타액배양	419/µl (mean)	739/µl	Sota-Rojas et al. (1998)
	$>10^4$ (35.7%)	$>10^4$ (39.1%)	Ergun et al. (2010)
구강양치	2100 (median)	1710	Kindelan et al. (1998)[a]
	380 (median)	500	Almståhl et al. (1999)[b]
	1025.5 (mean)	155	Leung et al. (2007)[a]
치은연상 치면세균막	$1.8×10^6$/g (mean)	$0.4×10^6$/g	Leung et al. (2007)[a]

[a] 의치장착자를 포함한 연구.
[b] 치아가 있는 대상자만을 포함한 연구

서식하는 알비칸스가 유의하게 더 많음을 보여주었다. 원발성쇼그렌증후군 환자(CFU 1.2×10^5)보다 속발성쇼그렌증후군 환자(CFU 3.1×10^6)에서 알비칸스가 더 많이 서식하고 있었는데, 속발성쇼그렌증후군 환자에게 있는 추가적인 염증질환이나 낮은 타액분비량에 기인한 결과이다(Rhodus et al. 1997). 또한 알비칸스의 존재여부와 밀도는 타액분비율과 역의 상관관계가 있었다 (Hernandez and Daniels 1989; Radfar et al. 2003; Rhodus et al. 1997; Tapper-Jones et al. 1980). Hernandez와 Daniels는 만성홍반성칸디다증을 함께 겪고 있는 쇼그렌증후군 환자는 구강병소가 없는 쇼그렌증후군 환자에 비해서 나이가 더 많은 편이고, 구강증상의 지속기간이 길며 구순타액선에 염증이 심하고 자극성 이하선분비율이 더 낮았다고 보고하였다(Hernandez and Daniels 1989). 구강양치표본과는 달리 모든 점막배양표본이 임상적 징후나 증상과 일치하는 것은 아니다. 즉, MacFarlane이 확인한 것처럼, 원발성쇼그렌증후군 환자의 73%가 구강칸디다증의 임상적 징후를 나타냈으나 혀의 배면에서 얻는 배양표본에서는 52%에서만 이 양성을 보였다(MacFarlane 1984). 임상적 징후와 칸디다 배양 결과 사이에 차이가 나는 것은 건조한 점막으로부터 대표성 있는 표본을 얻기가 어렵다는 사실을 반영한다(Lundström and Lindström 1995; Soto-Rojas et al. 1998). 또한 칸디다에 감염된 환자에서 꼭 구강병소가 나타나는 것은 아닌데, 무증상의 보균상태, 임상적으로 분명한 병소가 없는 초기 칸디다증이거나 병독력이 덜 한 칸디다 종에 감염되어 그럴 수 있다. 부위 특이성에 관해서는, 원발성쇼그렌증후군 환자에서 혀보다는 치은연상세균막에서 알비칸스가 두 배 더 자주 발견되지만, 페이퍼포인트를 이용해 표본을 채취하는 치은열구 부위에서는 검출되지 않았다는 점은 주목할 만하다(Almståhl et al. 2001b).

8.2.3 다른 미생물들

드물게 몇몇 연구에서는 쇼그렌증후군 환자의 구강점막 배양표본에서 세균을 조사하였다. MacFarlane과 Mason은 건강한 사람보다는 염증의 임상적 징후가 없는 쇼그렌증후군 환자에게 황색포도상구균[Staphylococcus aureus]과 대장균이 유의하게 더 많았음을 보여주었다(MacFarlane and Mason 1974). 또 환자들의 혀와 구개, 목구멍, 의치부분에서 베일로넬라[Veillonella] 종이나 파리니기아스[Neisseria pharyngis], 무킬라지노수스[Micrococcus mucilaginosus], 살리바리우스[S. salivarius], 황색포도상구균[S. aureus]이 건강한 사람보다 더 자주 분리되었다(MacFarlane 1984). 그러나 Almståhl과 Wikström은 원발성쇼그렌환자와 건강한 사람 사이에 황색포도상구균[S. aureus]과 장내세균의 수적인 차이는 없었으며, 살리바리우스[S. salivarius], 파리니기아스[N. pharyngis]와 베일로넬라[Veillonella] 종은 오히려 환자에게 더 적었다고 밝혔다(Almståhl and Wikström 1999). 부위 특이성을 살펴보면, 연쇄상구균[streptococci]과 살리바리우스[S. salivarius], 뉴클레아툼[Fusobacterium nucleatum], 인테르메디아[Prevotella intermedia], 니그레켄스[Prevotella nigrescens], 황색포도상구균[S. aureus]의 밀도는 협점막이나 전정보다는 혀의 배면에서 더 높았다(Almståhl et al. 2001b). 주로 치은염과 관련된 종인 뉴클레아툼과 인테르메디아, 니그레켄스의 수준은 건강한 사람과 비교했을 때, 원발성쇼그렌증후군 환자의 치은열구 부위에서 약간 더 낮았으나, 속발성쇼그렌증후군 환자에서는 더 높았다(Almståhl and Wikström 1999). 이 점에서, 원발성쇼그렌증후군 환자군의 치은염과 치주염에 대한 감수성이 건강한 대조군에 비해 더 증가하지 않았다는 것은 괄목할 만한 사실이며(Boutsi et al. 2000; Kuru et al. 2002; Pedersen et al. 1999b; Schiødt et al. 2001; Tseng et al. 1990), 원발성쇼그렌증후군 환자의 치은열구부위에서 진지발리스와 악티노마이세텀코미탄스[Actinobacillus actinomycetemcomitans]가 별로 검출되지 않았다는 것이 이를 뒷

받침한다(Almståhl et al. 2001b). 그러나 쇼그렌증후군 환자에서 치주질환이 발생

률이 높아지고, 인테르메디아가 아닌 악티노마이세텀코미탄스와 진지발리

스에 대한 항체 수준이 올라가며(Çelenligil et al 1998; Ergun et al. 2010), 원발성과 속발

성 쇼그렌증후군 사이에는 차이가 없는 것으로 보고되었다. 그리고 속발성

쇼그렌증후군 환자는 류마티스관절염을 수반하고 있어 치주질환의 위험도

가 증가하는 것으로 보인다(더 자세한 사항은 류마티스관절염과 치주염에

관한 3장에서 확인).

8.3 항암화학요법을 받는 환자와 구강미생물총

항암화학요법 시 구강상피 장벽기능에 약물이 직접적인 세포독성효과를

나타내거나 면역억제효과를 보여 구강감염의 위험이 유의하게 증가한다. 화

학요법 그 자체 때문인지 아니면 항구토제처럼 건조를 유발하는 약물의 부수

적 복용 때문인지에 대해서는 이견이 있으나, 여러 선행연구들은 화학요법이

일시적인 타액선기능저하를 유발할 수 있다고 제안하였다(Jensen et al. 2010). 항암

요법을 시작하기도 전에 이미 환자의 타액 분비가 떨어질 수도 있다(Harrison et

al. 1998; Napeñas et al. 2013). 화학요법은 타액의 조성도 변화시킬 수 있다. 타액분비

율의 감소와 함께 타액 무기인산염 농도의 감소, 나트륨 및 염소 농도의 경미

한 증가가 함께 나타난다는 것은 항암화학요법에 의해 타액선 꽈리세포분비

와 도관 변형 기전에 장애가 생겼다는 것을 암시한다(Jensen et al. 2008a). 분비형

IgA 농도와 분비량도 화학요법 동안과 그 후에 모두 줄어들게 되고(Harrison et

al. 1998; Jensen et al. 2008a; Laine et al. 1992; Main et al. 1984; Meurman et al. 1997a), 리소자임의 농도도

화학요법 후 감소되는 것으로 나타났다(Meurman et al. 1997a). 타액 과산화효소계도 화학요법을 받는 동안 손상되는데, 항미생물활성을 갖는 티오시안산염thiocyanate과 그 산화형인 하이포티오시안산염hypothiocyanite의 농도가 낮아지기 때문이다(Mansson-Rahemtulla et al. 1992). 타액 pH와 완충능에 대한 결과는 일관적이지 않은 것으로 보고되었는데, 완충능이 감소하거나 변화가 없었으며 심지어는 항암화학요법에 반응해 더 증가한다는 결과도 있었다(Avsar et al. 2007; Jensen et al. 2008a; Nemeth et al. 2014; Pajari et al. 1989; Schum et al. 1979). 따라서 타액선기능저하와 타액 조성 변화, 항미생물질 분비감소는 미생물에 저항하는 숙주구강의 방어능을 떨어뜨려 항암화학요법을 받는 환자는 구강감염에 더 취약해질 수 있다.

8.3.1 치아우식증

화학요법을 받는 동안과 그 후에 치면세균막의 양적 증가와 함께 치은염증, 무탄스균 및 젖산간균 등 우식관련세균의 타액 내 증가가 관찰되었다(Avsar et al. 2007; Jensen et al. 2008b). 그러나 다른 연구들은 타액선기능저하에도 불구하고 무탄스S. mutans와 젖산간균의 타액 내 농도 감소를 보고하였다. 이러한 결과의 차이는 화학요법 그 자체의 세포독성효과뿐만 아니라 화학요법 시 항생제나 항진균제, 클로르헥시딘 구강양치액과 복합적인 사용에서 기인했을 수 있다(Meurman et al 1997b; O'Sullivan et al. 1993). 무탄스는 화학요법에서 사용하는 세포독성항생제인 다우노루비신daunorubicin에 민감한 것으로 알려져 있다(O'Sullivan et al. 1993). 이에 따라, 한 연구는 화학요법 시 타액 내 젖산간균의 수는 증가한 반면, 무탄스의 수는 감소함을 보여주었다(Meurman et al. 1997b). 다른 연구들은 구강미생물 조성에 어떤 변화도 발견하지 못했으나(Bergmann 1991; O'Sullivan et al. 1993; Wahlin and Holm 1988), 화학요법 시 일시적으로 자극성 타액분비율이 감소하면서 구강미생물 농도가 초기에 배로 증가했다고 보고하였다(Bergmann 1991).
급성백혈병에 걸린 성인 환자의 치은연상·연하 치면세균막을 조사한 연구
에서는 화학요법을 받는 동안 무탄스 총생균수의 비율이 치은연상 치면세
균막에서 증가하는 반면 치은연하 치면세균막에서는 감소함을 보여주었다
(Reynolds et al. 1989). 하지만 (무탄스로 특정되지 않은) 비리단스균viridans streptococci의
비율은 건강한 사람에 비해 화학요법을 받는 급성백혈병 어린이 환자의 치
은연상 치면세균막에서 감소하는 것으로 나타났다(Sixou et al. 1998).

　화학요법은 시간제한적인 반면 우식은 상대적으로 느리게 진행되는 과정
이기 때문에 화학요법 시 치아우식증 진행속도가 빨라지는지 평가할 수 있
는가에 대해서는 논란의 여지가 있다. 한 선행연구에서는 화학요법을 받고
5년 후, 타액 무탄스와 젖산간균의 수는 화학요법을 받기 전 기준치와 같이
낮은 수준이었다고 보고하였다(Meurman et al. 1997b). 또 다른 연구는 화학요법으
로 소아암을 치료하고 장기간(6개월~10년) 동안 재발이 없는 소아 환자를
대상으로 자극성 타액 내 면역글로불린 수준과 무탄스와 젖산간균Lactobacillus
의 수 사이에는 유의한 관련성이 없었다고 보고하였다(Dens et al. 1995). 즉, 타
액 면역글로불린 수준은 정상범주 이내였다. 그러나 특정한 연령대에 한정
되긴 하나 분비형 IgA 농도와 우식유병수준(DMFT/dmft) 사이에서는 유의
한 음의 상관관계가 있었다. 골수이식 환자의 경우에는 화학요법과 골수이
식을 받는 동안과 그 후에 자극성 타액분비율이 유의하게 감소하고 완충능
이 저하되며, 무탄스와 젖산간균 종이 많아지는 방향으로 구강미생물총이
변화되는 것을 관찰하였다(Dahllof et al. 1997; Dens et al. 1996). 그러나 예방적 치과진료
를 미리 받았던 환자들의 경우, 항암치료를 받고 1년 후 자극성 타액분비율
은 정상치로 회복되었고, 화학요법을 받은 골수이식 어린이 환자와 치료를

마친 지 4년이 된 건강한 어린이 사이에도 치아우식증 유병률에 유의한 차이도 없었다(Dahllof et al. 1997). 소아를 대상으로 한 다른 연구들은 어린이가 화학요법을 받고난 후 구강위생상태가 유의하게 나빠지고 치아우식증이 증가하며 자극성 타액분비율은 감소했다고 보고하였다(Alberth et al. 2004; Avsar et al. 2007; Nemeth et al. 2014; Pajari et al. 1995).

8.3.2 화학요법 시와 그 후의 구강칸디다증

구강효모균의 수와 특히, 칸디다 종의 증식은 정상인구집단에서는 그 유병률이 약 50%이던 것이 암환자가 화학요법을 받는 동안에는 약 73%로 크게 증가하여, 임상적 구강진균감염의 가중유병률은 38%로 추정된다(Lalla et al. 2010). 알비칸스는 화학요법 동안 구강미생물총에서 지배적인 효모균으로 타액효모균의 88%까지 차지한다(Samaranayake et al. 1984). 다른 잠재적인 병독성 칸디다 종도 항암치료 동안 구강 내에 서식할 수 있는데, (화학요법과 방사선요법 사례를 통합한 자료에서) 그 가중유병률이 트로피칼리스tropicalis는 16.6%이며 글라브라타glabrata는 5.5%, 크루세이krusei는 3%인 것으로 나타났다.

임상적 칸디다증과 구각구순염은 높은 수준의 구강효모균 보균, 그리고 낮은 타액분비율과 상관관계가 있다고 보고되었다(Wahlin and Holm 1988; Wahlin 1991). 한 추적연구는 화학요법으로 림프종을 치료한 지 5년 후, 정상적인 타액분비율에도 불구하고 타액 내 효모균의 수는 여전히 높았으며(Meurman et al. 1997b). 자극성 전타액 내 분비형 IgA, IgG, IgM과 리소자임 농도도 모두 기준치와 비교했을 때 유의하게 낮았음을 보여주었다(Meurman et al. 1997a). 이 결과들은 질병 그 자체 또는 화학요법이 장기적으로 칸디다에 저항하는 신체방어능력에 영향을 준다는 것으로 암시한다.

8.4 방사선요법을 받은 환자와 구강미생물총

두경부종양에 대한 방사선요법(치료)은 종양의 크기나 해부학적 위치에 따라 종종 방사선조사영역에 주·부타액선을 포함한다. 그래서 방사선요법은 심각한 타액선기능저하를 야기할 수 있는데(Jensen et al. 2003, 2010), 타액선기능의 저하정도는 방사선조사영역에 포함되는 타액선조직의 용적과 총 방사선조사량에 좌우된다(Vissink et al. 2010). 방사선요법은 종양세포나 DNA손상세포처럼 급속한 유사분열교체를 보이는 세포를 표적으로 하여 세포사멸을 유도한다. 그러나 타액선 꽈리세포는 낮은 유사분열교체율에도 불구하고 방사선에 민감하며(Berthrong 1986), 장액세포가 점액세포보다 더 방사선에 민감한 것으로 나타났다(Kashima et al. 1965). 방사선에 의한 타액선 손상은 급속도로 진행되어 방사선치료를 시작하고 1주일 만에 나타나기도 하며(Dreizen et al. 1977), 타액분비율 감소와 타액점도 증가, 타액조성 변화로 특징되는 단·장기효과 모두를 일으킨다. 방사선치료 동안, 타액분비율은 계속 감소하여 측정하기 힘들 정도로 낮은 수준까지 떨어질 수도 있다(Vissink et al. 2010). 분비율 감소와 함께 방사선치료 동안과 그 후에 타액 pH와 완충능도 감소한다(Jensen et al. 2003; Valdez et al. 1993). 또한, 방사선요법은 타액의 항미생물질에도 영향을 주는데, 방사선치료 동안 급성조직파괴로 인해 타액 IgA와 IgG, 락토페린, 리소자임, 과산화효소의 농도가 상승하고, 치료 후에는 타액선기능저하로 이 물질들이 감소한다(Brown et al. 1976; Jensen et al. 2003; Makkonen et al. 1986). 장기적으로 본다면, 타액선기능회복은 그 조직이 받은 총 방사선조사량에 따라 좌우된다. 따라서 타액분비율은 심각하게 감소된 채로 유지되고, 낮아진 타액분비율처럼 타액조성의 변화도 지속적일 수 있다(Jensen et al. 2003, 2010). 두경부암에 대한 표준요법 방사선조사량은 총 60~70Gy에 이른다. 만약, 세기조절방사선요법과 같이 선^{gland}-보존방사선요법을 적용하거나, 조직에 대한 방사선조사량을 이하선은 26Gy, 악하선은 39Gy 이하처럼 그 역치 이하로 유지할 수 있다면, 주타액선은 1~2주 이내 점진적으로 회복될 가능성이 있다(Murdoch-Kinch et al. 2008; Vissink et al. 2010). 그리고 방사선조사영역에서는 타액선으로부터 보상적 타액분비증가가 나타나지 않는 것으로 보인다(Eisbruch et al. 2001).

8.4.1 치아우식증

방사선에 의한 타액선기능저하는 정상적인 구강미생물총이 다발성치아 우식증 발생 위험이 높이는 데 기여하는 것으로 보인다(Vissink et al. 2003). 여러 연구에서 방사선치료를 받는 동안과 그 후에 구강 내 무탄스와 젖산간균 Lactobacillus 수준이 방사선치료를 받기 전보다 높아짐을 관찰하였다(Brown et al. 1975, 1978; Keene and Fleming 1987; Llory et al. 1972; Schwarz et al. 1999; Vuotila et al. 2002). 양쪽으로 방사선치료를 받은 환자와 비교했을 때는 한쪽만 방사선을 쬔 환자가 치료종료 시점에 구강 내 무탄스 집락화가 덜 하고 자극성 타액분비율도 더 높은 것으로 나타났다(Beer et al. 2002). 구강양치표본을 이용한 분석은 구강미생물총에서 산생산성 우점종이 방사선치료를 받기 전 산구이스$^{S. sanguis}$와 미티스$^{S. mitis}$, 연쇄상구균$^{S. salivarius}$에서 받은 후 타액분비량 감소와 함께 미티스, 연쇄상구균와 젖산간균으로 변화한다는 것을 보여주었다(Tong et al. 2003). 방사선치료 후 더 산성화된 구강환경 때문에 산에 민감한 산구이스$^{S. sanguis}$가 억제된 것으로 보인다(Tong et al. 2003). 방사선치료 후 산구이스 서식 감소는 다른 연구에서도 나타났다(Brown et al. 1975, 1978). 한편, Vuotila 등(2002)은 방사선치료 후 무탄스 수준은 치료를 받기 전과 별 차이가 없음을 발견하였다. 흥미롭게도 한 연구에서는 방사선치료를 받은 비인두암 환자에서는 치아우식이 있든 없든, 미생물 다양성이나 조성, 무탄스균과 젖산간균의 CFU 수에 차이가 없으며, 자극성 타액분비율과 타액 pH, 완충능에 조차도 차이가 없었음을 보여주었다(Zhang et al. 2015).

방사선치료를 받고 타액선기능장애를 겪는 환자의 구강환경은 호산성 또는 산생산성 종이 선호하는 쪽으로 바뀌기 때문에 이들은 치아우식증 고위험군으로 여겨진다.

8.4.2 구강칸디다증

방사선요법으로 타액분비가 감소하고 암환자의 구강 내에 효모균이 많아지면서, 두경부암 방사선치료 동안과 그 후에 합병증으로 구인두칸디다증이 자주 발생한다(Lalla et al. 2010). 두경부암 방사선치료 동안 구강칸디다증의 가중유병률은 37%로 추정되는데, 치료 동안 구강 내 효모균 집락형성이 증가하며 그 후에도 집락화가 높은 수준으로 유지되는 것이 보고되었다(Lalla et al. 2010). 또, 방사선치료 동안 구강진균감염의 가중유병률은 75%에 이르는 것으로 추정되었다(Lalla et al. 2010). 알비칸스는 방사선요법 환자의 구강칸디다증과 가장 관련 있는 종이다(Redding et al. 1999; Thaweboon et al. 2008). 그러나 다른 칸디다종도 방사선치료를 받은 환자의 구강에서 자주 발견되는데, 글라브라타나 트로피칼리스, 파라프실로시스, 크루세이 등이 구강칸디다증을 일으킬 수 있다(Bulacio et al. 2012; de Freitas et al. 2013; Lalla et al. 2010; Schelenz et al. 2011). 구강양치표본을 분석한 연구에서는 알비칸스의 증가는 방사선조사영역에 속한 이하선조직의 용적 및 방사선조사량과 양의 상관관계가 있었으며(Rossie et al. 1987), 다른 연구에서도 방사선치료 동안 타액 내 알비칸스의 증가는 타액분비율 감소와 직접적으로 상관성이 있었다(Epstein et al. 1998; Karbach et al. 2012). 방사선치료를 받은 환자에서 타액선기능저하와 함께 구강진균의 집락이 증가한다는 사실은 구인두칸디다증 발생 위험이 높기 때문에 방사선치료를 받는 환자에서 최적의 구강위생상태를 유지하는 것이 중요하다는 것을 뜻한다(Lalla et al. 2010).

8.5 약물에 의한 타액선기능장애와 구강미생물총

타액선기능장애의 가장 주된 원인은 바로 처방약물의 복용으로 인한 것이다(Handelman et al. 1986; Närhi et al. 1992; Smidt et al. 2010, 2011; Villa et al. 2015; Österberg et al. 1984). 구강건조증은 특히 65세 이상 노인들이 공통적으로 호소하는 증상으로 종종 약물 부작용의 일종으로 보고되며, 그 유병률은 11~72%이다(Smidt et al. 2011; Desoutter et al. 2012). 구강건조증은 구강건조에 대한 주관적인 느낌으로 정의하며(Fox et al. 1987; Shetty et al. 2012), 타액선기능장애는 타액의 양적·질적 변화를 의미한다(Villa et al. 2015). 65세 이상 성인의 75% 이상이 최소 한 종류 이상의 처방약물을 복용하고 있는데(Chrischilles et al. 1992; Smidt et al. 2010), 구강건조증은 가장 흔히 처방되는 약물의 80%와 연관되어 있고, 그 중 여러 약물이 타액분비와 관련된 기전에 직접적인 유해효과를 나타낸다(Smith and Burtner 1994; Sreebny 2010; Smidt et al. 2011; Villa et al. 2015; Aliko et al. 2015). 약물의 종류와 관계없이, 복용약물의 수가 증가함에 따라, 즉 다중약물요법으로 인해 타액분비율이 감소하는 것으로 보인다(Thorselius et al. 1988; Närhi et al. 1992; Smidt et al. 2010). 구강건조증은 타액분비량 감소에만 연관된 것이 아니라 타액의 질적 변화로부터 기인할 수도 있다(Crogan 2011; Ekström et al. 2012; Tabak 1995). 또 약물복용기간도 타액분비량과 구강건조증 유병률에 영향을 미친다(Navazesh et al. 1996; Thomson et al. 2006). Navazesh 등 (1996)은 약물을 복용한 지 2년이 되지 않은 사람에 비해 약물복용기간이 2년 이상인 성인에서 비자극성·자극성 타액분비율이 모두 유의하게 감소함을 보여주었다.

어떤 약물이 타액분비에 영향을 주고 타액선기능저하를 유발하는지에 대한 기전은 복잡하며, 이는 구강합병증의 변이와 심도에 영향을 주기도 한다. 약물은 여러 부위에서 타액분비반사와 상호작용하는 것으로 알려져 있다(Ekström et al. 2012; Proctor 2015; Sreebny 2010; Villa et al. 2015). 즉, 어떤 약물은 중추신경계 수준에서 작용하는데, (삼환계 또는 비삼환계) 항우울제나 아편유사약물, 진정제, 항불안제, 충혈제거제슈도에페드린; pseudoephedrine 등이다. 또 클로니딘clonidine 처럼 중추 α2-아드레날린수용체에 작용하는 고혈압약도 사람에서 타액분비를 감소시킨다고 보고되었다(Proctor 2015; Sreebny 2010). 과민성방광치료를 위한 항콜린제와 항구토제, 삼환계항우울제, 세로토닌재흡수억제제, 특정 신경이완제, 항히스타민제, 항고혈압제α1, β-아드레날린차단제와 같은 다른 약물들은 신경-샘 접합부의 말초 수준에서 작용하여 콜린성 무스카린이나 아드레날린, 펩티드, 히스타민수용체계를 방해한다(Proctor 2015; Sreebny 2010 검토). 세로토닌과 노르아드레날린 재흡수 전달체를 억제하는 항우울제는 내인성 노르아드레날린 수준을 상승시킴으로써 α2-아드레날린수용체를 활성화하여 타액선기능장애를 일으키는 것으로 보인다. 중추와 말초신경계 모두에 작용하는 약물로는 삼환계항우울제, 세로토닌재흡수억제제제와 일부 신경이완제, 항히스타민제가 있다(Clemmesen 1988; Del Vigna de Almeida et al. 2008; Hunter and Wilson 1995; Proctor 2015; Sreebny 2010). 또한 항이뇨제와 같은 몇몇 약물은 전해질과 수분 항상성에 영향을 미쳐 간접적으로 타액분비에 변화를 줄 수 있다(Nederfors et al. 1989). 마지막으로, 약물효과와 관련해서 약물 상호작용뿐만 아니라 약물 흡수와 배출 속도 등 다른 여러 요인들도 타액분비에 영향을 미친다(Del Vigna de Almeida et al. 2008).

8.5.1 치아우식증

상대적으로, 약물에 의한 타액선기능장애와 구강미생물총의 변화 사이의 연관성에 대한 연구는 많지 않다. 한 단면연구는 대조군에 비하여 항고혈압제를 복용하는 사람에서 치근우식증이 훨씬 빈발함을 보여주었다(Streckfus et al. 1990). 또 대조군보다 항고혈압제를 복용하는 사람의 타액분비율이 더 낮고 무탄스균과 젖산간균도 더 많은 것으로 나타났다(Nonzee et al. 2012). 남호주의 지역사회 거주 노인 848명을 대상으로 한 연구에서는 약물복용과 치근우식증 경험 사이에 중등도의 연관성만을 확인할 수 있었다(Thomson et al. 1995). 그러나 다양한 약물에 대한 더 상세한 분석에서는 항우울제나 항궤양제를 복용하는 환자의 치근우식지수가 유의하게 더 높은 것으로 나타났으며, 528명의 남호주 지역사회 거주 노인을 대상으로 5년간 추적 관찰한 연구에서는 항천식제를 제외하고는 약물복용과 치아우식증 사이의 강한 연관성을 밝히지 못했다. 이 점에 대해, Ryberg 등(1991)은 천식환자에서 β2-아드레날린수용체 작용제의 장기간 사용이 타액분비저하와 연관되며, 추적관찰 4년 후 치아우식증 발생률과 치아우식치면수의 증가가 뒤따랐다고 밝혔다. Alaki 등(2013)의 연구는 이 결과를 지지해주는데, 하루에 세 번 이상 항천식제를 투여하는 천식환자에서 무탄스균과 젖산간균 수준이 그렇지 않는 천식환자에 비해 더 높았다. 최근 연구에서는 이뇨제를 복용하는 환자에서 구강건조증과 치주염, 치아우식증, 점막손상의 유병률이 대조군보다 높게 나타났으며(Prasanthi et al. 2014), Rindal 등(2005)은 항우울제를 복용하는 환자의 치아수복물(치아우식증의 대리변수) 개수가 복용하지 않는 환자에 비해 더 많았다고 밝혔다. Bardow 등(2001)은 건조를 유발하는 약물을 매일 복용하는 환자에서 자극성·비자극성 타액분비율이 낮고, 타액 중탄산염과 칼슘, 인산염, 단백질 분비량이 감소하며, 젖산간균Lactobacillus 종이 높은 수준으로 발견되었다고 보고하였다. 이 결과는 Almståhl 등(2003)의 분석을 통해 입증되었는데, 약물에 의한 타액분비부전을 겪는 환자에서 채취한 구강양치표본에서의 젖산간균의 수는 대조군보다 많았으나, 원발성쇼그렌증후군 환자와 방사선치료에 의해 타액분비부전을 겪는 환자보다는 낮았으며, 이는 후자의 두 환자군에서 타액분비율 감소의 정도가 더 심하기 때문으로 생각된다. 또한, 약물에 의해 타액분비저하를 겪는 환자의 치은연상 치면세균막에는 무탄스균과 젖산간균이 더 많이 발견되어 치아우식의 위험이 더 증가하는 것으로 나타났다(Almståhl and Wikström 2005). 다른 추가적인 연구들도 젖산간균의 수가 약물을 복용하지 않는 사람보다 복용하는 환자에서 더 높고, 타액분비율 감소와도 관련된다고 보고하였다(Fure 2003; Närhi et al. 1994; Parvinen et al. 1984).

또한 여러 액상제제는 높은 당분 함량으로 구강미생물총에 변화를 일으켜 약물에 의한 치아우식증을 증가시킬 수 있다(Donaldson et al. 2015). Beighton 등(1991)은 당을 함유한 약물을 처방받은 노인 환자에서의 타액 내 무탄스균과 젖산간균, 효모균의 수준이 당 성분이 없는 약물을 복용하는 환자보다 유의하게 높다는 것을 보여주었다.

8.5.2 구강칸디다증
약물에 의한 타액선기능장애와 구강칸디다증 간 연관성을 조사한 연구는 드물다. 약물을 복용하는 노인들에서는 그렇지 않은 노인들에 비해 칸디다 부하가 높고, 구강칸디다증의 유병률도 높으며, 타액분비율은 더 낮다고 알려져 있다(Pedersen et al. 2015). 대조군에 비해 향정신성약물로 치료를 받으면서 상악총의치를 끼는 환자에서 칸디다 종이 검출되는 빈도와 구개염증이 높은 것으로 나타났다(Lucas 1993). 그러나 정신과환자에게는 흡연, 설탕섭취나 구강위생상태 등 다른 위험요인들이 더 흔하다. 최근 연구는 구강편평태선이 있는 환자에서 항불안제 복용과 낮은 타액분비율이 칸디다의 높은 수준과 연관된다고 보고하였다(Bokor-Bratic et al. 2013). Janket 등(2007)은 건조유발약물 복용이 높은 구강점막감염점수와 유의하게 연관된다고 보고하였다. 또한 고혈압약을 복용하는 환자들에서 칸디다 종의 평균 집락수준은 대조군보다 높게 나타났다(Nonzee et al. 2012). 다른 연구들은 약물에 의한 타액분비 저하를 겪는 환자와 약물을 복용하는 남성에서 칸디다가 많이 서식하는 것을 확인했으며(Almståhl and Wikström 2005; Parvinen et al. 1984), Kreher 등(1991)은 약물복용환자의 구강 내 가장 흔한 효모균 종은 글라브라타C. glabrata라고 제안하였다.

8.5.3 치주질환

한 선행연구는 이뇨제를 복용하면서 타액분비율이 낮은 환자에서 (Russell의 치주지수와 치면세균막지수로 평가된) 치주질환이 더 자주 발생한다고 제안하였다(Nonzee et al. 2012). 연구진은 높은 치주염 유병률이 타액에 의한 세정작용과 항미생물작용의 감소 때문이라고 설명했다. 그러나 약물에 의한 타액선기능장애가 치주질환의 위험 증가와 연관된다는 실제적인 근거는 확실히 없다(Aliko et al. 2015). 진지발리스나 악티노마이세텀코미탄스와 같은 치주병원균은 약물에 의한 타액선기능장애를 겪거나 다른 원인으로 타액분비부전이 있는 환자의 치은연상 치면세균막 표본에서 거의 발견되지 않았다(Almståhl and Wikström 2005).

결론

　쇼그렌증후군 환자는 종종 타액 pH 감소와 함께 구강 내 미생물과 식이 당류, 산에 대한 제거능력이 떨어지는 심각하고 영구적인 타액선기능저하를 겪는다. 이 질환은 구강미생물총에 변화를 가져와 무탄스, 젖산간균 그리고 알비칸스과 같은 더 호산성인 종의 집락을 촉진하고, 결과적으로 치아우식증과 구강칸디다증의 위험을 높인다.

　항암화학요법 동안 구강상피장벽기능에 대한 약물의 직접적인 세포독성효과와 면역억제효과로 인해 구강감염의 위험이 유의하게 증가하게 된다. 또한, 화학요법은 일시적인 타액선기능저하를 유발할 수 있는데, 다만 화학요법 그 자체 때문인지 아니면 항구토제와 같은 건조유발약물의 부수적 복용처럼 다른 요인에 때문인지에 대해서는 아직 논란의 여지가 있다. 여러 선행연구들은 화학요법 동안 타액 항미생물질의 분비량이 줄어듦에 따라 구강감염이 위험이 증가함을 보여주었다. 구강미생물총의 변화는 화학요법에만 기인하는 것이 아니라 함께 복용하는 약물과 항미생물요법, 기저 암의 종류, 입원기간에 따라서도 나타날 수 있다.

　두경부 방사선요법도 심각하고 영구적인 타액선기능저하를 야기할 수 있다. 그 심도는 방사선조사영역에 포함되는 타액선조직 용적과 총 방사선조사량에 좌우된다. 방사선치료에 의해 타액선기능저하를 겪는 암환자에서 미생물 제거능력은 감소하게 된다. 구강미생물총의 변화는 젖산간균 Lactobacillus 종과 무탄스, 칸디다 종의 집락을 증가시켜 특히 치아우식증과 구강칸디다증의 발생위험을 유의하게 높인다.

　여러 약물들도 타액선기능저하를 야기하고 타액조성에 변화를 가져올 가능성이 있으나, 쇼그렌증후군과 같은 만성자가면역질환, 두경부 방사선요법과는 달리 약물로 유발된 타액선기능장애는 가역적이다. 약물에 의한 타액선기능장애를 겪는 환자에서는 무탄스균과 젖산간균, 효모균이 증가하고, 이로 인해 치아우식증과 구강칸디다증의 위험이 높아질 수 있다.

2부

미래의 진단벙법 및 기술

9 건강 및 질병 상태에서의 구강미생물군

Ingar Olsen

PhD, DDS
Department of Oral Biology, Faculty of Dentistry,
University of Oslo, Oslo, Norway
e-mail: ingar.olsen@odont.uio.no

이 장에서는 인간의 구강미생물군에 포함된 세균, 박테리오파지/바이러스, 고세균, 진균류, 그리고 원생동물에 대해 다룰 것이다. 이를 위해 현재 사용되는 분자기술인 인간구강미생물식별 차세대염기서열분석, 올리고머분석, 고속대량염기서열분석, 전유전체숏건염기서열분석, 단일세포유전체염기서열분석, 메타전사체학, 공동체전장전사체분석 등에 대하여 설명할 것이다. 또한, 건강한 구강상태뿐만 아니라 치주질환과 치아우식상태에서의 구강미생물총에 대해서도 설명할 것이다. 나아가, 치주염과 치아우식증에서의 치면세균막의 구조를 시각화하고자 한다. 구강미생물총에 대한 지식을 통해 진료실에서 수행되어온 기존의 진단방식이 보다 진전되기를 기대한다.

9.1 인간 구강미생물군

인간의 구강미생물군human oral microbiome은 세균류, 박테리오파지/바이러스, 효모균류, 고세균류, 원생동물류와 같은 다양한 미생물로 구성되어 있다. 이런 유기체들은 서로 협력하고 시너지를 일으키면서 질병을 야기하고, 그래서 미생물 간 상호작용이 질병을 야기하는지 여부에 중요한 역할을 하고 있다고 여겨진다(He et al. 2014). 이 미생물총에서 눈에 띄는 점은 공생미생물도 생태계를 변화시켜 치아우식증이나 치주질환과 같은 질병에 원인을 제공한다는 점이다. 주목해야 할 또 다른 점은 미생물총의 개별적이기 때문에 각 개인마다 고유의 미생물총을 보유하고 있다는 것이다. 이는 인간의 미생물군이 개인 내 차이보다는 개인 간에 더 다양하다는 것을 의미한다(그림 9.1).

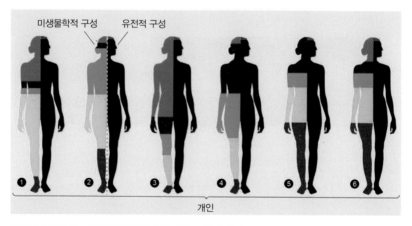

그림 9.1 인간의 미생물학적 구성과 유전적 구성의 차이

인간은 개인마다 유전적 구성보다는 미생물학적 구성 측면에서 훨씬 큰 차이를 보인다. 오른편 색상은 숙주의 유전적 유사성을 나타내는 반면, 왼편 색상은 세균 문phlya을 나타낸다. 구강을 포함한 신체에는 거의 대부분 비슷한 문이 포함되지만, 그 상대적인 양은 매우 다를 수 있다. 반면 유전적 구성은 개인마다 다른 적은 부분(ca 0.1 %)을 제외하고는 거의 동일하다.

또한 개인의 삶 또는 과거력이 미생물군의 구성과 연관되어 있으며(Ding and Schloss 2014), 나이에 따라서도 계통적phylogenetic인 미생물 분포가 달라질 수 있음을 보여주고 있다(Xu et al. 2014).

9.1.1 세균

세균은 인간의 미생물군에서 우세한 부분으로 여겨진다. 그러나 구강에 약 60억의 세균이 존재하는 반면, 그보다 35배 더 많은 박테리오파지/바이러스가 구강에 존재한다(Edlund et al. 2015). Dewhirst 등(2010)이 구축한 인간구강미생물군유전체 데이터베이스Human Oral Microbiome Database; HOMD; http://www.homd.org는 종speices 수준에서 볼 때 600종 이상의 세균이 자주 나타나는 것으로 보이는데, 치아, 치은열구, 혀, 볼, 연·경구개(입천장), 편도선과 같이 구강내의 여러 다른 장소들은 각기 다른 우점종들을 갖는다. HOMD는 13개의 문phyla에 619개의 분류군을 포함하는데, 이에는 방선균Actinobacteria, 의간균류Bacteroidetes, 클라미디아Chlamydiae, 녹만균Chloroflexi, 유리고세균Euryarchaeota, 후벽균Firmicutes, 푸소박테리아Fusobacteria, 프로테오박테리아Proteobacteria, 파상균류Spirochaetes, SR1, 시네르기스테스균문Synergistetes, 테네리쿠테스Tenericutes, TM7 등이 있다. 이 분석은 1179개의 분류군을 포함하는데, 이 중 24%는 명명되었고, 8%는 배양되었지만 명명되지 않았으며, 나머지 68%는 배양되지 않았다. 나중에 구강미생물문이 15개로 확대되었지만, 단지 6문만이 염기서열의 96% 이상을 차지하게 되었는데, 이는 방선균, 의간균류, 푸소박테리움, 프로테오박테리아, 그리고 스피로헤타이다(Wade 2013). 최근에 Camanocha와 Dewhist(2014)은 문 선택적phylum-selective 16S rRNA 클론 라이브러리를 만들기 위해 프라이머primer 쌍을 개발하였고, 구강미생물 문 중에서 시네르기스테스균문, TM7,

Chlorobi, Chloroflexi, GN02, SR1, WPS-2 와 같이 잘 알려지지 않은 것들도 동정하였다(Camanocha and Dewhist 2014).

9.1.2 박테리오파지/바이러스

타액 내 구강바이러스는 박테리오파지^{bacteriophage}가 가장 많다(Pride et al. 2012). 또한 박테리오파지 군집체는 치면세균막에 서식한다(Naidu et al. 2014). 박테리아에 침투하는 바이러스인 박테리오파지가 구강 바이러스군^{virome}의 주요한 부분이고, 헤르페스바이러스^{herpesviruses}, 유두종바이러스^{papillomaviruses}, 엔테로바이러스^{enteroviruses}, 서코바이러스^{circoviruses} 등과 같은 진핵세포에 침투하는 바이러스는 상대적으로 드물다(Grinde and Olsen 2010; Naidu et al. 2014). 구강에는 더 적은 세균이 포함되어 있음에도 불구하고, 대변보다 유전에 관련된 요소가 더 많이 나타나는데(Zhang et al. 2013), 바이러스, 플라스미드^{plasmid}, 트랜스포존^{transposon}과 같은 것들이 구강 내 유전적 요소이다. 박테리오파지는 구강에서 기능하는 유전자들의 저장소와 같은 역할을 한다. 구강바이러스군의 파지 종들은 면역글로불린에 의해 매개되는 보체의 분해에 저항성을 가지는 유전자나, 구강인두를 이루는 세포에 대한 부착에 저항성을 가지는 유전자, 항생제에 대한 저항성에 관여하는 유전자를 포함하고 있다(Pride et al. 2012; Muniesa et al. 2013; Abeles et al. 2014; Quirós et al. 2014).

구강바이러스는 숙주 세균의 병원성 역할과 관련 있는 유전적 기능을 가지고 있다(Pride et al. 2012). 비록 적은 수이긴 하나, 같은 타액 바이러스가 60일 이상 모든 시점마다 확인될 수 있는 것으로 미루어 볼 때(Abeles et al. 2014), 이는 구강바이러스의 생태계적 시스템이 안정적인 것을 알 수 있다. 대부분 구강바이러스는 용원성이고, 숙주와 조화롭게 생존하며(Abeles and Pride 2014; Ly et al.

2014), 이들은 구강미생물의 다양성을 구성하는 데 중요한 역할을 한다. 또 다른 특이한 점으로는 구강바이러스 군집체가 개인마다 매우 다르다는 점이며(Willner et al. 2011; Pride et al. 2012), 16S rDNA 염기서열로 분석했을 때 세균군집체보다도 더욱 개인 특이적이라는 것이었다(Abeles et al. 2014). 또한 더욱 주목할 만한 점은 숙주 개인보다도 숙주 성별에 따라 구강바이러스가 다양하게 나타난다는 것이다(Abeles et al. 2014). 인간의 구강미생물군집체는 각 개인마다 독특한 바이러스군집체에 노출된 결과일 수 있지만(Abeles et al. 2014), 함께 살아가는 인간의 구강바이러스총이 우연적으로 기대되는 것보다 상당히 더 많이 공유될 수 있다(Robles-Sikisaka et al. 2013). 토크테노바이러스Torque Teno virus; TTV와 SEN바이러스와 같은 진핵바이러스가 건강한 사람의 혈류에서 발견되었다(Pride et al. 2012; Abeles and Pride 2014). 이전에는 건강한 사람의 혈액에는 균이 없다고 여겨졌다. 이 두 가지 바이러스는 인간의 구강에도 존재한다(Pride et al. 2012). 또한 건강한 사람의 구강에 존재하는 헤르페스바이러스도 혈류에서 발견될 수 있다(De Vlaminck et al. 2013). 그러므로 세균뿐만 아니라 바이러스도 점막 표면을 통해 혈류로 이동할 수 있고, 전신질환에 관여할 수도 있다.

인간의 구강에는 다양하고도 많은 세균이 포함되어 있다고 여겨진다. 그러나 바이러스가 얼마나 많이 포함되어 있는지에 대해서는 그동안 간과되어 왔다. 비록 엡스테인-바바이러스Epstein-Barr virus와 거대세포바이러스cytomegalovirus와 같은 헤르페스바이러스가 급진성치주염에서 높게 나타나고, 질병을 야기할 수 있는 치주병원균과 상호작용을 할지라도, 구강 바이러스는 특히 치주미생물총과 관련되는 것으로 여겨진다(Sunde et al. 2008; Slots 2011; Contreras et al. 2014). Ly 등(2014)은 치주조직이 건강한 사람의 타액과 치주질환이 있는 환자의 타액을 조사하였는데, 타액과 치은연상 및 치은연하 세균막에서 발견된 바이러스군집체는 거의 박테리오파지로 구성되어 있었다. 바이러스군의 구성은 주로 수집된 부위에 따라 다르게 나타났는데, 주로 치은연상/연하 치면세균막과 타액 간 차이가 크게 나타났다. 바이러스의 구성적 차이는 치면세균막에서의 바이러스 건강상태와 유의한 연관성이 있었지만, 타액에서는 그렇지 않았다. 주목할 만한 점은 치은연하에서 (일반적으로 용균성인) 미오바이러스^{myoviruses}의 상당한 증가가 있었는데, 이는 미오바이러스가 국소적인 바이러스 다양성에 있어 중요한 역할을 할 것이고, 구강건강상태를 반영하는 유용한 척도로 활용될 수 있다는 것을 시사한다. 바이러스들은 숙주감염반응을 회피할 뿐만 아니라 미생물군집체들을 형성할 수 있는 가능성이 있기에 바이러스는 인간의 건강에 중요한 역할을 할 것이다(Edlund et al. 2015). 또한 바이러스는 개별적이고 지속적으로 생존하며 성별에 따라 다르다는 점을 고려했을 때, 숙주 유전성과 환경 간 상호작용에 중요하게 작용할 수 있을 것이다.

9.1.3 고세균

고세균^{archaea}은 극한 환경에서도 살아남은 생명의 원시적인 형태로 알려져 왔다. 그러나 메탄을 생성하는 많은 고세균^{methanogens}은 인간의 구강(Belay et al. 1988), 위장관(Karlin et al. 1982), 그리고 질(Belay et al. 1990)에서 발견되었다. 보고된 구강 고세균에는 메타노브레비박터^{Methanobrevibacter}과 메타노박테리움^{Methanobacterium}, 메타노사르키나^{Methanosarcina}, 메타노스파이라^{Methanosphaera} 속과 테르모플라스마카레스^{Thermoplasmatales} 목이 있다(He et al. 2014). 주된 종은 메타노브레비박터 오랄리스^{Methanobrevibacter oralis}이다. 고세균류는 타액, 치주염, 임플란트주위염, 치관주위염, 감염된 근관에서 발견되기도 하였다(Brusa et al. 1987; Belay et al. 1988; Kulik et al.

2001; Lepp et al. 2004; Vianna et al. 2006, 2009; Vickerman et al. 2007; Conway de Macario and Macario 2009; Jiang et al. 2009; Matarazzo et al. 2011, 2012; Faveri et al. 2011; Mansfield et al. 2012; Bringuier et al. 2013). 이 연구들은 건강한 사람보다는 구강감염이 있는 사람에게서 더 많은 고세균을 검출하였다. 치은연하 세균막에 있는 고세균의 상대적인 양은 치주염의 심각한 정도에 따라 증가하였고, 치주치료를 받은 후 치주염 완화와 함께 감소하였다. 따라서 고세균은 치주염과 관련이 있어 보이나, 고세균의 다양성은 제한적이다(Li et al. 2009). 대부분 서열이 밝혀진 증폭체amplicon에서 가장 지배적인 종은 오랄리스M. oralis와 같은 유리고세균 문의 메타노브레비박터 속에 속한다. 근관감염에서 고세균이 있는 경우 임상적 증상과 관련이 있었다(Jiang et al. 2009). 비록 메타노브레비박터 스미시Methanobrevibacter smithii, 오랄리스M. oralis, 메타노스파이라 스타드마나에Methanosphaera stadtmanae 등을 포함한 유리고세균의 임상적 역할에 관한 논의는 계속되어야겠지만(Horz and Conrads 2010), 고세균은 복잡한 인간의 미생물군집에 새롭게 부상하는 미생물이며(Dridi et al. 2011), 메탄생성고세균은 구강질환을 직접적으로 유발하는 것으로 보이지는 않는다. 그러나 병원성 발효세균과의 병렬성 상호작용을 통해 혐기성 감염을 촉진할 수 있는데, 예를 들어 종 간 H_2 이동으로, 특정 세균의 성장에 우호적인 환경을 만들어주는 것이다(Matarazzo et al. 2012). 즉, 구강감염에서 메탄생성미생물과 시네르기스테스Synergistes 종 사이에는 양의 상관관계가 있는 것으로 여겨진다(Vianna et al. 2006; Vartoukian et al. 2007).

9.1.4 진균류

Dupuy 등(2014)은 강력추출방법 후 타액으로부터 얻어진 내부전사스페이서internal transcribed spacer; ITS 1 구간을 증폭시켜 사용하는 고용량병렬형·고속대량

염기서열분석^{massive parallel-high-throughput sequencing}을 수행하였다(Dupuy et al. 2014). 그들은 Ghannoum 등(2010)의 유사한 연구로부터 거의 모든 미생물군집체를 확인하였는데, 이 연구는 진균공통의 ITS 프라이머를 이용한 멀티태그 파이로시퀸싱^{multitag pyrosequencing} 분석을 시행하여, 74속의 배양할 수 있는 진균^{곰팡이균; fungus}과 11속의 배양할 수 없는 진균을 구강에서 확인하였다(Ghannoum et al. 2010). 구강 진균(핵심진균군집)에 대한 속의 수준에 대해서는 거의 합의점에 도달하였다. 이 연구는 구강에서 아직 배양할 수 없는 진균을 증명하는 첫 번째 연구였다. 또한, 아직 배양할 수 없는 미생물로 인해 구강진균감염에 대한 치료가 실패할 수 있다고 설명하였다. 합의된 타액 내 진균류는 칸디다/피키아^{Candida/Pichia}와 클라도스포리움/다비디엘라^{Cladosporium/Davidiella}, 알테르나리아/레위아^{Alternaria/Lewia}, 아스페르길루스/에메리켈라/에우로티움^{Aspergillus/Emericella/Eurotium}, 푸사리움/지베렐라^{Fusarium/Gibberella}, 크리프토코쿠스/필로바시디엘라^{Cryptococcus/Filobasidiella}, 아우레오바사디움^{Aureobasidium} 등이다. 합의된 약한 후보종으로는 사카로미세스^{Saccharomyces}와 에피코쿰^{Epicoccum}, 포마^{Phoma} 등이 있다. 흥미롭게도 말라세시아^{Malassezia} 종은 인간의 피부에 공생하는 주요 균으로, 구강핵심진균군에 처음으로 포함되었다. 구강진균군집체는 일관된 개인 내 안정성을 보여줬으나, 개인 간 높은 변이가 있었다(Monteira-da-Silva et al. 2014).

칸디다^{Candida}와 연쇄상구균 같은 진균과 세균 간 상호작용은 구강건강에 영향을 미칠 것이다(Diaz et al. 2014). 무탄스와 알비칸스간 공생관계는 체내 실험에서^{in vivo} 치면세균막의 병독력에 시너지 작용을 하는 것으로 알려졌다(Falsetta et al. 2014). 즉, 고르도니^{S. gordonii} 글루코실전달효소^{glucosyltransferase}는 알비칸스와의 상호작용을 통해 세균막 형성을 촉진한다(Ricker et al. 2014). 진균은 미생물유기체와 숙주 사이의 균형을 유지하는 역할을 할 것이다(Krom et al. 2014).

9.1.5 원생동물

원생동물은 정상 미생물군의 한 부분이다. 가장 잘 알려진 것은 치은아메바Entamoeba gingivalis와 구강편모충Trichomonas tenax이다(Vozza et al. 2005). 이는 불량한 구강위생을 가진 자나 치주질환이 있는 환자의 치은연하 세균막에서 주로 검출된다(Lange et al. 1983). 둘 다 치은염과 관련이 있으며 병원성으로 간주된다. 구강편모충은 구강건조증, 구강작열감 및 치주낭과 관련되어 나타나기도 한다(Kurnatowska 1993; Kurnatowska and Kurnatowski 1998). 구강위생상태가 악화되면 이러한 유기체들은 증가한다고 알려져 있다. 이러한 증가양상은 세균과 음식잔사로부터 발생되는 영양성분 때문에 나타날 수 있다(Wade 2013). 메트로니다졸metronidazole은 종종 치주질환의 치료제로 쓰이고 있는데, 이 약제가 엔트아메바Entamoeba와 세모편모충Trichomonas 모두에 대해 활성을 가진다는 것은 매우 흥미로운 점이다.

9.2 구강미생물총 분석을 위한 기술

구강미생물을 분석하기 위한 모든 기술들은 강점과 제한점을 가지고 있다는 것을 알아야 한다. 이 장에서 모든 기술에 대해 다루기는 어려울 것이다. 현미경 관찰과 배양은 구강미생물총을 확인하기 위해 이용해 온 전형적인 방법이다. 이후 혐기성 세균을 발견하기 위한 방법이 개발되고, 이로인해 미생물총과 더욱 친숙질 수 있게 되었다. 그러나 오직 구강미생물총의 절반만이 배양될 수 있다는 것이 명확해졌다. 그러므로 배양—비의존법culture-independent methods이 이용되었는데, 이러한 방법으로는 특히 체커보드 체커보드checkboard DNA-DNA hybridization와 PCR−based assays가 있다.

체커보드DNA−DNA hybridization은 전장유전체 탐침probe을 만들기 위해 배양되는 세균에 한정적이지만(Socransky et al. 1994), 역포착reverse-capture 체커보드DNA−DNA hybridization는 그렇지 않다(Paster et al. 1998). 체커보드DNA−DNA hybridization는 레드콤플렉스red complex 또는 오렌지콤플렉스orange complex와 같이 임상적으로 치주염에 관련된 세균을 이해하는 데 도움이 되었다(Socransky et al. 1998). 아직 배양되지 않는 세균이 질병과 관련될 수 있다고 여겨졌으므로, 16S rRNA를 이용하는 데 집중하였다. 이러한 노력들은 구강미생물총에 대한 방대한 지식과 설명을 제공해왔다. 또한 구강미생물총이 전형적이지 않고 부위마다 다양하다는 것을 보여주었다(그림 9.2). 최초로 선별적으로 수집된 인간 미생물군집 자료인 HOMD에 기반하여, 16S rRNA 식별도구를 이용하여 미생물과 유전체에 대한 정보를 제공하였고(Dewhirst et al. 2010), 이후에는 핵심구강미생물군의 16S rDNA 데이터베이스를 만들었는데, 이는 계통발생학적으로 엄선한 핵심 데이터베이스라 할 수 있다(Griffen et al. 2011). 비록 16S rRNA 유전자 증폭과 생어Sanger 시퀀싱 방법으로 주요 구강미생물총의 구성에 관한 지식이 증가하였음에도 불구하고, 이 방법이 모든 미생물총의 정보를 제공해주지는 않았다. 적은 양으로 존재하는 미생물은 차세대염기서열분석next-generation sequencing에 속하는 파이로시퀀싱pyrosequencing을 통해 처음 밝혀졌다.

9.2.1 인간구강미생물식별 차세대염기서열분석

인간구강미생물식별 차세대염기서열분석human oral microbe identification next-generation sequencing; HOMINGS, http://homings.forsyth.org은 일루미나 플렛폼Illumina platform을 이용해 차

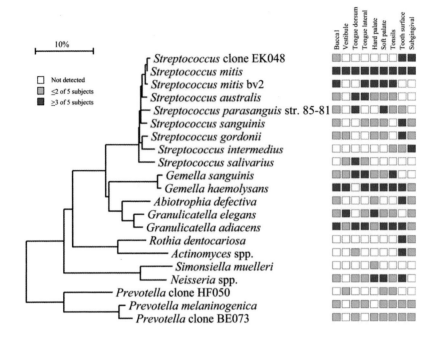

그림 9.2

인간은 개인마다 유전적 구성보다는 미생물학적 구성 측면에서 훨씬 큰 차이를 보인다. 오른편 색상은 숙주의 유전적 유사성을 나타내는 반면, 왼편 색상은 세균 문phlya을 나타낸다. 구강을 포함한 신체에는 거의 대부분 비슷한 문이 포함되지만, 그 상대적인 양은 매우 다를 수 있다. 반면 유전적 구성은 개인마다 다른 적은 부분(ca 0.1 %)을 제외하고는 거의 동일하다.

세대염기서열분석의 속도와 효능을 적용하였다. 대부분 600개 구강세균 분류군은 이 기술을 통해 확인되었고, 129속의 남아 있는 염기서열이 어떤 속인지 확인할 수 있게 하였다. 그러므로 이는 아직 배양되지 않았거나 배양된 흔한 구강 세균 270종을 동시에 검출할 수 있는 선조격의 분석법인 마이크로어레이분석법human oral microbe identification microarray; HOMIM보다 더욱 포괄적인 방법이다.

9.2.2 인간구강미생물군의 올리고머분석

제한된 분류군 분석은 건강한 개인의 세균군집체를 이해하는 데 지장을 준다. Eren 등(2014)은 구강 내 9곳의 16S rRNA 유전자 염기서열 자료를 이용하여, 493개 올리고머형을 V1-V3 자료에서, 360개 올리고머형은 V3-V5 자료를 통해 동정하였다. 이러한 올리고머 유형은 HOMD와 비교함으로써 종 수준의 분류군명과 연결되었다. 이들은 때때로 구강부위와 샘플 사이에서 다른 분포를 보였던 단일 뉴클레오티드에 의해 달라지는 올리고머형을 발견하였다. 밀접하게 관련된 올리고머형들의 다른 서식지 분포는 이전에 알려지지 않았던 생태기능적 생물다양성을 보여준다. 이 기술은 새넌 엔트로피Shannon entropy와 결합된 것으로서, 모든 미생물군을 분석할 수 있고, 밀접하게 관련되지만 서식지가 다른 분류군을 식별할 수 있다.

9.2.3 고속대량염기서열분석 (파이로시퀀싱)

16S rRNA를 이용한 차세대염기서열분석은 건강한 상태와 질병 상태에서 구강미생물군의 유전적 구성에 대한 새로운 지식을 풍부하게 제공해왔다. 가장 유용한 접근방식은 the 454 (Roche) 파이로시퀀싱pyrosequencing platform에 기반한 것으로 표 9.1에서 여러 고속대량 염기서열 분석high-throughput sequencing platform, 즉 파이로시퀀싱의 장단점을 기술하였다.

9.2.4 전유전체숏건염기서열분석

전유전체숏건염기서열분석Whole-genome shotgun sequencing; WGS은 경제적인 방법으로 정확한 염기서열을 제공할 수 있고, 빠르게 분석할 수 있다(Hasan et al. 2014). WGS 메타유전체분석metagenomic sequencing은 인간 미생물군의 연구를 위한 강력

표 9.1 차세대 염기서열분석 플랫폼 비교

기계 (제조사)	화학분석법	염기서열분석 단위길이[a]	작동 시간	Gb per run
High – end instruments				
454 GS FLX+ (Roche)	Pyrosequencing	700~800	23시간	0.7
HiSeq 2000/2500 (Illumina)	Reversible terminator	2 *100	11일 (일반적 모드) 또는 2일 (급진적 작동모드)[c]	600 (일반적인 모드) 또는 120 (급진적작동모드)[c]
5500xl SOLiD (Life Technologies)	Ligation	75 + 35	8일	150
PacBio RS (Pacific Biosciences)	Real–time sequencing	3000 (maximum 15,000)	20분	3 per day
Bench – top instruments				
454 GS Junior (Roche)	Pyrosequencing	500	8시간	0.035
Ion Personal Ge- nome Machine (Life Technologies)	Proton detection	100 or 200	3시간	0.01–0.1 (314chip), 0.1–0.5 (316 chip), or up to 1 (318 chip)
Ion Proton (Life Technologies)	Proton detection	Up to 200	2시간	Up to 10 (Proton I chip) or up to 100 (Proton II chip)
MiSeq (Illumina)	Reversible terminator	2 *150	27시간	1.5

[a] 작동 기본단위를 토대로 한 평균 read length

[b] 기계에 추가적인 설치와 서비스계약에 해당하는 개산 비용

[c] HiSeq 2500에 한해서 유효

현재 개산 비용 (US$) [b]	장점	단점
500,000	Long read lengths	오랜 수동 작동 시간 높은 시약 비용 homopolymers에서 높은 오류 비율
750,000	비용효과 지속적이고 향상된 read lengths 거대한 처리량 최소 수동 작동시간	짧은 read lengths에서도 시간이 오래 걸림 HiSeq 2500 instrument 업그레이드 쓰는 시간을 이용할 수 없다 (2012까지 사용가능)
350,000	거대한 덩어리에서의 낮은 오류 비율	짧은 read lengths에서도 시간이 오래 걸림
750,000	간단한 샘플 준비 낮은 시약 비용 아주 긴 read lengths	높은 오류 비율 비싼 시스템 어려운 설치
100,000	긴 read lengths	오랜 수동 작동 시간 비싼 시약 비용 homopolymers에서 높은 오류 비율
80,000 (OneTouch 와 server 포함)	Short run times 미생물 적용에 알맞은 처리량	오랜 수동 작동 시간 homopolymers에서 높은 오류 비율
45,000 + 75,000 (필수적인 server)	Short run times 융통성 있고 싼 시약	Instrument not available at time of writing
125,000	비용효과 Short run times 미생물 적용에 알맞은 처리량 최소 수동 작동시간	효율적인 조립을 하기엔 매우 짧은 Read lengths

(Loman et al. 2012)로부터 채택

한 도구로 증명되어왔다. 현재 WGS 메타유전체분석 자료는 수백만 개의 짧은 리드read를 포함하고, 그 종 혹은 가까운 혈통 수준과 그들의 양을 확인할 수 있는 전례에 없는 방법을 제공한다.

9.2.5 단일세포유전체염기서열분석

세균 동정에 있어 주목해야 할 방법은 단일세포유전체염기서열분석single-cell genome sequencing이다. 이 분석을 통해 미생물군을 동정할 뿐만 아니라, 그 기능을 종과 연결할 수 있는데, 이는 메타유전체기술metagenomic techniques로는 실현 불가능한 것이었다. 또한 이 기술을 통해 미생물공동체기반 분석에서 간과되어질 수 있는 적은 양의 종을 분석할 수 있고 메타유전체분석을 보완하는데 유용한 분석이다(Yilmaz and Singh 2012). 단일세포염기서열분석의 궁극적인 목표는 환경 내에 있는 각 세포들로부터 유전적 염기서열을 회복하는 것이다(Clingenpeel et al. 2015).

9.2.6 건강과 질병 상태에서의 구강미생물군에 대한 메타전사체학

새로운 기술들을 통해 어떤 미생물들이 구강미생물군에 존재하는지 밝혀졌음에도 불구하고, 유기체의 생존능력이나 기능에 관해서는 전혀 밝혀지지 않았다. 그러므로 미생물군유전체학microbiomics, 메타유전체학metagenomics, 전사체학transcriptomics은 건강한 자와 질병이 있는 환자에게 존재하는 구강미생물군의 역할에 대해 더 잘 이해하기 위해 만들어온 노력의 결실이다. 이를 통해 질병을 더 효과적으로 예방하고, 개별화된 치료를 제공할 수 있을 것이다.

고유한 미생물총은 건강상태와 밀접하게 관련된다. 그러나 건강상태와 관련된 미생물총의 균형이 깨지면 질병을 유발할 수 있다. 이러한 질병은 다른 종들의 상대적 양의 변화를 특징으로 한다. 이러한 미생물총의 변화가 일어났을 때, 미생물군집체의 구성이 개인에 따라 현저히 달라질 수 있다 (Ge et al. 2013). 이는 건강한 자와 질병이 있는 환자 모두에게 적용이 된다. 건강한 자 9명과 질병이 있는 환자 9명으로부터 채취한 샘플을 기반으로 한 연구에서 건강한 자와 치주염 환자 집단의 160,000 유전자를 비교하였다(Jorth et al. 2014). 대용량병렬형 RNA염기서열분석massive parallel RNA sequencing을 통해 건강한 자와 치주염 환자에게서 미생물총의 구성과 유전자 발현에 차이가 있다는 것을 알 수 있었는데, 두 집단에서 물질대사의 차이가 있었다. 반대로 각 군집체 내 개별 종의 물질대사 관련 유전자 발현은 환자마다 매우 다양하게 나타났다. 또한 질병관련 군집체는 물질대사 및 독성 유전자 발현에서의 보존적 변화를 보여주었다. 그러므로 전사체 발현양상transcriptional profiling을 통해 건강한 자와 치주염 환자에게서 구강미생물총의 구성과 유전자발현에 변화가 있음을 알 수 있었다.

실험실 실험In vitro에서 치주세균막에 대한 메타전사체분석metatranscriptome analysis을 이용하여, 건강한 다세균종의 치면세균막에 치주병원균을 첨가함에 따라 건강한 자의 유기체 유전자 발현양상에 급격한 변화가 있음을 알 수 있었다(Frias-Lopez and Duran-Pinedo 2012). 샤페론chaperone은 스트레스로 인해 상향조절되었고, ABC 전달계transporter systems와 추정되는 전이효소의 상당한 상향조절이 있었다. 병원균이 존재할 때에도 성장과 분해와 관련된 단백질뿐만 아니라 전사와 관련된 많은 요소들이 상향조절되었다.

9.2.7 치주염 유무에 따른 구강미생물군유전체에 대한 군집체전장전사체분석

유기체의 발생 부위in situ 활동, 서로의 상호작용 그리고 환경과의 상호작용에 대한 우리의 지식수준은 제한적이다. 이러한 지식은 미생물군의 유전자 발현양상을 특징지어 얻어질 수 있다. 발생 부위in situ 전장전사체변이genome-wide transcriptome variation는 6명의 건강한 자와 7명의 치주질환자의 치은연하미생물군유전체를 이용하여 연구되었다(Duran-Pinedoet al. 2014). 질환으로 정의된 전반적인 물질대사 활동은 철 획득, 지질다당류LPS 합성 그리고 플라겔라flagella 합성이었다. 치주염에서 상향조절된 병독성 요소 대부분이 주요 병원균으로 고려되지 않은 유기체로부터 온 것이었는데, 이는 예상 밖의 주목할 만한 점이다. 또한 주목할 점은 특징적인 유전자 발현양상을 보이는 유기체 중 하나는 배양되지 않는 후보물질 TM7이고, 이는 질병에 대해 병독성을 높이는 것으로 추정된다. 배양되지 않는 유기체의 생태학적 역할에 대해 연구하는 발생 부위in situ 메타전사체학metatranscriptomic의 중요성이 강조되어 왔다. 예상 외로, 메타유전체나 메타전사체에서 바이러스 염기서열을 확인할 수 없었다.

9.3 건강한 사람의 구강미생물총

건강한 사람의 구강미생물총은 매우 다양하다. 약 600개의 주된 종들로 구성되어있고(Dewhirst et al. 2010), 이는 구강건강과 생리에 관여한다. 두 가지 주된 조직 유형에서 집락을 형성하는데, 바로 연조직과 경조직이다. 구강에는 부위와 대상자의 특징에 따라 다른 세균의 분포양상^{profile}을 가지고 있으며, 이 세균의 성장을 위한 각기 다른 알맞은 조건이 있다(그림 10.2). 심지어 혀의 배면 및 측면(Aas et al. 2005), 그리고 절치와 견치의 전정면 및 설면은(Simon-Soro et al. 2013) 가깝게 위치해 있다고 해도 다른 미생물총을 갖는다. 구강미생물총은 외부 환경에 대한 연속성 때문에 외부 균의 침입에 저항하는 특징이 있다. 모든 사람에게 공통적인 건강한 사람의 핵심적인 미생물군이 있다(Zarco et al. 2012). 또한 생활습관이나 생리학적인 차이에 따라, 개인마다 다양한 고유의 미생물군이 존재한다. 핵심미생물군의 존재는 관련이 없는 건강한 자들의 구강에서 동일한 세균을 동정하는 것을 통해 알 수 있다(Zaura et al. 2009). 전사양상^{ranscription profiling}은 치면세균막에서 확인 가능한 60종의 기능적인 핵심미생물총을 정의했다(Peterson et al. 2014). 그리고 Wang 등(2013)은 메타유전체염기서열분석을 통해 치주염과 관련 있는 핵심미생물군을 기술하였다. 건강한 자 10명의 전체^{full-length} 염기서열자료를 기반으로 한 연구에서 11개의 세균종으로 공유된 10개 변수를 확인하였다(Bik et al. 2010). 그러나 개인 간 상당한 차이도 있었다. 이는 구강 내 핵심적이고도 다양한 미생물군이 존재한다는 점을 지지하였다. 여러 문헌을 바탕으로(Zarco et al. 2012), 구강 내 주된 속으로는 연쇄상구균^{Streptococcus}, 베일로넬라^{Veillonella}, 그란눌리카텔라^{Granulicatella}, 게멜라^{Gemella}, 방선균속^{Actinomyces}, 코리네박테리움^{Corynebacterium}, 로티아^{Rothia}, 푸소박테리움^{Fusobacterium}, 포르퓌로모나스^{Porphyromonas}, 프로보텔라^{Prevotella}, 카프노이시트파가^{Capnocytophaga}, 나이세리아^{Neisseria}, 헤모필루스^{Haemophilus}, 트레포네마^{Treponema}, 라카토박테리움^{Lactobacterium}, 아이케넬라^{Eikenella}, 레프토리키아^{Leptotrichia}, 펩토스트렙토코커스^{Peptostreptococcus}, 포도상구균^{Staphylococcus}, 에우박테리아^{Eubacteria}, 프로피오니박테리움^{Propionibacterium} 등이 포함되었다.

9.3.1 치주질환에서의 구강미생물총

수년간 치주염의 미생물 병인에 대한 여러 주요 단계와 가설이 제기되어 왔다(Hajishengallis and Lamont 2012). 병인론으로는 특정 유기체(아메바amoeba, 파상균류spirochetes, 방추균fusiforms, 연쇄상구균streptococci), 비특이적 치면세균막 가설/혼합된 혐기성 감염, 치주염에서의 미생물적 변화, 특이적 치면세균막 가설, 레드콤플렉스red complex(진지발리스Porphyromonas gingivalis, 포르시시아Tannerella forsythia, 덴티콜라Treponema denticola), 생태계 재앙 가설, 치주조직항상성의 붕괴, 핵심 병원균, 그리고 다세균 상승작용 및 불균형polymicrobial synergy and dysbiosis; PSD 등과 관련이 있었다. 이러한 가변성은 부분적으로 기계분석능의 향상에 따라 증가된 지식의 결과라고 여겨진다. 그러나 각 병인론에 관련된 미생물microorganisms 보다는 가장 최근 개념인 PSDpolymicrobial synergy and dysbiosis에 대해 다룰 것이다.

PSD 모델에서는 치은열구에 다양한 미생물총이 있고, 호환 가능한 미생물들이 모여 이형적인 군집체를 형성하며, 숙주와 균형을 이루고 있다고 설명한다. 단백분해효소 같은 독성물질의 생성, 과성장, 병원성에도 불구하고, 유기체는 숙주에 의해 조절될 수 있다. 주목할 만한 점은 이 군집체의 구성은 시간이 지남에 따라 사람이나 장소에 따라 달라진다는 것이다. 총 미생물군집체의 병독력은 핵심 병원균인 진지발리스에 의해 증가되는데, 진지발리스는 미티스mitis 계열 연쇄상구균과 같은 보조적 병원균과 상호작용을 하고, 일반적으로는 이로운 미생물총의 부조화dysbiotic을 초래하여 염증질환을 일으키게 된다(Hajishengallis and Lamont 2012; Hajishengallis et al. 2012). 숙주면역반응이 손상되고 미생물군집체의 불균형이 심해지면서, 조직항상성 파괴와 치주조직 파괴로 이어질 수 있다. PSD 개념은 특정 유기체를 선택하기보다는 서로 결합하여 부조화를 만드는 미생물군집체의 결합효과를 조율한다는 면에서 매력적이라 할 수 있다.

치주염과 관련된 미생물 측면에서 의간균류[Bacteroidetes]와 사크하리박테리아[Candidatus Saccharibacteria], 후벽균[Firmicutes], 프로테오박테리아[Proteobacteria], 파상균류[Spirochaetes], 시네르기스테스균문[Synergistetes] 분류군 혹은 17종과 치주염 간 연관성을 주장하는 적절한 근거가 마련되어야 한다. 또한, 고세균류도 치주염과 연관성이 존재하는 것으로 보인다(Pérez-Chaparro et al. 2014). 이미 언급된 것처럼, 모든 사람은 건강을 유지하고 질병을 억제하기 위해 필수적인 개인 특이적인 미생물군을 가지고 있다(Zarco et al. 2012; Califf et al. 2014). 차세대 염기서열분석을 시행한 Schwarzberg 등(2014)에 따르면, 건강한 치주상태를 대표하는 단일 미생물 조성은 없고, 치주질환은 개별적 질병상태에서 개별적 건강한 상태로의 전환이 나타나면서 회복되는 것으로 보인다. 비록 질병에 따라 특정 미생물 군집체가 변화될 것이라는 합의가 있음에도, 개인 간 일관성을 보이는 세균이 건강하게 될 수는 없을 것이다. 이와는 반대로, Griffen 등(2012)은 16S 복수영역 파이로시퀀싱[multiple region pyrosequencing]를 이용하여 모든 계통발생수준 및 특정 미생물군집체 양상에서의 건강한 상태와 치주염 간 세균군집체의 차이를 발견하였다. 파상균류, 시네르기스테스균문, 의간균류는 질병에서 나타나는 우점문이었고, 반면에 프로테오박테리아는 건강한 상태에서 더 높은 수준으로 확인되었다. 이 연구를 통해 진지발리스, 덴티콜라[T. denticola], 포르시시아[T. forsythia] 종과 질병의 연관성을 알 수 있었지만, 알로키아[Filifactor alocis]는 최소지만 일반적으로 질병과 관련되어 나타나기도 하였다. Abusleme 등(2014)은 16S rRNA 유전자 라이브러리를 이용한 454 파이로시퀀싱을 수행하여, 치주염의 군집체가 파상균류, 시네르기스테스균문, 후벽균, 녹만균류[Chloroflexi]로 높게 나타난 반면, 방선균[Actinobacteria] 특히 방선균속[Actinomyces]은 건강상태에서 더 높게 나타나는 것을 확인하였다.

많은 세균분류군과 유전자는 건강상태와 질병상태에서 다르게 나타난다. 이에 대한 지금까지의 연구들은 직접적으로 비교하지 않았고, 연구 간 관찰된 미생물 변이가 일관성이 있었는지 파악하기 어렵다. Kirst 등(2015)은 16S rRNA 시퀀싱을 이용하여 25명의 만성 치주염 환자와 건강한 자 25명의 치은연하 미생물총을 조사하였고, 이를 인간미생물군유전체프로젝트Human Microbiome Project; HMP과 비교하였다(Turnbaugh et al. 2007; Griffen et al. 2012; Abusleme et al. 2013). 이 연구에서는 치주질환에서 이질성 감소와 함께 미생물총이 유의하게 변하는 것을 발견하였다. 다른 연구와의 비교를 통해 조사된 치은연하 미생물총이 군집된 것을 알 수 있었다. 그러나 건강상태와 치주질환 상태 간 미생물총의 차이는 연구사이의 기술적인 변이에 비해 훨씬 더 큰 편이다. 두 개의 미생물군집이 확인되었는데, 하나는 푸소박테리움Fusobacterium와 포르피로모나스Porphyromonas로 치주염과 관련이 있었고, 다른 하나는 로티아Rothia와 연쇄상구균Streptococcus으로 건강한 상태와 관련이 있었다.

Ly 등(2014)의 연구에서는 건강한 자에 비해 치주염 환자에게서 박테리오파지군이 상당히 변하였고, 주로 치은연하 세균막에서 미오바이러스myoviruses가 많이 발견되었다. 미오바이러스는 주로 용균성인데, 치주염 환자에서 미오바이러스가 우세해짐에 따라 치주낭 세균의 다양성이 야기되는 데에 능동적 역할을 한다. 이는 일반적으로 용원성인 시포바이러스siphoviruses보다 훨씬 더 많이 나타났다. 그러나 치은연상 세균막에서 미오바이러스와 시포바이러스 사이에는 차이가 없다. 그러므로 변화된 생태계에는 치주염 관련 세균으로 인해 박테리오파지가 포함될 수 있다.

9.3.2 치주염에서의 세균막 구조

치면세균막을 채취하는 과정에서 그 구조가 파괴될 수 있고, 이로 인해 관련병원성분류군의 역할에 대해 명확히 결론을 내리기 어려워진다. 치주염 환자의 치주낭에 며칠 동안 존재한 물질에 대해 전자현미경과 형광동소혼성화fluorescence in situ hybridization; FISH 방법으로 조사한 결과, 치주낭의 가장 깊은 부분까지 침투한 미생물군집은 주로 스피로헤타와 그람음성 세균이었고(Wecke et al. 2000), 연쇄상구균은 상대적으로 얕은 부위에서 집락을 이루고 있었다. 이 방법을 통해 단일세포해상도single-cell resolution에서 추정 치주병원균을 동정하고 치면세균막 구조를 상세히 분석할 수 있었다. 이전 연구에서는 아직 배양되지 않은 새로운 미생물이 치주낭에서 꽤 발견되기도 하였다(Moter et al. 1998). 급격한 진행성 치주염 환자 53명에게서 구강 트레포네마treponemes가 확인되었는데, 이는 마르토필룸T. maltophilum과 같은 새로운 종 혹은 배양되지 않는 분류군이었다. 법랑질 박편을 통해 치면세균막에서의 미생물총을 조사한 결과, 세포외 중합체로 채워진 채널과 공pore이 세균막 전반에 발견되었다(Wood et al. 2000). 염색과 공초점 현미경confocal microscopy 관찰 결과, 가장 세균 생존도가 높고 활동적인 부분은 치면세균막의 중앙과 채널을 둘러싼 부위였다. 치은열구 세균막은 치근표면에 얇지만 밀집하여 부착된 층을 포함하지만, 치면세균막의 대부분은 특히 치은열구와 치주낭의 상피내벽과 연결된 부위에서 느슨한 구조를 갖고 있었다(그림 9.3). 바깥층 구조는 옥수수대corncob, 시험관솔testtube brush 또는 장미형rosette formation으로 확인되었고, 스피로헤타와 TM7 문처럼 아직 배양되지 않은 미생물도 함께 발견되었다(그림 9.4). 세균과 스스로 상호작용하는 세균막에서 연쇄상구균과 푸조박테리움 뉴클레아툼Fusobacterium nucleatum 사이처럼 공간적 구조체가 발견되었다.

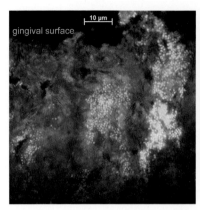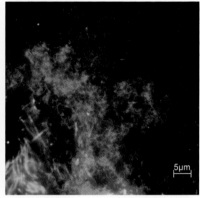

그림 9.3 (왼쪽)

통성혐기성인 연쇄상구균 spp.(주황색)와 절대혐기성인 푸조박테리움 spp.(자홍색) 사이의 가까운 공간적 관계를 보여주는 치은연하 세균막에 대한 전자현미경과 형광동소혼성화[FISH]. 치주염 환자의 치은연하 세균막은 특정 운반체를 사용하여 얻어진다. 세균은 다음과 같은 검출법[probe]을 동시에 사용하여 치면세균막의 3μm 단면별로 나타났다; probe EUB338, 대부분의 세균(녹색); probe Strep1/2, 연쇄상구균; probe FUS664, 대부분의 푸소박테리움 spp.; 비특이적 핵산 염색, DAPI(파랑). 올라고핵산염 프로브[Oligonucle-otide probes]의 자세한 점은 probeBase(http://www.microbial-ecology.net/probebase/)에서 볼 수 있다(Marsh 등. 2011).

그림 9.4 (오른쪽)

대부분 아직 배양되지 않은 치은연하 세균막의 많은 group I 트레포네마(주황색). 운반체 부분은 왼쪽 아래에 군집을 이루고 있는 푸소박테리움 뉴클레아툼/카니페리움[nucleatum/canifelinum](하늘색)은 FUNU 및 probe TRE I, DAPI(파란색)의 혼성화를 통해 확인되었다(Marsh 등. 2011).

9.3.3 치아우식증과 관련된 세균

최근 이론들은 치아우식과정을 동적안정단계[the dynamic stability stage], 산생성 단계[the acidogenic stage] 및 내산성단계[the aciduric stage]의 가역적인 3단계로 나눈다(Takahashi and Nyvad 2008, 2011; Nyvad et al. 2013). 임상적으로 정상 법랑질의 미생물총은 주로 비무탄스[mutans] 연쇄상구균과 방산균속[Actinomyces]로 구성되어 있다.

이 부위에서 산성화 과정은 드물고도 가볍게 발생되는데, 이는 균형적인 탈회 및 재광화demineralization/remineralization 상태 혹은 무기질 균형상태에서 무기질 획득상태로 변화가 나타난다(동적안정단계). 산성화는 당이 존재할 때 더욱 일반적으로 빈번하게 나타나고, 이로 인해 비무탄스non-mutans 세균의 산생성과 내산성이 증가하게 된다. 또한 비무탄스 연쇄상구균처럼 낮은 산성조건에서도 잘 견디는 종이 선택적으로 증가할 수도 있다. 결국, 이는 탈회와 재광화의 균형을 바꾸어 무기질의 손실을 유발하고, 초기치아우식의 발생과 진행을 일으킨다(산생성 단계). 만약 산성조건이 심해지거나 지속된다면, 산에 의한 선택과정 때문에 내산성 세균이 우세해질 것이다(내산성 단계). 이 단계에서는 무탄스 연쇄상구균, 유산균, 비무탄스 연쇄상구균의 내산성종, 방산균속Actinomyces, 비피더스균 및 효모균이 우세해 질 것이다.

미생물총의 서로 다른 종들은 상아질의 우식진행과 초기법랑질우식병소에서 각각 다른 역할을 할 것이다. 상아질에 비해 수산화인회석이 풍부한 법랑질을 탈회시키려면 더 산성인 미생물총이 요구될 것이다. 높은 산생성능을 가진 종으로는 무탄스, 산생성 비무탄스 연쇄상구균, 방산균속Actinomyces, 비피도박테리움/스카도비아Bifidobacterium/Scardovia가 있다(Chalmers et al. 2015). 반면 우식이 상아질로 진행되는 과정에서 프레보텔라Prevotella 종이 산생성종에 의해 변성된 단백질을 분해하며(Hashimoto et al. 2011), 이 가수분해 요소가 근관감염부위에서 종종 발견되는 그람음성 세균과 관련된 치수조직괴사를 유발하는 것으로 생각된다.

치아우식 샘플의 파이로시퀀싱pyrosequencing을 통해 우식과 관련 있는 미생물에 대해 보고된 바, 치아우식증에서 무탄스이 우세한 것이 아니라, 복잡한 세균군집체가 포함되어 있었다(Belda-Ferre et al. 2012). 이는 이전의 16S rRNA

염기서열분석연구와(Corby et al. 2005; Aas et al. 2008) 치아우식증이 다세균성질환이라는 개념을 지지하였다. 또한 파이로시퀀싱을 통해 우식의 진행단계에 따라 구강세균이 특이적이라는 점을 알 수 있다(Jiang et al. 2014). 고도 치아우식증이 있는 아동에게서 연쇄상구균Streptococcus, 그란눌리카텔라Granulicatella, 방산균속Actinomyces 속이 유의하게 증가하였다(Jiang et al. 2013).

우식활성부위와 비우식부위의 치면세균막 미생물군에 대해 포괄적 16S DNA 프로파일링profiling을 수행함으로써, 건강한 치아와 관련된 미생물이 치아우식증과 관련된 것보다 거의 2배 우세하게 나타남을 보고하였다(Peterson et al. 2013). 이는 새로운 우식유발성 종의 등장이나 단일 종의 병원성보다 종의 다양성에서의 변화가 우식 활성 부위와 비활성 부위의 차이를 가장 잘 설명한다는 것을 의미한다.

치아우식증에서 존재하는 주된 세균의 동정은 치면세균막의 대사활동에 대한 정보를 따라야한다. 그러므로 메타유전체학, 메타전사체학, 메타단백체학metaproteomic, 메타볼로믹학metabolomic 분석방식이 역동적인 우식진행에 관한 더 많은 정보를 얻기 위해 사용되어져야 한다. 기능에 관한 정밀한 확인은 개인별 세포의 분석과 배양을 요구한다. 이 장에서 중요한 것은 이전에 배양되지 않은 미생물들이 배양되어졌다는 것이다. 주안점은 발생 부위in situ 우식증에서 분자생태학 연구를 위해 각 장소에 있는 특정 미생물군의 표본은 얻어져야 한다는 것이다(Dige et al. 2014).

차세대염기서열분석기술은 메타유전체학과 결합하여, 치아우식증을 경험하지 않은 자에게서 항미생물 펩티드나 쿼럼센싱quorum sensing과 같은 역할을 하는 기능적 유전자가 과발현되는 것을 보여주었고, 무탄스 연쇄상구균을 보균하고 있지 않았다(Belda-Ferre et al. 2012). 흥미롭게도 건강한 부위에서 분리된 여러 세균 종들은 함께 배양될 때 치아우식유발세균의 성장을 억제하였다. 그러므로 메타유전체학적 접근을 통해, 가장 많은 세균종의 정량을 가능하게 하고, 치아우식유발성 종에 대응하는 보호성 세균의 존재를 확인하게 된다.

9.3.4 우식부위에서의 세균막 구조

교합면 우식증의 진행에서 다른 생태적 부위사이의 세균조성에는 큰 차이가 있다는 것을 FISH를 통해 알 수 있었다(Dige et al. 2014). 열구[fissure] 입구에 있는 치면세균막은 종종 원주의 패턴의 협곡 구조를 갖는 미생물의 압축적 내층으로 이루어져 있다(그림 9.5). 이 부위에서 종종 방산균속[Actinomyces]가 동정되었고, 치은연상 세균막과 유사한 다양한 속으로 이루어진 느슨한 구조의 세균 층으로 덮여 있었다. 열구 내부에 위치한 치면세균막은 대사활동이 적은 것으로 나타났는데, 이는 비세균성 유래물의 존재와 낮은 형광신호강도로부터 알 수 있었다. 종종 상아세관에 침투한 젖산간균[Lactobacillus]와 비피도박테리움[Bifidobacterium] 종 진전된 치아우식상태에서만 발견되었다.

9.3.5 미래의 치면세균막에 대한 진료실 기반 진단

분자연구는 건강한 상태 및 질병 상태에서 구강미생물총의 복잡성에 대해 밝혀왔는데, 염기서열분석[sequencing]과 생물정보학[bioinformatics]의 발전으로 미생물군집체에 대한 연구를 할 수 있게 된 것이다. 또한 특정 미생물들이 질병에 기여하는 것이 아니라 단지 다른 미생물의 부가적인 활동에 의존적이라고 지적했다. 또한 최근 선행연구들은 하나의 종이 여러 병독성을 나타낼 수 있다고 보고해왔다. 그래서 세균의 종[species]이 합리적인 진단을 할 수 있는

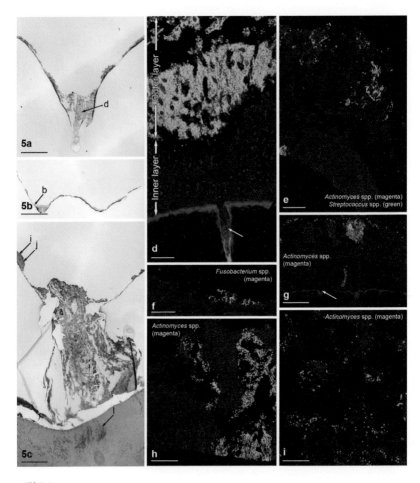

그림 9.5

교합면에서의 생체 내 실험 상의in vivo 치면세균막 사진(a~c). 톨루이딘 블루로 염색된 부분으로 얕은 열구 형태를 가진 교합면의 모습을 보여주고 있다(a), 구 형태(b), 공동형성 우식병소(c). 화살표는 b, d, i, j 및 l로 표시된 부위를 각각 나타내고 있다. (d-i) 얕은 열구 입구와 교합면 구의 윗부분의 미생물 군집패턴을 나타 내는 공초점레이저주사현미경 사진. 모든 공초점레이저주사현미경 이미지에서 빨간색은 모든 세균을 나타 내지만 연쇄상구균 spp.(d-i에서 노란색/초록색)과 방선균속 spp.(g-i에서 보라색/자홍색), 푸소박테리움 spp.(f에서 보라색/자홍색)은 해당되지 않는다. 치면세균막은 종종 원주형 패턴(g, h)을 갖는 울타리형 세균 (d-h)이 밀집된 내층과 염색되지 않는(d, i) 빈 공간이 있는 느슨한 구조의 윗부분(d, e, f, h, i)으로 구분할 수 있다. 탈회된 법랑질의 가장 바깥쪽은 세균이 없는 얕은 형광층(d, g에서 파랑 또는 녹색)을 나타냈고, 치아 발육과정에서 유래한 함입 부위는 종종 세균으로 채워졌다(d, g, 화살표). 모든 사진은 치면세균막 표면에서 유래한 것이다. Scale bars: 500 μm (a-c), 25 μm (d-i) (Dige 등. 2014).

도구가 될 수 있느냐는 의구심이 있다(Wade 2013). 분자진단기술이 빠르게 발전됨에 따라, 어떤 미생물이 존재하는지보다는 미생물총의 기능적 부분에 집중하는 것이 더욱 합리적인 것으로 생각된다. 이는 치면세균막에 대한 진료실기반 진단에 큰 도전과제를 낳았는데, 소수의 선택된 미생물에 집중하기보다 그 진료절차에 대한 새로운 지식을 구현해야 하기 때문이다.

10 건강 및 질병 상태에서의 타액 미생물총

Daniel Belstrøm

DDS, PhD
Section 1, Periodontology and Oral Microbiology,
Department of Odontology, Faculty of Health and
Medical Sciences, University of Copenhagen,
Copenhagen, Denmark
e-mail: dbel@sund.ku.dk

타액에 있는 미생물군은 매우 복잡한 미생물군집체[microbial communi-ty]로서, 구강표면으로부터 떨어져 나온 세균으로 구성되어 있고, 타액은 쉽고도 비침습적으로 모아질 수 있으므로 타액미생물총의 구성적 변화는 구강 및 전신질환을 선별을 위한 생물표지자[biomarker]로 이용될 수 있다. 이 장에서는 구강건강 및 질환과 관련된 타액미생물총의 구성에 대해 기술하고, 타액미생물총 분석을 위한 현대 분자기술을 다룬 최근 연구에 대해 함께 다룰 것이다.

10.1 건강한 구강에서의 타액미생물총

구강의 다양한 국소부위나 타액에서 세균을 채취할 수 있기 때문에 타액미생물총은 주변 환경과의 상호작용을 통해 구성되는 독특한 세균군집체라 할 수 있다. 흥미롭게도, 타액 1ml 속에는 1억 마리 이상의 세균이 있는데, 이는 일반적으로 타액량 750ml에서 24시간 동안 세균 5g 이상이 분비된다는 것을 의미한다(Curtis et al. 2011). 그러나 타액미생물총이 매우 다양함에도 불구하고 세균 DNA는 타액에 존재하는 총 DNA의 단 0.73%에 불과한 수준이다(Lazarevic et al. 2012).

구강영역에서 타액 내 미생물총에 대한 상세한 연구가 이루어져 왔다. 2012년부터 인간미생물군유전체프로젝트Human Microbiome Project의 일부로 수행된 통합적 연구에서는 200명 이상의 건강한 개인들로부터 소화관 내 다른 10군데 부위에서 샘플을 채취하여 세균군집체의 조성을 비교분석하였다(Segata et al. 2012). 이 연구에서 건강한 구강의 타액미생물총은 목구멍, 편도선, 혀의 배면에서 비슷하게 나타났다. 우점문은 후벽균Firmicutes, 의간균류Bacteroidetes, 프로테오박테리아Proteobacteria, 푸소박테리아Fusobacteria으로 나타났고, 각각 40%, 25%, 20%, 10%를 차지하였다. 우점속으로는 연쇄상구균Streptococcus, 베일로넬라Veillonella으로, 타액미생물총의 각각 20%, 15%를 차지하였다. 흥미롭게도, 표면에서 떨어져 나온 세균은 구강 내 타액미생물총의 단지 일부분만을 차지하기 때문에 치은연상 및 연하 미생물총과 타액미생물총 간 차이가 확연히 나타났다. 최근에 차세대염기서열분석은 인간미생물군유전체프로젝트으로부터 추출한 5개 데이터세트에서 성인 2명의 타액을 조사하는데 사용되었고, 구강 내 타액에서 175종 이상의 세균이 확인되었다. 또한,

타액미생물총이 예상보다 훨씬 더 복잡한 것으로 보아, 타액의 우세한 구강미생물총은 900개 정도의 각기 다른 세균종으로 구성될 것으로 생각된다 (Hasan et al. 2014). 이러한 측면에서 2014년 흥미로운 결과가 보고되었는데, 6~12세 사이의 건강한 아이들 97명을 대상으로 한 타액 샘플 조사에서 황색포도상구균$^{Streptococcus\ aureus}$ 배양 양성이 전체의 43%에서 발견되었고, 타액 샘플의 6%에서 황색포도상구균$^{S.\ aureus}$가 $10^3CFU/mL$보다 많은 것으로 나타났다고 보고하면서 타액이 타액미생물총과 공생하는 병원균의 일부를 포함하고 있다고 제안하였다(Petti et al. 2014).

타액미생물총의 구성은 지리적 요소와 개인의 생활방식에 따라 달라질 수 있다. 이 관점을 설명하기 위해 2010년부터 시작된 대규모 연구에서는 12개의 서로 다른 지역에 살고 있는 120명(각 지역당 10명씩) 성인의 타액 샘플을 분석하였고, 16S rRNA 염기서열분석을 수행하였다. 총 101속의 세균이 확인되었고, 그 중 39속은 구강에서 이전에 발견되지 않은 것들이었다. 또한, 이 연구는 타액미생물총의 다양성을 보고하였으나, 이 다양성에서 지리적인 영향은 매우 적었다. 왜냐하면 같은 지역 사람들 간 다양성은 다른 지역의 사람들 사이에서의 다양성과 거의 비슷했기 때문이다(Nasidze et al. 2009). 다른 연구에서도 지리적으로 다른 곳에서 모아진 샘플의 타액미생물총 구성에 대해 다루었는데, 지리적으로 다른 산업화된 아프리카 인구집단 2곳에서 수집한 타액샘플을 우간다의 고립된 사냥족인 피그미족$^{Batwa\ Pygmies}$ 집단의 것과 비교하였다. 피그미족의 타액미생물총은 산업화지역의 사람들보다 더 다양하게 구성되어 있었고, 또한 피그미족의 샘플에서 40속의 세균을 발견하였는데, 이전에 한 번도 구강에서 발견된 적이 없는 것이었다. 그러므로 이 연구에서는 이러한 차이점이 인구에 따른 식습관과 삶의 방식의 차이에 의한 결과라고 제안하였다(Nasidze et al. 2011). 유사하게도, HOMIM^Human Oral Microbe Identification Microarray에 기반한 데이터를 이용해 293명의 건강한 구강을 갖는 덴마크인의 타액샘플을 분석한 결과, 타액미생물총은 사회경제적 수준만큼이나 개인의 흡연습관에 의해 영향을 받는 것으로 나타났다. 그러나 특히 이 연구에서는 타액미생물총의 구성과 식습관 간 연관성은 발견되지 않았다(Belstrøm et al. 2014c). 그러므로 향후 연구들은 식습관과 생활방식이 타액미생물총 구성에 미치는 영향에 대해서 더 평가해야 할 것이다. 타액미생물총을 포함하여 구강미생물총은 태어난 시점부터 발달되기 시작하고, 태아시기 동안 태아가 구강미생물총에 노출될 수 있으므로, 태어난 후 이로운 미생물과 해로운 미생물의 구분을 더 용이하게 한다는 가설을 제시하기도 하였다(Zaura et al. 2014). 흥미롭게도, 타액미생물총은 새로 태어난 아이의 샘플에서 상대적으로 단순하다고 알려져 있으며, 이는 태어난 후 15일까지 아이의 대변미생물총과 유의하게 다르지 않다고 보고되었다(Costello et al. 2013). 더욱이, 저체중아에게서 타액미생물총의 구성적 변화가 지연되어 나타난다고 알려졌다(Costello et al. 2013). 최근 연구에서는 신생아의 타액샘플과 그들의 어머니(혹은 처음 돌봐주는 사람)의 타액샘플을 모아 비교하였는데, 두 집단의 타액미생물총은 매우 다양하게 나타났다. 그러나 성인 샘플의 다양성이 더 높게 보고되었는데, 성인 타액 내 27속의 세균이 훨씬 더 많이 검출된 반면, 신생아의 타액에서는 연쇄상구균^Streptococcus만이 더 많이 발견되었다(Cephas et al. 2011). 이와 같이, 2011년 다른 연구에서도 74명 어린이(3~18세)의 타액샘플을 파이로시퀀싱^pyrosequencing을 통해 분석하였는데, 타액미생물총은 유치에서 영구치까지 변화하면서 후벽균^Firmicutes의 차지비율은 줄어들었지만, 총 세균의 다양성뿐만 아니라 의간균류^Bacteroidetes, 프로테오박테리아^Proteobacteria의 비율은 증가하였다(Crielaard et al. 2011). 흥미롭게도, 최근 연구에서는 다른 해부학적 위치에서 미생물군집체 간 역동적 연관성을 강조하는 근거와 함께, 타액미생물총이 염증성 장질환 환자에서 변할 수 있다고 보고하였다(Said et al. 2014, Ding and Schloss 2014). 또한 이 연구는 국소 및 전신질환과 관련된 변화가 타액미생물총에 영향을 주어 타액미생물총 구성적 변화를 이끌어 낸다고 제안하였다. 이러한 변화는 질환에 대한 감수성이 높은 사람들을 질병 초기 단계에 식별하는 데 도움이 될 수 있을 것이다.

10.2 치주염이 있는 환자에서의 타액미생물총

Socransky 연구진이 세균복잡성이론을 소개한 이후로, 많은 문헌들이 치주병원균에 대해 집중적인 연구를 하고 있는데, 예를 들어, 만성치주염에서는 진지발리스, 인테르메디아Prevotella intermedia, 포르시시아Tannerella forsythia, 과거 Tannerella forsythensis, 덴티콜라Treponema denticola, 뉴클레아툼Fusobacterium nucleatum, 렉투스Campylobacter rectus가 나타나고, 급진성치주염에서는 악티노마이세텀코미탄스Aggregatibacter actinomycetemcomitans가 나타난다. 그러므로 여러 연구에서는 타액에서 특이적specific 세균의 존재를 확인하기 시작했고, 치주염 환자뿐만 아니라 건강한 대상자의 타액에서 제안된 치주병원균이 높은 비율로 확인되었다. 예를 들어, 핀란드의 대규모 연구(n=1294)는 종 특이성 프라이머를 이용하여 16S rRNA 기반 PCR 방법을 이용하였고, 치주염 환자나 건강한 사람 모두에서 6개의 치주병원균T. forsythia, T. denticola, P. gingivalis, C. rectus, A. actinomycetemcomitans, P. intermedia 중 최소 1개 이상이 샘플의 88%에서 발견되었다(Könönen et al. 2007). 이와 같이, PCR을 기반으로 한 16S rRNA를 이용한 다른 연구에서 건강한 구강을 가진 아동(6~13세) 41명의 타액 샘플에서 6개의 치주병원균[Prevotella nigrescens, A. actinomycetemcomitans, P. gingivalis, T. forsythia, P. intermedia, T. denticola]의 존재를 확인하였는데, 니그레켄스[P. nigrescens](80%), 덴티콜라[T. denticola](32%), 악티노마이세텀코미탄스(24%), 진지발리스(12%)가 발견되었다[Kulekci et al. 2008]. 더 나아가, 다른 연구에서는 조산아, 저체중아 또는 정상아에 상관없이 치주병원균 보균자가 1세 어린이 집단에서 나타났다[Merglova et al. 2014]. 마지막으로 16S rRNA에 기반한 PCR을 이용한 다른 연구에서는 판고니 빈혈[Fangoni's anemia]이 있는 아동과 없는 아동에서 4개의 치주병원균[A. actinomycetemcomitans, P. gingivalis, F. nucleatum, T. denticola] 양을 조사한 결과, 타액 샘플에서 4개의 모든 병원균이 확인되었고, 질병 유무에 따른 차이점은 없었다[Lyko et al. 2013]. 총괄적으로 모든 보고들은 치주병원균이 공생세균으로서 타액미생물총에 존재할 것이라고 제안하였다. 그러나 몇몇 연구는 타액미생물총은 치주염 환자에서 다를 것이라고 주장하였다[Feng et al. 2014; Liljestrand et al. 2014; He et al. 2012; Paju et al. 2009]. 예를 들어, 핀란드 성인 1,198명의 타액샘플을 분석한 연구에서는 타액 내 2개 이상 치주병원균이 존재하는 경우, 깊은 치주낭을 갖는 치아개수로 정의된 치주염과 관련이 있었다[Paju et al. 2009]. 이런 점에서 4개의 치주병원균 확인을 위해 qRT-PCR[quantitative real-time PCR]을 이용한 조사에서 타액 내 진지발리스와 인테르메디아[P. intermedia]의 존재여부와 만성치주염 간 상당한 관계가 건강한 사람에 비해 더 유의하게 나타난 것을 보고하였다[He et al. 2012]. 이 결과는 최근 연구에서도 확인되었는데, 건강한 사람에 비해 만성 혹은 급진성치주염이 있는 중국인 타액 속에서 8개의 치주병원균이 가장 많이 발견되었다[Feng et al. 2014]. 흥미롭게도 2014년 연구에서 타액 내 진지발리스의 높은 보균율은 진지발리스-특이적 IgA

및 IgG의 혈청 수준 증가와 연관이 있었다. 타액 진지발리스 보균율에 대한 정보와 병원체—특히 숙주반응지표의 조합은 치주염환자를 확인하는 생물표지자로서 이용이 가능할 것이라고 제안하였다(Liljestrand et al. 2014). 기질금속단백분해효소matrix metalloproteinase; MMP—8과 인터루킨interleukin; IL—1β의 타액수준에 부가적으로 타액 내 진지발리스의 보균율은 치주염과 더 뚜렷한 연관성이 있었다(Salminen et al. 2014).

치주염과 관련된 타액미생물총의 구성적 변화에 대해 최근 몇몇 연구에서 조사되었다(Yamanaka et al. 2012; Belibasakis et al. 2013; Belstrøm et al. 2014b). 한 연구에서 급진성치주염 대상자(n=21), 만성치주염 대상자(n=20)와 건강한 대상자(n=18)의 타액샘플을 양적 형광동소혼성화fluorescent in situ hybridization; FISH 분석을 통해 비교한 결과, 급진성치주염 환자의 타액샘플에서 시네르기테스균Synergistetes 무리cluster A가 유의하게 더 높은 수준으로 발견되었다. 그러므로 타액미생물총의 구성은 치주염과 관련 있을 것이다(Belibasakis et al. 2013). 추가적으로 2014년 연구에서 덴마크 성인 중 139명의 치주염 환자와 447명의 건강한 자를 포함하는 총 586명의 타액샘플을 HOMIM 기법으로 분석하였는데, 타액에서 12개의 치주염 관련 분류군plylotype이 확인되었다. 흥미롭게도 새롭게 제안된 치주병원균 미크라Parvimonas micra와 알로키스Filifactor alocis는 치주염 환자의 타액 샘플과 관련이 있었는데, 치주염을 앓는 동안 타액에 세균이 축적되어 발견된 것이다(Belstrøm et al. 2014b). 마지막으로 16S rRNA 파이로시퀀싱을 이용한 최근 연구는 치주염 환자 19명의 치은연상 세균막 샘플과 타액샘플을 치주치료의 전과 후로 나누어 비교 분석하였다. 이 연구는 치은연상 미생물총이 타액미생물총과 유의하게 차이가 있었고, 치주치료 후 치은연상 미생물총에는 상당한 변화가 있었으나 타액미생물총은 치주치료의 영향이 다소 적게 나타났다. 그러므로 이 연구에서는 타액미생물총의 변화가 치주치료 성공에 대한 강력한 예측인자는 아니라고 결론지었다(Yamanaka et al. 2012). 치주병소에서의 국소적 세균변화가 타액미생물총의 구성적 변화를 반영하는지를 입증하기 위해, 더욱 발전된 분자기술을 이용한 더 큰 규모의 연구들이 수행되어야 할 것이다.

10.3 치아우식증이 있는 환자에서의 타액미생물총

치아우식증과 관련된 타액미생물총에 대한 연구는 주로 아동(Nurelhuda et al. 2010; Ling et al. 2010; Luo et al. 2012; Chaffee et al. 2014; Relvas et al. 2014)뿐만 아니라 성인을 대상으로 많이 다루어졌다(Yang et al. 2012; Wennerholm and Emilson 2013; Belstrøm et al. 2014a). 특이적 치면세균막 가설에서의 우세한 위치와 치아우식균의 제안된 역할에 기반하여(Parisotto et al. 2010), 치아우식증과 관련된 무탄스와 젖산간균Lactobacillus 종의 타액 내 수준은 배양법과 다양한 분자기술을 토대로 연구되어 왔다(Guo and Shi 2013). 종합적으로 무탄스와 젖산간균은 건강한 사람뿐만 아니라 치아우식증을 갖고 있는 아동 및 청소년의 타액에서도 비슷하게 존재하는 것으로 보고되었다. 예를 들어 한 연구에서 청소년의 47%는 타액 내 무탄스를, 그리고 57%는 유산균lactobacilli을 보유하고 있었고, 청소년의 22%는 타액 내 무탄스를 >10^3CFU/ml만큼, 그리고 34%는 유산균을 >10^3CFU/ml만큼 보유한다고 보고하였다(Relvas et al. 2014). 또 다른 연구에서 243명의 어머니와 그들의 생후 24개월 된 아이의 타액샘플을 채취하여, 어머니의 타액 내 무탄스와 유산균의 수준을 아이가 3세일 때의 치아우식증 발생수준과 비교하였다. 이 연구에서 어머니의 타액 내 무탄스와 유산균의 높은 보균수준에 따라, 3세 때의 치아우식증 누적발생율이 1.9배 높은 것으로 나타났다. 더 나아가 타액 내 무탄스와 유산균의 보균 수준이 높을수록 아이들은 더 쉽게 무탄스와 젖산간균에 양성을 보이는 경향이 있었다(Chaffee et al. 2014). 이와 같이, 다른 연구는 타액 내 무탄스 반정량적 측정을 용이하게 하는 상업적 검사가 우식 위험도 평가에 사용될 수 있다고 제안하였다(Wennerholm and Emilson 2013). 또한 최근 연구들은 프로바이오틱스probiotics의 사용(Cannon et al. 2013)과 철저한 구강위생교육(Liu et al. 2014)이 아동의 타액 내 무탄스 수준을 낮출 것이라고 제안했다. 또한 타액 내 무탄스 수준이 교정술식단계마다 변할 수 있으며(Ortu et al. 2014; Jung et al. 2014), 건강한 아동에 비해 알레르기성 비염 아동의 무탄스 수준도 더 높았는데(Wongkamhaeng et al. 2014), 이는 무탄스 수준이 치아우식증보다 다른 지표들의 결과로 변화되는 이유를 보여준다.

다른 연구에서는 발전된 분자방법을 이용한 타액미생물총의 군집체구성에 대해 연구해왔고, 성인과 아동의 치아우식증이 타액미생물총의 변화와 관련된다고 주장하였다. 종합적으로, 이런 연구들은 타액미생물총의 변화가 기존의 자료에서 분석한 무탄스와 유산균만의 수준보다 더욱 중요하다고 제안하였다. 그러므로 치아우식증 환자에서 타액미생물총의 부유함과 다양성에 변화가 있으며, 타액미생물총의 다른 미생물도 치아우식증 환자의 타액샘플과 연관될 수 있다. 또 다른 연구에서 치아우식증 존재 여부에 따라 3~6세 아동의 타액과 치은연상 치면세균막 샘플을 고속대량바코드파이로시퀀싱high-throughput barcoded pyrosequencing과 PCR-변성층화겔전기영동denaturing grading gel electrophoresis; DGGE을 이용하여 분석한 결과, 타액 내 10문에 속한 156속이 발견되어 세균의 다양성이 보고된 바 있다. 또한, 타액미생물총은 치은연상 세균막의 미생물총과 매우 다르다고 보고되었으나, 치아우식증 환자와 관련된 속은 발견되지 않았다(Ling et al. 2010). 다른 연구에서 6~8세 중국 아동들(우식활성 n=30, 건강한 아동 n=20)의 타액샘플을 HOMIM 기술을 이용하여 분석한 결과, 대표적인 6문에 포함되는 30속에서 총 94개의 분류군을 확인하였고, 이 중 8개와 6개의 분류군이 각각 치아우식증 아동과 건강한 아동의 타액샘플에서 유의한 차이를 확인할 수 있었다(Luo et al. 2012). 18~22세의 치아우식증 환자 19명과 건강한 사람 26명의 타액샘플을 분석하기 위해 16S rRNA 유전자 증폭체[amplicon] 또는 전장유전체[whole-genome] 기반 염기서열분석기술을 활용한 통합적 연구에서는 건강한 사람보다 치아우식증 환자에서의 타액미생물총이 매우 다양하게 나타났다. 추가적으로 147개의 치아우식증과 관련 있는 OTUs[operational taxonomic units]도 확인되었다(Yang et al. 2012). 유사하게 2014년에 HOMIM 기술을 이용하여 타액샘플을 조사한 연구에서는 621명의 덴마크 성인 (우식활성 성인 n=174, 건강한 성인 n=447)의 샘플을 분석하였는데, 치아우식증 감소를 보인 환자의 타액에서 미생물총의 다양성을 확인하였고, 치아우식증 환자와 건강한 사람 사이에 10개의 세균 분류군(치아우식증 관련 5개, 건강한 사람 관련 5개)이 다른 수준으로 존재하는 것을 확인하였다(Belstrøm et al. 2014a). 마지막으로, 기능유전자의 발현에 관한 최근 연구에서는 기능유전자분석마이크로어레이[functional gene microarray; HuMiChip 1.0]를 이용하여 18~23세의 치아우식증 환자 10명과 건강한 사람 10명의 타액샘플을 분석하였는데, 질병과 관련된 기능유전자발현과 치아우식증 환자의 타액샘플은 연관성을 확인할 수 있었다(Yang et al. 2014). 그러므로 현 근거로 비추어볼 때, 건강한 사람과 비교하였을 때 치아우식증 환자에서 타액미생물총의 구성뿐만 아니라 기능도 변할 것으로 생각된다.

10.4 타액미생물총 연구를 위한 방법론적 고려사항

타액미생물총의 구성을 밝히는 연구들은 다소 상충하는 결과를 제시하였다. 그 이유 중 하나는 서로 다른 배양기술과 분자기술이 이용되었다는 것인데, 이것이 서로의 비교를 어렵게 한다. 그러므로 여러 연구에서는 타당한 결과를 얻기 위해 표준화된 방법을 이용하여 타액샘플을 정교하게 수집하고, 정밀하게 다루어야 한다고 주장해왔다(Lazarevic et al. 2010, 2012, 2013a; Rasiah et al. 2005). 또한, 급성중이염 아동에서의 전신항생제 사용(Lazarevic et al. 2013b)과 상인두암 환자에서의 화학요법 및 방사선요법(Xu et al. 2014)이 타액미생물총을 바꿀 수 있다. 그러므로 타액미생물총을 분석할 때, 분석의 포함과 배제 기준에 대한 주의 깊은 고려가 우선되어야 한다. 더 나아가 선행연구들은 다양한 DNA추출 프로토콜(Lazarevic et al. 2013a) 적용과 배양비의존적 분자기술이 자료를 수집하는 데 중요한 영향을 미친다고 밝혔다(Lazarevic et al. 2012). 마지막으로 타액샘플 분석을 위해 DGGE를 이용한 2005년 연구에서는 타액미생물이 수년간 안정적으로 유지된다고 주장하였다(Rasiah et al. 2005). 이와 반대로 2010년 연구에서는 파이로시퀀싱을 이용하여 개인 간 및 개인 내 타액미생물총의 변이를 설명하였는데, 타액미생물총은 연속 5일 이상 안정적으로 유지되지는 않는다고 결론지었다(Lazarevic et al. 2010). 이러한 예는 기술적인 향상의 결과로서 알려졌지만 추가적인 방법론적 고려가 더 있어야 할 것이다.

10.5 미래 전망: 건강 및 질병 상태에 대한 생물표지자로서 타액미생물총의 이용

치은연하, 치은연상 세균막의 미생물 분석은 시간과 비용이 많이 소요된다. 왜냐하면 다양한 병소로부터 샘플 채취와 분석이 요구되기 때문이다 (Yoshizawa et al. 2013). 반면에 타액을 이용한 방법은 각 대상자로부터 하나의 샘플을 모아 분석할 수 있기 때문에 상당히 비용 효과적인 방법이므로, 더 큰 집단의 분석을 위해 이상적인 방법이 될 수 있고 특히 진료실 현장에 더 적합하다(Giannobile et al. 2011; Schafer et al. 2014). 그러므로 타액은 "우리 몸의 거울"로 제안되어 왔고, 많은 과학적인 연구들은 구강건강 및 질환에 관한 타액 생물표지자biomarker의 식별능력에 초점을 맞추고 있다(Giannobile et al. 2011). 그러나 치주염이나 치아우식증과 같은 매우 흔한 구강질환이 다요인질환이라는 것을 인지하고, 질병에 취약한 개인을 선별하기 위한 유전체학 및 전사체학 분야로부터 정보를 통합하는 것이 중요하다(Ai et al. 2012). 그러므로 향후 기술적인 발전과 함께, 염증지표와 타액미생물총의 구성변화를 측정할 수 있는 진료실 기반 타액샘플은 진단 목적으로 사용될 수 있을 것이며, 이는 치아우식증 혹은 치주염에 걸리기 쉬운 개인을 질병초기에 식별할 수 있게 해주며, 개인별로 비침습적인 치료를 가능하게 할 것이다(Yoshizawa et al. 2013).

3부

구강감염 관리에서의
미래 전망

11 미래의 구강감염 치료와 예방을 위한 프로바이오틱스의 사용

Mette Rose Jørgensen and Mette Kirstine Keller

M.R. Jørgensen, PhD student, DDS (✉)
M.K. Keller, PhD, DDS
Section 1, Cariology and Endodontics, Department
of Odontology, Faculty of Health and Medical Sciences,
University of Copenhagen, Copenhagen N, Denmark
e-mail: mrj@sund.ku.dk; mke@sund.ku.dk

지난 수십 년간 구강 내 치면세균막 관련 질병을 치료하기 위한 프로바이오틱스의 사용에 대한 관심이 커졌다. 프로바이오틱스는 항생제 관련 설사 및 급성 감염성 설사와 같은 위장관련 질병을 조절하는데 성공적으로 사용되었다. 구강에서의 활성 기전은 아직 완전히 입증되지는 않았지만, 면역체계의 조절을 통한 전신적인 효과와 구강 내 국소적인 효과가 있을 것으로 예상된다. 이 장에서는 구강 건강을 개선하기 위한 프로바이오틱스의 가능성에 대한 지견을 요약하고, 미래의 구강질환의 예방에 대한 잠재력에 대해 설명할 것이다. 일부 제한점에도 불구하고 현재 유용한 임상연구가 진행되고 있으며, 치아우식증과 치주염, 칸디다의 집락화 등의 구강상태를 개선하기 위한 프로바이오틱스의 근거가 될 수 있을 것으로 보인다. 하지만 이러한 근거기반지침이 제시되기 전에, 장기간의 연구 수행을 통해 검증이 필요할 것이다.

11.1 서론

치과진료에서 프로바이오틱스[probiotics] 또는 활생균[유익균]의 적용은 구강 내 치면세균막 관련 질환을 치료하기 위한 전략으로 각광받고 있다[Laleman and Teughels 2015]. "프로바이오틱[probiotic]"이라는 용어는 "삶을 위한"이라는 그리스 언어로부터 유래되었다. 프로바이오틱균[Probiotic bacteria]은 "적당한 양이 있을 때, 숙주에 이익을 주는 살아있는 미생물균"으로 정의된다[WHO] [Meurman and Stamatova 2007]. 일반적으로 프로바이오틱스는 감염성과 독성이 없어야 하고, 위장 및 일부 대장에서 생존할 수 있어야 한다.

건강을 증진시키기 위해 미생물은 고대 로마인들의 발효음식과 치료법에도 사용되었다. 1906년에 프랑스 물리학자 앙리 티세[Henry Tisser]는 비피더스 간균체[Bacillus bifidus] 무리[communes]를 분리했고, 이후에 비피더스균[Bifidobacterium]으로 재분류했다. 몇 년 후 그는 비피더스균을 포함한 대변으로 설사를 치료하였다. 1907년에 노벨상 수상자인 일리야 메치니코프[Elie Metchnikoff]는 불가리아인들의 장수 현상을 그들이 먹는 (유산균을 포함하고 있는) 불가리아 요구르트로 설명하였다. "Probiotic"이라는 단어는 1965년에 Lilly와 Stillwell에 의해 소개되었고, 이들은 그것을 "또 다른 성장을 자극하는 미생물에 의해 생성되는 물질"이라고 명명하였다[Lilly and Stillwell 1965].

현 시점에서 프로바이오틱스는 위장 관련 질병 조절을 위해 성공적으로 사용되어 왔고, 면역 관련 질환 및 알레르기 현상을 완화시키는 것으로 보여진다[Meurman 2005]. 특히 급성 감염성 설사 및 항생제유발 설사, 염증성 질환(크론병 및 궤양성대장염)의 치료를 위해 널리 사용되고 있다. 또한, 아직 명확한 근거는 부족하지만, 프로바이오틱스는 질칸디다증, 위 또는 상기도의 헬리코박터 파일로리^{Helicobacter pylori} 감염에 대항하기 위해 일반적으로 사용되고 있다(Saha et al. 2012).

세균과 효모균을 포함하여 프로바이오틱스라고 분류될 수 있는 수많은 미생물들이 존재한다. 가장 대표적인 프로바이오틱 균주로 분류되는 종은 젖산간균^{Lactobacillus} 속의 세균^{L. acidophilus, L. rhamnosus, L. bulgaricus, L. reuteri, L. casei} 등 또는 비피더스균^{Bifidobacteria; B. bifidum, B. longum, B. infantis} 등에 속한다. 또한 몇몇 포도상구균 ^{Streptococcus spp.; S. thermophilus, S. salivarius} 등, 효모균류 사카로미세스^{Saccharomyces} 종^{S. boulardii,} ^{S. cerevisiae} 등도 잠재적으로 프로바이오틱스로 분류되었다(Isolauri et al. 2002). "프리바이오틱스^{Prebiotics}"는 일부 선택된 세균의 성장을 자극하여 숙주의 건강을 개선하는 역할을 하면서 소화되지 않는 요소로서 정의되는데, 가장 대표적인 프리바이오틱스는 탄수화물기질(예, 올리고당)로 정상 대장균의 성장을 촉진한다(표 11.1)(Dahlén et al. 2012). 프리바이오틱스와 프로바이오틱스이 함께 적용됐을 때 "신바이오틱^{synbiotic}"으로 정의된다(Anusha et al. 2015).

표 11.1 프로바이오틱스 연구에서의 일반적인 정의

상주 미생물군	일반적인 미생물군(대부분의 사람에게서 발견되는 미생물)으로 구성, 보완적인 미생물군(개인마다 특징적인 미생물), 그리고 일시적인 미생물군(몸에 일시적으로 존재하는 유기체)
프로바이오틱^{Probiotic}	섭취할 때 사는(존재하는) 미생물로 숙주에 건강한 유익을 제공한다.
프리바이오틱^{Prebiotic}	소화가 안 되는 음식의 성분, 예를 들어 올리고당^{oligosaccharides}, 이눌린^{inulin}, 락툴로오스^{lactulose} 등으로, 선택된 유익한 세균의 활동 또는 성장을 촉진한다.
신바이오틱^{Synbiotic}	프로바이오틱스와 프리바이오틱스를 합한 영양적인 보충물질로 숙주에 좋은 영향을 미친다.

지난 수십 년간 프로바이오틱스는 구강 내 예방 및 치료를 위한 대체 수단으로 여겨져 왔다. 구강 내 프로바이오틱스는 구강 내 질병(치아우식증, 치은염, 치주염, 구취, 구강 칸디다 집락화, 구강점막염, 구강건조증)의 치료를 위해 연구되었다. 치의학에서 프로바이오틱균인 람노수스[L. rhamnosus] GG와 루테리[L. reuteri]에 대해 집중적으로 연구되어 왔는데, 이는 칸디다[Candida]의 집락화를 감소시키고, 무탄스[S. mutans]와 상호작용하는 것으로 확인되었다.

이 장에서는 구강질환을 예방하고 구강건강을 증진시키는 프로바이오틱스의 이용 가능성에 대한 현 지견에 대해 설명할 것이다.

11.2 활성 기전

프로바이오틱스의 활성 기전은 명확하게 입증되지 않았지만, 프로바이오틱스 생균 또는 다른 생성물질[산 또는 과산화수소수]에 의해 병원균이 구강 내 부착과 영양분 획득을 경쟁하면서 존재할 것으로 생각된다. 그러므로 프로바이오틱스는 구강 내 치면세균막의 구성 또는 대사활성을 변화시킨다. 또한 프로바이오틱스 섭취 시 면역반응에 대한 전신적 조절이 있는 것으로 보인다 (Devine and Marsh 2009; Stamatova and Meurman 2009). 프로바이오틱균에 노출 후, 치은열구액에 있는 사이토카인(Twetman et al. 2009)과 타액의 IgA 수준(Ericson et al. 2013)이 모두 변화되었다. 일반적으로, 프로바이오틱균의 영향은 종 특이적이고, 다른 종에 직접적으로 적용될 수 없다. 또한 같은 종도 사람마다 다른 효과를 나타낼 수 있다(Koll-Klais et al. 2005).

11.3 프로바이오틱스와 구강질환

11.3.1 치아우식증

치아우식증은 치면세균막 미생물이 생성한 산에 의한 탈회과정이다. 그래서 프로바이오틱균에 의한 치면세균막 조절에 대한 관심이 증가하기 시작했다.

2001년 Näse 연구진의 첫 연구가 시작된 이래로, 치아우식증과 관련된 많은 임상연구가 있었다. 그러나 대다수 연구가 미생물의 수나 치면세균막 지수와 같은 치아우식증 관련 변수보다 다른 결과변수에 중점을 두었다. 무탄스균Mutans streptococci은 가장 일반적인 미생물 결과변수이나 몇몇 연구에서는 젖산간균lactobacilli에 초점을 맞추었다. 대부분의 연구에서는 타액 내 무탄스균에 대한 프로바이오틱스의 억제효과를 보여주었지만, 일부에서는 적용 후 어떠한 변화도 보이지 않았다(Stecksen-Blicks et al. 2009; Lexner et al. 2010; Taipale et al. 2012). 그럼에도 불구하고 최근 두 체계적 종설에 따르면, 프로바이오틱균을 주기적으로 섭취하는 만큼 프로바이오틱균이 무탄스균의 수를 감소시키는 것으로 나타났다(Cagetti et al. 2013; Laleman et al. 2014). 임상연구에서 사용된 종들은 매우 다양한데, 다양한 유산균 종, 비피더스균 종, 심지어 몇몇 연쇄상구균 종들이 포함된다. 그러나 그 연구에 사용된 종에 따른 차이는 명확하게 발견되지 않았다.

대부분의 연구에서 사용된 유산균은 강한 산생성능을 가지기 때문에, 치아우식증과 관련된 내재적 특성은 구강 내 추가적인 유산균 증가가 구강세균의 산생산성의 위험을 높이는 것을 의미한다. 그러나 두 가지 임상연구에서는 프로바이오틱 유산균probiotic lactobacill; L. reuteri SD2112, L. reuteri DSM 17938, L. reuteri PTA 5289

종에 대한 노출 후, 구강 내 치면세균막의 산도에는 변화가 없었다고 보고
하였다(Keller and Twetman 2012; Marttinen et al. 2012).

연구의 결과변수로서 치아우식증 발생이나 치근우식증 중단, 우식병소의
재광화를 다룬 연구는 더 드물었다. 치아우식증 발생을 결과변수로 하는 연
구는 6개였다(그림 11.1). 그 평균 예방분율preventive fraction; PF은 33%이었다. 프
로바이오틱균을 함유하고 있는 가장 일반적인 식품은 우유이고, 이 연구에
서는 우유에 불소가 2.5ppm 포함되어 있었다. 또한 핀란드에서의 첫 연구
는 7개월 동안 람노수스L. rhamnosus GG를 전달하기 위한 수단으로서 우유를
사용하였는데(Näse et al. 2001), 그들은 3~4세 유아 가운데 56%의 PF를 보였다.
그러나 전체 1~6세 유아를 대상으로 한 초기 연구에서는 PF가 21%이었다.
치과치료에서의 이익 외에도 호흡기 감염에 대한 항생제 치료의 감소 효과
도 함께 보여주었다(Hatakka et al. 2001). 스웨덴의 비슷한 연구에서도 기대할 만

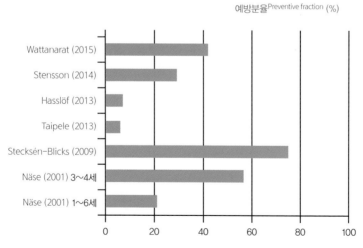

그림 11.1 치아우식증이 결과변수인 임상적인 연구에서 예방적인 분율

한 결과가 나타났는데, 1~5세 유아에게 람노수스$^{\text{L. rhamnosus LB21}}$와 2.5 ppm 불소가 포함된 우유를 매일 제공하였다$_{\text{(Stecksen-Blicks et al. 2009)}}$. 이 연구의 결과는 75%의 PF를 보여주었으나, 실험설계 때문에 불소나 프로바이오틱스의 첨가가 그 결과에 얼마나 기여하였는지 결정하기는 어렵다. 또한 이 연구는 항생제 처방을 줄이는 데 프로바이오틱스가 부가적인 긍정적 효과를 보인다고 밝혔다. 핀란드의 최근 연구는 0~12개월 유아들의 프로바이오틱스 계열인 람노수스 LB21의 더 지속적인 경구 흡수를 위해 새로운 수단으로 젖꼭지를 선택하였다$_{\text{(Taipale et al. 2013)}}$. 그러나 4살 유아의 PF는 5%로 나타났는데, 이는 불확실한 순응도 때문인 것으로 보인다.

6~7년 전에 스웨덴에서 두 가지 추적연구가 후속적으로 진행되었다. 영아기에 파라카제이$^{\text{L. paracasei}}$ F19가 첨가된 귀리죽을 먹은 아이들은 6세 때 통계적으로 유의한 습진의 감소를 보였으나, 우식발생에는 유의한 결과가 나타나지 않았다$_{\text{(Hasslof et al. 2013)}}$. 우식수준이 낮은 사람들이 중간에 실험을 포기한 경우가 많아 유의한 결과를 보이지 않은 것으로 추측된다. 비교하자면, 다른 연구들의 결과는 훨씬 전망이 밝다. Stensson 등$_{\text{(2014)}}$의 연구에서는 루테리$^{\text{L. reuteri}}$ ATCC을 첫 12개월 동안 하루에 5방울씩 처리한 결과, 7세 아동의 PF가 29%로 나타났다.

프로바이오틱스 집락화가 그 효과 발현에 필수적인지에 대해서는 논란의 여지가 있다. 미생물을 결과변수로 하는 연구에서는 프로바이오틱스 계열 미생물을 적용하는 한 무탄스균의 수준이 변화되었으나 투입이 중지되면 다시 무탄스균의 수준은 이전으로 돌아갔다. 그러므로 효과는 지속적인 프로바이오틱균의 적용 여부가 결정적인 요소로 보인다. 그러나 Stensson의 추적연구에 의하면, 초기 적용 7년 후 효과가 나타났다. 즉, 지속적인 효과를 위해서는 초기 유아시절에 적용하는 것이 매우 중요하다. 선행연구가 긍정적인 결과를 보임에도 불구하고 여전히 임상적으로 권장하기에는 근거가 불충분하고, 치아우식증과 관련하여 더 오랜 기간의 연구가 수행되어야 한다.

11.4 치은염과 치주염

치은염과 치주염은 구강 내 세균과 숙주면역반응에 의해 치아지지조직에 문제가 발생하는 질환이다. 치은조직이 치면세균막에 노출되면 치은 내 염증이 수반되면서 변색, 치은부종, 치은출혈과 치은열구액 삼출과 같은 치은염의 임상징후가 보인다. 만성치주염의 특징은 치은염의 특성 외에도 부착상실과 치조골 소실이 나타난다는 것이다. 오늘날 치료전략에는 구강위생상태 개선, 스케일링 및 치근활택술scaling and root planning; SRP과 같은 기계적 세마, 수술, 항생제 치료 등이 있다. 치주염의 중요한 병인 중 하나는 치주미생물총의 그람음성세균으로의 변화와 이로운 세균의 부재이다. 따라서 이론적으로 프로바이오틱스의 투입을 통해 감소된 이로운 세균을 보충하는 것은 치주염 치료에 도움이 될 것이다(Teughels et al. 2008).

2015년 6월 의학검색엔진인 Medline에서 인간 대상의 24개 생체 내 실험in vivo 연구를 찾았는데, 이 연구들은 치은염 혹은 치주염 환자나 치주가 건강한 사람을 대상으로 프로바이오틱스의 효과를 연구하였다. 최종 선정된 연구들은 표 12.2에 나열되어 있다. 이 연구들은 치면세균막의 양plaque index; PI와 치은상태gingival index; GI, 탐침후출혈bleeding on probing; BOP, 탐침치주낭깊이probing pocket depth; PPD, 치주질환과 관련된 치은연하 미생물을 결과변수로 한다. 대다수의 연구에서 플라시보placebo; 위약를 처리한 집단과 비교했을 때, 프로바이오틱스 적용에 따른 유의한 효과를 얻을 수 없었다. 그러나 이러한 연구들은 이질 적인 환자인구집단을 대상으로 하였고, 치주염 환자의 정도 및 심도 기술 부족, 교란변수, 높은 편향bias 위험, 일관적이지 않은 결과변수 등의 방법론 적인 문제가 제기되기도 하였다(Dhingra 2012; Laleman and Teughels 2015).

8개의 임상연구에서는 건강한 치주조직을 가진 사람을 대상으로 임상적 치주지표를 평가하였다(Burton et al. 2013; Iwamoto et al.2010; Kang et al. 2006; Karuppaiah et al. 2013; Mayanagi et al. 2009; Shimauchi et al. 2008; Sinkiewicz et al. 2010; Zahradnik et al. 2009). Shimauch 등(2008) 의 이중맹검 무작위배정 비교임상시험연구에서는 66명의 건강한 자를 대 상으로 살리바리우스L. salivarius WB21을 적용하여 8주 후에 향상된 치주지표 를 관찰하였다. Mayanagi 등(2009)과 Zahradnik 등(2009)의 연구에서는 유산 균 처리에 따라 건강한 자의 치은연상 세균막과 타액에서 특정 치주병원균 예; P. gingivalis이 감소된 것을 발견하였다. 두 개의 무작위배정 임상연구에서 아 동의 치은건강에 대한 프로바이오틱스의 효능을 조사하였다. Burton 등(2013) 의 첫 연구에서 5~10세 100명에게 살리바리우스L. salivarius M18 또는 플라시 보를 3개월 적용한 후 치면세균막 및 치은점수의 변화를 평가하였다. 프로 바이오틱스를 처리한 집단은 치면세균막점수가 현저하게 낮아졌으나, 치은 점수에서는 별다른 차이가 없었다. 이러한 결과는 Karuppaiah 등(2013)의 연 구를 통해서도 검증되었다.

Krasse 등(2006)는 만성치은염 환자를 대상으로 루테리L.reuteri를 함유한 껌의 효과를 처음으로 조사하였다. 그들은 2주 후에 PI와 GI의 감소를 발견하였 다. 그러나 Iniesta 등(2012)의 연구에서는 이러한 결과를 검증하지 못했다. 실험적 치은염 환자를 대상으로 한 세 가지 임상연구는 프로바이오틱스의 효과를 조사하였는데(Hallström et al. 2013; Slawik et al. 2011; Staab et al. 2009), 세 개 중 두 개는 긍정적인 결과를, 나머지 한 개는 부정적인 결과를 보여주고 있다(표 11.2).

BOP는 치은염을 진단하기 위해 일반적으로 사용되는 기준이다. 7개의 연구는 플라시보 처리군에 비해 프로바이오틱스 처리군에서 BOP가 감소되는 것을 발견하였다(그림 11.2)(Ince et al. 2015; Slawik et al. 2011; Teughels et al. 2013; Tsubura et al. 2009; Twetman et al. 2009; Vicario et al. 2013; Vivekananda et al. 2010). 그러나 이 중 Teughels 등 (2013)의 연구에서는 BOP의 감소가 나타나지 않았다.

9개의 최신 연구(2007~2015)는 만성치주염을 가지고 있는 환자들을 대상으로 프로바이오틱스의 효과를 조사하였다(표 11.2)(Ince et al. 2015; Riccia et al. 2007; Shah et al. 2013; Szkaradkiewicz et al. 2014; Tekce et al. 2015; Teughels et al. 2013; Tsubura et al. 2009; Vicario et al. 2013; Vivekananda et al. 2010). 이러한 종단연구들은 체계적으로 구성된 SRP와 적절한 구

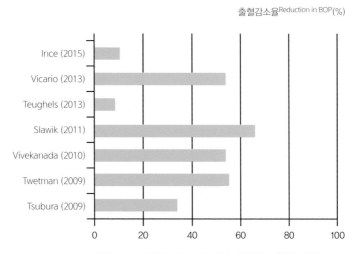

출혈감소율Reduction in BOP(%)

그림 11.2 프로바이오틱스와 플라시보 집단에서의 탐침시 출혈감소율

표 11.2 사람대상 임상연구에서의 치주질환과 관련된 결과

기초조사 단계의 감염유형	출처	종	적용수단, 시간	평가기준	항생제치료 효과
	Kang et al. (2006)	W. cibaria CSM1	Rinse, 1 day	OHI-S, PI	있음
건강한 사람	Shimauchi et al. (2008)	L. salivarius WB21	Tablets, 8 weeks	PI, GI, BOP	있음
	Iwamoto et al. (2010)	L. salivarius WB21	Tablet, 4 weeks	BOP, PPD	있음
	Sinkiewicz et al. (2010)	L. reuteri ATCC 55730/ATCC PTA 5289	Diet, 12 weeks	PI, periopath.	있음
치은염	Krasse et al. (2006)	L. reuteri	Chewing gum, 2 weeks	GI, PI	있음
	Twetman et al. (2009)	L. reuteri ATCC 55730/ATCC PTA 5289	Chewing gum, 2 weeks	BOP, GCF, cytokines	있음
Exp.	Staab et al. (2009)	L. casei Shirota	Milk drink, 8 weeks	PI, GI, GCF	있음
Exp.	Slawik et al. (2011)	L. casei Shirota	Milk drink, 4 weeks	PI, BOP	있음
Exp.	Iniesta et al. (2012)	L. reuteri ATCC 55730/ATCC PTA 5289	Tablets, 8 weeks	PI, GI	없음
Exp.	Hallström et al. (2013)	L. reuteri ATCC 55730/ATCC PTA 5289	Tablets, 3 weeks	PI, GI	없음
치주염	Riccia et al. (2007)	L. brevis	Lozenges, 4 days	GI, PI, BOP, calculus	있음
	Tsubura et al. (2009)	B. subtilis E-300	Rinse, 30 days	PPD, BOP, GI	있음
SRP	Vivekanada et al. (2010)	L. reuteri DSM 17938/ATCC PTA 5289	Lozenges, 3 weeks	PI, GI, BOP, PPD, CAL	있음
	Vicario et al. (2013)	L. reuteri ATCC 55730/ATCC PTA 5289	Tablets, 4 weeks	PI, BOP, PPD	있음
SRP	Teughels et al. (2013)	L. reuteri DSM 17938/ATCC PTA 5289	Tablets, 12 weeks	PPD, CAL, BOP, periopath.	있음
SRP	Shah et al. (2013)	L. brevis	Lozenges, 2 weeks	GI, PI, PPD, CAL	있음
	Szkaradkiewicz et al. (2014)	L. reuteri ATCC PTA 5289	Tablets, 2 weeks	GI, PPD, CAL	있음
SRP	Tekce et al. (2015)	L. reuteri DSM 17938/ATCC PTA 5289	Lozenges, 3 weeks	PI, GI, BOP, PPD	있음

Exp. 실험적 치은염. SRP 스케일링 및 치근활택술. OHI-S 구강위생지수. PI 치면세균막지수. GI 치은염지수. BOP 탐침시출혈.
PPD 치주낭깊이. CAL 임상적부착상실. GCF 치은열구액. periopath 치주병원균

강위생관리를 포함하는 표준요법의 효능을 보여주고 있다. 이 3개의 연구들은 SRP와 프로바이오틱스 처리를 결합하였다. Teughels 등의 2013년 무작위배정 비교임상시험에서는 만성치주염 환자에서 프로바이오틱스인 루테리[L. reuteri]을 함유하는 마름모꼴 정제가 SRP의 보조제로서 효과를 발휘할 수 있음을 증명하였는데, 중등도 이상의 치주낭에서 더욱 유의한 PPD의 감소가 나타났다.

항생제 치료는 기계적인 치료로 불충분하다고 생각될 때 이를 보조할 수 있는 방법이다. 그러나 반복된 항생제 치료는 약제 내성을 가지는 미생물을 증가시킬 수 있다. Shah 등[2013]은 급진성치주염 환자를 대상으로 SRP 후에 독시사이클린[doxycycline] 단독, 프로바이오틱스 브레비스[L. brevis] CD2 단독 또는 그 둘을 함께 처리하여 그 효능을 조사하였다. 2개월 후, 세 가지 처리(단독 또는 조합)의 결과는 PI, GI와 PPD에서 유사한 감소 효과를 보였다. 이 연구 결과는 치과치료에서 항생제 사용의 감소가 바람직하기 때문에 흥미로운 결과라고 할 수 있다.

요약하자면, 위의 연구는 임상적 제한점이 있으나 프로바이오틱스가 치은염 및 만성치주염 환자의 치료를 위한 표준요법에 대한 유효한 보조요법이 될 수 있다는 점을 의미한다. 그러나 이러한 근거기반 치료지침을 제시하기 전에, 우선 동일한 결과변수에 대한 장기적 효과를 평가하는 연구가 필요하다.

11.4.1 구강칸디다종의 집락화

효모균의 일종인 칸디다[Candida]는 구강 환경에서 구강칸디다증과 같은 문제를 유발할 수 있다. 7개의 칸디다 종이 임상적으로 가장 중요한데, 알비칸스^{C. albicans}와 트로피칼리스^{C. tropicalis}, 글라브라타^{C. glabrata}가 가장 많이 검출된다(80%). 칸디다 종은 구강 내에서 공생하는 미생물로 전체인구집단의 40~60%에서 발견되며, 구강미생물의 균형이 깨졌을 때 질환을 유발할 수 있다(Teughels et al. 2008). 그러므로 구강칸디다증은 종종 노인들에게서 나타나며, 항생제치료나 타액분비저하, 국소적 전신적 면역기능장애, 불량한 구강위생상태, 의치착용, 흡연 등과 관련되어 나타난다(Anil et al. 2014; Pires et al. 2002; Shay et al. 1997; Torres et al. 2002). 수많은 항진균제가 구강칸디다증 치료에 유용하게 쓰이는데, 예를 들어 폴리엔^{polyenes; nystatin}과 아졸^{azoles; fluconazole}계 약물이 있다. 그러나 구강칸디다증은 진균의 과성장에 유리한 치면세균막 내 세균분포의 생태학적 불균형에 의해 유발되므로, 이의 예방과 치료를 위해 생태학적 접근이 필요하다.

지난 수십 년간 몇몇 임상연구들은 구강 내 칸디다 성장을 저해할 수 있는 프로바이오틱스의 효과에 대해 조사하였다. Hatakka 등(2007)은 처음으로 구강칸디다증 유병률에 대한 프로바이오틱스의 효과를 이중맹검 무작위배정 비교임상시험으로 평가하였다. 이 연구는 276명의 노인들을 대상으로 16주 동안 프로바이오틱스 치즈 또는 플라시보 치즈를 섭취하게 하였다. 프로바이오틱스 치즈^{L. rhamnosus GG, L. rhamnosus LC705, Propionibacterium freudenreichii spp. shermanii JS}를 섭취한 집단에서는 타액 내 칸디다의 수가 104CFU/ml 이상인 경우가 32%까지 감소하였고, 플라시보 집단은 21% 증가하였다. 이러한 결과는 유산균과 비피더스균 종을 함유한 요구르트 섭취에 대한 두 가지 후속 연구에 의해 다시 한 번 확인되었다(Dos Santos et al. 2009; Mendonca et al. 2012). 또한 프로바이오틱스를 이용한 치료는 칸디다 관련 구내염 환자(Li et al. 2014)와 칸디다증 관련 증상이 없는 의치장착 노인의 칸디다 수(Ishikawa et al. 2015)를 감소시키는 데 효과적이라는 것을 증명하였다.

이 분야의 지견은 최근 Kraft-Bodi 등(2015)에 의해 검증되었는데, 스웨덴 남부 요양원에 거주하는 215명의 취약한 노인을 대상으로 하루에 두 번 프로바이오틱스인 유산균 정제를 섭취하게 하고, 구강 칸디다의 수와 그 유병상태를 평가하였다. 12주 후의 결과는 루테리L.reuteri를 처리했을 때(그림 11.3), 플라시보 집단에 비해 타액 내 칸디다가 104CFU/ml 이상인 경우가 현저하게 감소하는 것으로 나타났다. 프로바이오틱스 처리 후에 치면세균막에서 구강 칸디다의 유병률에서도 같은 결과를 보였다.

결론적으로, 이러한 연구결과들은 프로바이오틱스가 포함된 식품, 알약, 경구용 정제의 섭취는 구강 칸디다의 수를 감소시킬 수 있으며, 구강칸다디증에 걸릴 위험이 있는 환자가 매일 프로바이오틱스를 섭취하는 것이 임상적 권고안이 될 수 있음을 시사한다.

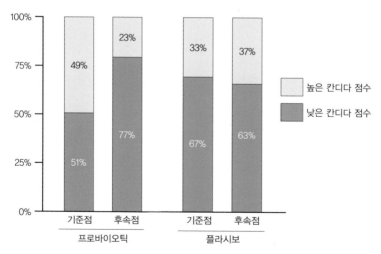

그림 11.3 프로바이오틱스와 플라시보 집단의 기준점과 후속점에서
타액 내 칸디다 점수의 분율 분포

11.5 구강점막염

구강점막염oral mucositis은 종종 두경부암에 대한 항암화학요법 및 방사선요법의 부작용으로 흔히 나타난다. 이는 부적절한 구강위생상태와 영양섭취의 어려움을 유발하고, 삶의 질을 저하시킬 수 있다. 일찍이 면역저하환자의 경우 프로바이오틱스 사용을 되도록 피해야 하며 사용 시 주의가 필요하다고 권고되어 왔다. 그러나 200명의 환자를 대상으로 한 무작위배정 비교임상시험은 프로바이오틱스를 사용했을 때 심각한 부작용이 없는 것으로 보고하였다(Sharma et al. 2012). 또한, 점막염의 유병률이 유의하게 감소(7% vs. 28%)되었고, 고도 점막염 환자(III 및 IV기)의 비율도 감소(52% vs. 77%)된 것으로 나타났다.

11.6 구취

구취는 종종 구강 내 화합물에 의해 발생하나, 구강 외 화합물이나 코, 구인두, 식도감염에 의해서도 발생할 수 있다(Delanghe et al. 1997; Quirynen et al. 2009). 구취는 혐기성세균이 음식물잔사, 탈락상피세포 및 타액단백질을 분해하면서 발생할 수 있다(Scully and Greenman 2008). 구취유발균을 억제하기 위한 세균요법bacteriotherapy은 칫솔질, 치실사용, 혀 닦기, 항생제나 구취화합물—아연 복합적 결합과 같은 구강 내 세균수 감소를 위한 현 방법들보다 훨씬 더 지속적인 효과를 나타낼 수 있다(Burton et al. 2005; Fedorowicz et al. 2008; Outhouse et al. 2006; Porter and Scully 2006). 몇몇 연구는 구취 제거에 대한 프로바이오틱균의 효과를 조사하였는데(Burton et al. 2006; Iwamoto et al. 2010; Kang et al. 2006; Keller et al. 2012; Sutula et al. 2013; Suzuki et al. 2014), 이러한 연구들의 대다수가 휘발성황화합물volatile Sulphur components; VSC 혹은 관능검사점수에서 감소를 확인하였다. 그러나 모두 비교적 크기가 작은 표본을 대상으로 한 연구(n=22~46)였고, 몇몇은 플라시보 대조군이 없었다.

11.7 적용수단과 용량, 안전성

프로바이오틱균의 안전한 복용 또한 고려해야 할 중요한 요소이다. 결국 프로바이오틱스를 사용하기 위해서는 안전성을 고려해야 한다. 구강에서 프로바이오틱스로서 사용되는 몇몇 종들이 심장내막염과 같은 감염 부위에서 검출되기도 한다(Cannon et al. 2005). 그러나 젖산간균Lactobacillus를 포함한 프로바이오틱스 제품이 흔하게 사용되는 핀란드와 스웨덴에서, 이 제품의 사용 증가에 따른 젖산간균 관련 균혈증의 증가는 관찰되지 않았다(Isolauri et al. 2002; Salminen et al. 2004; Sullivan and Nord 2006). 또 다른 연구에서 유아의 위장건강을 증진시키기 위한 두 종의 프로바이오틱스의 안전성을 평가하였는데, 부작용은 없는 것으로 나타났다(Saavedra et al. 2004). 그러나 몇몇 고위험군에서는 부작용이 보고되기도 하였다(Cilieborg et al. 2011).

지금까지 구강건강과 관련된 임상연구에서 심각한 부작용은 보고되지 않았다. 몇몇 연구에서는 경미하게 속이 부글거리거나 체하는 등의 부작용을 나타내기도 하였다. 일부 연구에서는 이러한 문제를 주요 결과로 다루었는데, 동물 모형이나(Tanzer et al. 2010) 인간(Burton et al. 2011)에서는 부작용이 없었다고 보고하였다. 유산균의 산생성능이 치아우식증의 위험을 높일 수 있기 때문에, 실험실 실험에서$^{in\ vitro}$ 일부 프로바이오틱계 미생물의 산유발성(Pham et al. 2009)과 당발효능(Haukioja et al. 2008; Hedberg et al. 2008)에 대해 조사되었다. 그러나 앞서 언급한 바와 같이 체내 실험에서는$^{in\ vivo}$ 치면세균막 산생성능이 증가하지 않았다.

11.8 미래를 위한 고려사항

구강건강을 증진하기 위해 사용되는 프로바이오틱스의 잠재력에 대한 현 근거들은 긍정적인 편이다. 이러한 근거들은 프로바이오틱스가 치아우식증, 치은염 및 치주염, 구강점막염, 구취, 구강 내 칸디다부하와 같은 구강 내 질환을 개선하는 데 도움을 준다고 주장하고 있다. 인간 및 동물 모형을 활용한 연구에서도 프로바이오틱스가 만성적 상처를 치료하는 등 구강 내 이로운 효과를 보인다고 말하고 있다(Huseini et al. 2012; Jones and Versalovic 2009; Sonal Sekhar et al. 2014). 몇몇 프로바이오틱스의 건강개선효과는 잘 알려져 있으나 구강건강에 대한 효과를 설명하기 위해서는 장기간 무작위배정 비교임상시험이 필요하다. 구강 내 프로바이오틱스의 활성기전은 완전히 입증되지는 않았지만, 위장에서 관찰되는 것과 유사할 것으로 예상된다. 그러나 구강은 구강미생물군, 점막 구조, 타액과 같은 체액 조성에서 위장과는 다르다는 것을 명심해야 한다(Meurman and Stamatova 2007). 향후 수행되는 연구들은 다양한 구강질환을 조절하고 관리하기 위한 이상적 구강미생물 종을 찾는 데 초점을 맞추어야 한다. 또한 서로 다른 종의 구강세균에 대한 조합이 단일 종의 구강세균보다 더 효과적인지를 평가할 필요가 있고, 가장 적절한 일일

복용량을 결정하고 구강 내 지속시간을 연장시킬 수 있는 전달체계를 찾는 것이 필요하다.

결론

프로바이오틱스의 이로운 효과는 치과연구의 여러 분야에서 제안되어왔다. 대리결과변수, 이질적인 설계와 작은 표본크기 등 여러 연구의 제한점에도 불구하고, 연구의 대다수는 긍정적인 결과를 제시한다. 여전히 프로바이오틱스의 임상적 권고를 위한 근거는 불충분한 실정이지만, 프로바이오틱스는 구강감염의 예방 및 치료를 위해 다른 요법과 함께 부가적으로 사용되어야 한다.

12 구강칸디다증 환자의 관리

**Camilla Kragelund, Jesper Reibel,
and Anne Marie Lynge Pedersen**

C. Kragelund, DDS, PhD (✉) • J. Reibel, DDS, PhD,
Dr. Odont • A.M.L. Pedersen, DDS, PhD
Oral Pathology and Oral Medicine, Department of
Odontology, Faculty of Health and Medical Sciences,
University of Copenhagen, Copenhagen, Denmark
e-mail: ckra@sund.ku.dk; jrei@sund.ku.dk;
amlp@sund.ku.dk

구강칸디다 감염의 경우 항진균제를 적용하여 치료한다. 진균성 세포막의 스테로이드인 에르고스테롤steroid ergosterol이 시중에 나와 있는 항진균제의 주요 표적이지만, 인간 세포막과의 유사성 때문에 숙주 독성 및 의도되지 않은 반응이 야기될 수도 있다. 구강칸디다증의 관리는 여러 요인에 따라 달라질 수 있는데, 이 요인으로는 전신질환과 약물복용 등의 숙주민감성 지표와 감염성 칸디다종의 독성 및 감염기간 등의 감염민감성 지표가 있다. 구강칸디다증의 치료 결과는 특히 재발성 구강칸디다증 환자에서 자연적으로 존재하거나 획득된 아졸azole 저항성 때문에 실패할 수 있다. 이러한 경우, 다른 유형의 항진균제를 장기간 사용하거나 다른 항진균제와 결합하여 사용함으로써 그 실패 위험성을 감소시킬 수 있다. 이 장에서는 각 항진균제의 장단점에 대해 검토하고, 구강칸디다증이 있는 전신질환자의 항진균치료에 대해 살펴볼 것이다.

12.1 서론

구강칸디다 감염의 경우 항진균제를 적용하여 치료할 수 있다. 진균^{곰팡이}
은 인간과 같은 진핵생물로서 인간숙주와의 유사성으로 인해 숙주 독성과
의도되지 않은 반응이 야기될 수 있으므로 치료 약물을 선택하는데 어려움
을 겪을 수 있다. 인간과 진균 세포막의 스테로이드는 다르기 때문에, 이는
시중에 나와 있는 항진균제의 표적이 된다. 인간 세포막은 주로 콜레스테롤
로 구성되어 있는 반면 진균 세포막은 에르고스테롤로 구성되어 있어, 에르
고스테롤과 이의 생합성은 항진균제의 목표대상^{target}이 되어 왔다_(Xie et al. 2014).

구강칸디다증 치료를 위한 항진균제는 크게 폴리엔^{polyenes; nystatin, amphotericin B}
과 아졸^{azoles; miconazole, clotrimazole, fluconazole, ketoconazole, itraconazole} 두 가지로 나눌 수 있다.
항진균제는 협측 상피에 부착하는 칸디다의 특성에 영향을 주는 것으로 보
이며, 이트라코나졸^{itraconazole} 등의 일부 항진균제는 상피세포에 집중된다. 항
진균제는 국소적 혹은 전신적으로 적용할 수 있다.

12.2 폴리엔

니스타틴^{nystatin} 암포테리신^{amphotericin} B는 에르고스테롤의 합성억제제로, 광
범위 항진균제이다. 이는 효모^{yeast}와 효모유사균 즉, 모든 칸디다종^{Candida spp.}의
세포막에서 에르고스테롤과 상호작용을 한다. 에르고스테롤과의 결합을 통
해 누공^{pore} 형성과 이온 누출이 일어난다. 도포 부위의 약물 농도에 따라,
폴리엔^{Polyenes}은 정진균성^{fungistatic} 혹은 살진균성^{fungicidal}의 효과를 나타낸다. 암

포테리신 B는 진균 세포막에 대해 절대적인 특이성을 갖지 않으므로, 인간 세포막의 콜레스테롤과 결합하여 심각한 전신적 독성을 유발할 수도 있다.

그러므로 폴리엔은 구강칸디다증의 국소적 치료제로만 사용이 가능하다. 경구투여 시 구강, 위 및 장 점막으로부터 흡수가 잘 되지 않고, 대부분은 그 대로 배설물로 제거된다. 따라서 심각한 약물 간 상호작용에 대해서는 알려진 바가 없다. 니스타틴은 매우 쓴 맛을 나타내고, 니스타틴 제제는 설탕성분sucrose이 함유되어 단맛을 내기도 하는데, 이는 치아우식증의 위험을 상당히 높일 수 있다. 시중에 나와 있지는 않지만, 설탕성분이 함유되지 않은 특별한 제제도 만들어 질 수 있을 것이다. 국소적 폴리엔의 부작용은 일반적으로 경미한 위장계 문제이다.

12.3 아졸

아졸Azoles은 시토크롬cytochrome p450 효소의 억제제이고, 항진균 효과는 시토크롬 p450 효소인 CYP51에 결합함으로써 진균성 에르고스테롤의 합성을 방해하는 것이다. 정진균성 효과는 에르고스테롤 소모, 세포막 투과성 및 막-결합membrane-bound 단백질의 변화, 그리고 세포독성 스테롤의 합성을 통해 나타난다. 크루세이C. krusei와 글라브라타C. glabrata와 같은 칸디다종은 자연적으로 저항성을 갖거나, 아졸에 대한 감수성이 낮은 편이다(Arendrup 2013). 아졸은 저혈당증을 유발하는 경구혈당강하제의 효과를 높일 수 있다.

아졸은 국소적 및 전신적으로 사용할 수 있다. 구강칸디다증을 위해 사용되는 아졸은 2개의 질소 아졸 고리를 가진 이미다졸imidazole; clotrimazole, miconazole

과 3개의 질소 아졸 고리를 가진 트리아졸triazole; fluconazole, itraconazole로 분류된다. 모든 아졸은 CYP2C9와 CYP3A4와 같은 시토크롬 p450 억제제이다. 이러한 효소는 시중에 나와 있는 약물 중 약 40%의 대사과정에 관여한다. 그러므로 전신질환자에게 적용 시 반드시 아졸-약물 간 상호작용에 대해 신중하게 고려되어야 한다.

클로트리마졸clotrimazole 연고는 피부 침투성이 낮기 때문에 임상적으로 관련된 약물 간 상호작용을 나타내지 않는다. 미코나졸miconazole은 강력한 CYP2C9과 CYP3A4 억제제이다. 국소적으로 투여된 미코나졸의 25%만이 피부와 구강, 심실, 장 점막으로부터 흡수되지만, 간과 장관에서의 초회통과효과the first-pass effect 관련 효소는 상당히 억제된다. 미코나졸은 임상적으로 중요한 약물 간 상호작용을 나타내므로, 특히 와파린wafarin과 사이클로스포린cyclosporine과 같이 관련된 약물의 양 조절은 매우 중요하다. 클로트리마졸과 미코나졸은 구각구순염 치료에 도움이 되는 정균작용bacteriostatic 효과를 나타내기도 한다.

플루코나졸fluconazole은 국소적 및 전신적 치료를 위한 경구용 현탁액oral suspension과 전신적 사용을 위한 캡슐로 사용할 수 있다. 경구용 현탁액은 삼킨 후 타액에서 고농도로 분비되고, 장에서 흡수될 수 있기 때문에 국소적 및 전신적 효과를 나타낸다. 플루코나졸의 대부분은 신장에서 그대로 배출되기 때문에 신장기능저하와 관련되기도 한다. 만약 사구체여과율glomerular filtration rate, GFR이 50% 미만일 경우, 배출시간이 50%만큼 더 걸리기 때문에 투여량은 50%로 줄여야 한다. 플루코나졸은 강력한 CYP2C9의 억제제이면서 중등도의 CYP3A4 억제제이므로 많은 약물과의 상호작용에 대한 위험을 갖는다(The American Society of Health-System Pharmacists (ASHP) 2015, The Danish Health and Medicines Authority 2015).

이트라코나졸은 전신적으로 사용할 수 있고, 장에서 흡수된다. 이트라코나졸은 성인에게만 권장되며, 흡수는 위장의 산도에 따라 달라지기 때문에 식사 전에 투여해야 하고, 수소이온펌프억제제proton pump inhibitors로 인해 흡수가 방해될 수 있다. 이트라코나졸은 간에서 대사되며, 강력한 CYP3A4 억제제이다. 플루코나졸과 같이, 이트라코나졸은 많은 약물과 상호작용을 하게 된다(The American Society of Health-System Pharmacists (ASHP) 2015, The Danish Health and Medicines Authority 2015).

케토코나졸ketoconazole은 국소적인 피부감염에만 적용하는 것이 권장된다. 2013년에는 유럽의약청the European Medicines Agency, EMA과 미국 식품의약품청the US Food and Drug Administration, FDA이 케토코나졸 사용 시 간 독성과의 약물 상호작용, 부신 문제와 같은 심각한 유해작용의 발생위험 때문에 칸디다증의 전신적 치료를 위해서는 케토코나졸을 더 이상 사용하지 말 것을 권고하였다(European Medicines Agency 2013; US Food and Drug Administration 2013).

아졸의 부작용은 일반적으로 가벼운 위장계 문제이고, 국소적 적용은 피

표 12.1 구강칸디다증의 국소적, 전신적 항진균 치료의 장단점

민감성 지표	국소적		전신적
	폴리엔	아졸	아졸
적용의 어려움	−	−	+
복잡한 전신질환/상태	+	+	−
약물 간 상호작용의 위험성	+	−	−
아졸 비감수성	+	−	−
치료비용	−	−	+

+ 장점, − 단점

부에 자극을 줄 수 있다.

　다양한 항진균제 종류와 제제에 따라 치료비용은 달라질 수 있으며, 치료계획에서 반드시 고려되어야 한다. 항진균제의 국소적 및 전신적 치료에 대한 장단점은 표 12.1에 기술되어 있다.

12.4 전문가 치료

보리코나졸^{voriconazole}과 포사코나졸^{posaconazole}과 같은 2세대 아졸은 전문가 진료환경^{specialist settings}에서 널리 사용되고 있고, 생명에 위협적인 칸디다증이나 심각한 면역문제가 있는 환자에게 사용된다. 심각한 전신질환자의 구강칸디다증 치료를 위해서는 암포테리신 B, 에키노칸딘^{echinocandin} 및 피리미딘^{pyrimidine}계 정맥용 항진균제가 사용될 수 있는데, 이는 반드시 전문가 진료환경에서만 적용되어야 한다.

12.5 구강칸디다증 환자의 관리

　구강칸디다증의 관리법은 몇 가지 요인에 따라 달라질 수 있는데, 숙주민감성 지표와 감염민감성 지표로 나누어 제시하였다(표 12.2).

12.5.1 숙주민감성 지표

숙주민감성 지표^{Host-Sensitive Parameters}는 구강칸디다증의 관리 시 매우 중요한

표 12.2 구강칸디다증 환자의 관리와 관련된 요인

숙주민감성 지표	
1. 구강칸디다증의 소인	국소적
	전신적
2. 약물대사에 영향을 미치는 환자의 건강상태	만성질환
	약물 노출
감염민감성 지표	
1. 감염의 분류	감염기간 (급성/만성)
	1차/2차/3차 감염
	산발성/재발성
	임상적 징후
2. 칸디다 종	항진균제에 대한 감수성
	항진균제에 대한 저항성

요인이다. 성공적인 구강칸디다증 치료를 위해서는 소인을 파악하는 것이 매우 중요하다(표 12.3). 만약 중요한 소인들이 파악되지 않아 제거되지 않는다면, 병의 재발 가능성은 높아질 것이다.

약의 제제는 특수한 고려사항이 있는 환자의 상태에 따라 달라질 수 있는데, 예를 들어 연하곤란 환자에게는 국소적으로 적용할 수 있는 제제가 필요하고, 협조도가 낮은 환자에게는 캡슐형태가 적절할 것이다. 타액분비부전 환자는 원형이나 마름모꼴의 정제를 녹이기에 어려움을 느낄 것이다.

항진균제의 선택 시 반드시 환자의 건강상태 및 의과병력을 고려해야 하는데, 이는 약물의 독성 및 유해작용 때문에 피해야 할 약물이 있기 때문이다. 또한 항진균제와의 심각한 약물 간 상호작용을 나타낼 수 있으

표 12.3 국소적 및 전신적 소인과 상태

	배경요인	관리
국소적	불량한 구강위생상태	구강위생관리의 교육 및 동기부여, 추적 관찰
	고탄수화물 식이	정보, 동기부여, 추적관찰
	약물, 두경부 방사선요법, 쇼그렌증후군과 같은 전신질환으로 인한 타액선 기능저하	무설탕 정제 또는 껌으로 기능성 타액선조직 자극, 가능한 경우 약물대체
	점막 외상	원인식별과 제거
	점막 질환	정밀진단, 정보, 치료, 추적관찰
	국소적 스테로이드	적절한 행동에 대한 교육
	흡연	흡연상담, 금연
전신적	면역결핍 (획득성 혹은 특발성)	정밀진단과 중재 종합적 협력 의뢰
	전신질환	
	영양결핍	

므로, 환자의 약물복용에 대해 파악하는 것은 필수적이라 할 수 있다(표 12.1, 12.4).

임부의 치료를 위해서는, 모유수유 시 의도하지 않게 약물에 노출되는 것과 마찬가지로 임신기에도 약물 노출과 관련된 기형발생 위험에 대해 아는 것이 매우 중요하다. 임신기나 모유수유 시 일반적으로 잘 알려지고 근거가 확립된 약물을 사용하는 것이 추천된다. 국소적 니스타틴과 암포테리신 B는 근거가 확보된 항진균제로, 적은 흡수량 때문에 전신적 영향이 낮은 편이다. 국소적 미코나졸은 임부의 질칸디다증을 위해 널리 사용되는데, 이 약물이 태아기형의 발생위험을 높인다는 점에 대해서는 알려진 바 없다. 고농도의 플루코나졸을 적용하는 것은 태아기형과 연관될 수 있고, 이트라코나졸 또한 임신 혹은 모유수유 시 피해야 할 약물이다.

12.5.2 감염민감성 지표

급성감염에는 보통 짧은 치료기간이 필요한 것처럼 감염민감성 지표Infection-Sensitive Parameters에 따라 치료기간이 달라질 수 있다. 일반적으로 급성 칸디다증에는 2주간의 국소적 치료와 1주간의 전신적 치료가 필요한 반면, 만성 감염에는 더 긴 시간이 필요하다(표 12.4).

약물제제의 선택 시 감염부위의 해부학적 위치를 고려해야 한다. 연고의 경우, 주로 구강주위 감염에 사용하지만, 습한 구강점막에는 적용하기 어렵다. 구내 감염의 국소적 제제로는 원형이나 마름모꼴의 정제, 구강 겔, 경구용 현탁액 등이 있다. 이러한 국소적 제제의 적용 시 구강세정작용으로 인해 약 6시간 후 효과미달 수준으로 떨어질 수 있기 때문에 자주 적용해야 한다. 유지시간을 최대화하기 위해, 국소적 치료는 반드시 식사나 구강세정 후 적용되어야 하며, 환자는 약물의 사용 후 음료를 마시거나 헹구는 것을 금지하여야 한다. 그러므로 국소적 치료의 효과는 환자의 협조도에 따라 매우 달라질 수 있게 된다.

다병소 감염의 모든 병소들은 치료되어야 하는데, 항진균제를 전신적으로 적용함으로써 쉽게 치료될 수 있다. 그러나 아졸 약물과의 상호작용과 같은 다른 숙주 혹은 감염민감성 지표 때문에 항상 적용할 수 있는 것은 아니다(표 1.1).

크루세이C. krusei와 글라브라타C. glabrata와 같이, 구강으로부터 분리된 몇몇의 칸디다종은 아졸 항진균제에 에 대한 감수성이 높지 않으며, 약물의 저항성은 다른 종에 의해 획득될 수 있다(표 12.1, 12.4)(Arendrup 2013).

폴리엔에 대한 획득된 저항성은 매우 드물기 때문에 간략히 기술하였다. 이렇게 약물내성의 발생이 낮은 것은 폴리엔의 살진균 효과와 관련된 것이

표 12.4 국소적 및 전신적 항진균제

작용	약물	제형	복용량	숙주요인 질병	숙주요인 약물 상호작용	감염요인 분류	감염요인 비알칸성 칸디다 종	비고
국소적	클로트리마졸	연고 1%	2~3회/일 계속 적용, 범소 치큐 후 10일까지	—	—	구강 주위	—	12세 초과
	미코나졸	연고 2%	2회/일 계속 적용, 범소 치큐 후 10일까지	—	+	구강 주위	—	
	케토코나졸	연고 2%	범소 치큐 후 및 일간, 1~2회/일 계속 적용	간 관찰	+	구강 주위	+	신생아의 기도
		경구용 젤	4~6주 이내 2.5ml씩 4회/일	—	+	구강 내	+	
	니스타틴	경구용 현탁액 100,000IE/ml	4주간 1ml씩 4회/일	—	—	구강 내	—	티액물비 저하라면 해당사항 없음
		함당 정제 100,000IE/unit	식후 4주간 4회/일	—	—	구강 내	—	티액물비 저하라면 해당사항 없음
	암포테리신 B	마름모꼴 정제	4주간 4회/일	—	—	구강 내	—	순응도 높음
		경구용 정제	—	—	—	구강 내	—	해당사항 없음
전신적	신 B	10mg	—	—	—	구강 내	—	해당사항 없음
	플루코나졸	경구용 현탁액 10mg/ml	4주간	신장기능저하 경우, 특용량 ↓	+	구강 내	+	다병소 감염 순응도 높음
	플루코나졸	정제 또는 캡슐 10mg	50~100mg씩 매일	특용량 ↓	+	구강 내	+	다병소 감염
	플루코나졸	정제 또는 캡슐 50~100mg	2~3주 이내 1회/일	신장기능저하 경우, 특용량 ↓	+	구강 내	+	다병소 감염
	이트라코나졸	정제 또는 캡슐 100mg	2주 이내 1회/일	산부 전 사용불가, 간질환 주의	+	구강 내	+	다병소 감염 순응도 높음

– 관련 없음, + 관련 있음.

* 몇가지 부가적인 항균효과, 적응증, 사용 기능한 약물과 제형의 종류는 각 나라마다 다양할 수 있다.

라 추측된다. 이 저항성에 대한 정확한 기전에 대해서 명확히 밝혀진 바는 없지만, 에르고스테롤 생합성 경로의 변이와 관련되어 있을 것이라 생각된다(Maubon et al. 2014). 반면, 아졸에 대한 획득된 저항성은 널리 알려져 왔는데, 정진균성 효과와 관련된 것이라 여겨진다.

4가지 주요 아졸 저항성 기전은 다음과 같다.

1. 약물 표적 CYP51에 대한 친화력 감소
2. 약물 표적 CYP51의 양 증가
3. 진균 세포로부터 아졸의 유출 증가
4. 유전자 재배열genomic rearrangements

아졸의 활성방식mode은 CYP51에 결합함으로써 진균성 에르고스테롤 합성을 억제하여 에르고스테롤 소모, 세포막 파괴, 세포독성 스테롤의 합성 등을 유발하는 것이다. 아졸의 활성실패azole failure는 에르고스테롤 합성, 손상되지 않은 온전한 세포막 유지, 아졸 유발 세포성 스트레스에 대한 감수성 감소 등을 유발하여, 결국 진균이 생존하게 된다.

CYP51 단백질을 부호화하고coding 있는 유전자 ERG11의 점돌연변이point mutation는 CYP51에 대한 아졸의 친화력을 떨어뜨린다. ERG11 유전자의 상향조절upregulation은 CYP51의 양을 증가시킬 수 있고, 에르고스테롤 합성에 대한 기질경쟁을 가능하게 한다. 다중약물 운반체의 발현이 증가되면 세포내 아졸의 농도가 감소되므로 치료적 효과를 기대하기 어렵다. 염색체 재배열, 염색체 이수성aneuploidy, 이형접합성 손실loss of heterozygosity 등의 유전적 변이는 아졸 유발 세포성 스트레스에 대한 감수성을 감소시킨다(Xie et al. 2014). 이에 대한 모든 기전은 진균 세포막에 대한 아졸의 의도된 효과를 감소시키고, 아졸에 대한 다중저항성multi-resistance을 유발하는 것이다. 서구지역에서의 비 알비칸스 감염의 증가와 아졸 비민감성 알비칸스감염의 증가는 인간이 환경적 및 의학적으로 아졸에 더욱 노출되면서 발생한 결과라고 여겨지고 있다(Arendrup 2013).

처방전 없이 살 수 있는Over-the-counter 아졸 제제는 '자가 진단한' 칸디다증의 치료 및 항진균 예방, 장기적 항진균 치료를 위해 사용되는데, 이는 아졸에 대한 개별적 노출 수준을 높인다. 그러나 아졸에 대한 환경적 노출은 훨씬 더 높은 편인데, 이는 농업 및 산업, 가정에서 항진균제가 널리 사용되기 때문이다. 예를 들어, 항진균제는 살종과 수확 후 처리, 목재 방부제, 직물, 세면도구, 인간과 동물의 배설물 처리 등에서 널리 사용된다(Parker et al. 2014).

항진균 치료를 위한 약물이 다양하게 장기간 동안 사용되거나 결합되어 사용된다면, 재발성 구강칸디다증 환자에서 아졸 비민감성 칸디다종의 의인성 선택에 대한 위험은 줄어들게 된다(Xie et al. 2014). 여전히 항진균제 사용에 대한 주의와 규제는 수년간 항생제의 불필요한 사용에 대한 전문가와 일반인의 각성수준을 따라가지는 못하고 있다. 그러나 2013년 미국 보건복지부 the US Department of Health and Human Services는 플루코나졸 저항성 칸디다가 메티실린내성황색포도상구균methicillin-resistant Staphylococcus aureus, MRSA과 동등한 수준으로 건강을 위협할 수 있다고 강조하였다(Centers of Disease Control and Prevention. Antibiotic resistance threats in the United States 2013).

12.5.3 구강칸디다증의 예방

대부분 환자는 산발적 구강칸디다증을 경험하지만, 일부는 질병휴지기가 다양한 재발성 구강칸디다증을 경험한다. 재발성 구강칸디다증은 구강증상 때문에 삶의 질과 구강 기능에 영향을 미칠 수 있고, 신체의 다른 부위에 퍼지는 위험을 나타낸다. 이에 대한 소인을 파악하는 것이 첫 단계이며, 이 소인을 제거하는 중재법을 적용해야 한다(표 12.3). 이는 편평태선과 백반증의 구강점막질환 같은 국소적 소인 또는 질병 관련/의인성 면역억제와 같은 전신적 소인이 있는 환자에게는 해당되지 않는다.

소인의 유형에 따라 다른 국소적 항진균치료의 결과는 성공적일 수 있는데, 그 예로는 편평태선 환자가 클로르헥시딘을 사용하는 것이 해당된다(아래에 계속).

항진균 약물치료는 지속적 혹은 반복적으로 수행될 필요가 있으며, 아졸의 전신적 치료가 널리 사용된다. 그러나 획득된 저항성과 아졸 비민감성 칸디다종의 의인적 선택이라는 위험이 따를 수 있다. 이러한 위험은 항진균치료를 위해 장기간 동안 다른 종류의 약물을 사용하거나 결합하여 사용한다면 감소될 수 있다(Xie et al. 2014).

12.6 다른 국소적 항진균치료

항진균제에 대한 개별적 및 환경적 노출을 최소화하기 위해서는 구강칸디다증의 예방 및 치료를 위한 오래되고도 새로운 대체제가 연구 및 개발, 활용되어야 할 것이다.

12.6.1 클로르헥시딘

클로르헥시딘Chlorhexidine은 소독 효과가 있고, 광범위 항균성 및 항진균성 효과를 나타낸다. 그 농도에 따라 정진균성 또는 살진균성 효과를 갖게 되는데, 고농도에서는 진균 세포막이 파괴되어 세포성 단백질 응고와 세포사의 결과를 낳는다. 낮은 농도에서는 아크릴계, 상피, 치아구조물 등과 결합하여 진균 세포표면의 소수성과 균사형성을 바꿈으로써 진균 부착에 영향을 주기 때문에, 진균이 표면에 부착되는 것을 억제하게 된다. 클로르헥시딘을 적용하면 장시간 동안 낮은 농도에 노출되면서 진균이 억제되는데, 이를 흔히 "클로르헥시딘의 후 항진균효과the post-antifungal effect of chlorhexidine"이라 부른다(Ellepola and Samaranayake 2001). 부작용으로는 클로르헥시딘의 사용기간 및 농도에 따라 달라질 수 있는데, 주로 화학적 유발 상피박리, 치아와 의치의 일시적 갈변, 미각 장애 등이 나타난다. 상피박리의 범위는 적용 부위에서 클로르헥시딘의 농도에 따라 증가한다. 그러므로 클로르헥시딘은 장기간 치료를 위해 적합한 약물은 아니다(Flotra 1973). 실험실 실험에서In vitro, 클로르헥시딘과 니스타틴은 클로르헥시딘-니스타틴 복합체를 형성하기 때문에, 각 성분의 항진균효과를 떨어뜨린다고 보고된 바 있다(Barkvoll and Attramadal 1989). 클로르헥시딘은 보통 0.12, 0.2, 1%의 농도로 구강양치액, 구강 겔 및 연고 형태로 사용되고 있다. 한 무작위배정 임상시험연구는 클로르헥시딘 0.12% 이상의 농도에서 골수이식환자, 기계호흡환자, HIV 환자의 칸디다 효모가 감소됐다고 보고하였다(Lam et al. 2012). 클로르헥시딘 사용에 대한 국소적 알레르기와 아나필락시스anaphylaxis 반응도 보고되고 있다.

단기간 동안 클로르헥시딘을 반복적으로 적용하는 것은 재발성 칸디다증과 불량한 구강위생의 환자들에게 해당될 수 있는데, 예를 들어 증상이 시작되면 최대 2주간 하루에 2번씩 0.12% 클로르헥시딘으로 양치하면 된다. 또한, 의치구내염 환자는 의치 세정 후 0.2% 클로르헥시딘에 하룻밤 동안 담가 놓으면 된다.

12.6.2 불소

국소적으로 불소를 도포하는 것은 특히 치면세균막의 조성과 두께에 영향을 미칠 수 있다. 칸디다는 미세구강세균막의 일부분이다(Williams et al. 2011). In vitro 실험에서, 아민불소amine fluoride와 불화주석stannous fluoride은 클로르헥시딘에 가까운 항진균효과를 나타냈다(Flisfisch et al. 2008). 불화칼륨potassium fluoride과 암포테리신 B의 결합은 진균 세포막에 대한 암포테리신 B의 불안정 효과를 증가시킬 수 있다(Li and Breaker 2012). 그러므로 고농도 불소 치료는 불량한 구강위생을 보이는 환자들에게 적용할 수 있다.

12.6.3 프로바이오틱스

프로바이오틱스Probiotics는 살아있는 미생물로, 적정량 사용 시 숙주의 건강에 도움이 될 수 있다(FAO/WHO 2001). 프로바이오틱스 세균은 치즈, 요구르트, 우유와 같은 유제품과 분말, 정제, 껌과 같은 제약품으로 환자에게 전달될 수 있다. 구강 내 프로바이오틱스 세균의 적정량을 유지하기 위해서는 식사나 구강위생관리 후에 자주 적용할 필요가 있다. 비피더스균Bifidobacterium과 유산균Lactobacillus은 구강칸디다종과 관련하여 연구된 미생물 속genera인데, 이 균들은 칸디다의 경구부하를 감소시켰다(Hatakka et al. 2007; Mendonca et al. 2012; Dos Santos et al. 2009; Ishikawa et al. 2015; Kraft-Bodi et al. 2015). 의치구내염 치료를 위한 프로바이오틱스 분말의 효과를 평가한 연구에서는 구강칸디다증의 치료 및 예방을 위한 프로바이오틱스의 효과에 대해서는 더 조사될 필요가 있다고 주장하였다(Li et al. 2014)(11장 참고).

12.6.4 정유

식물에서 추출한 정유Essential Oils에 대해서는 항진균 대체제의 단일 적용 혹은 항진균약물과의 혼합 적용을 위해 연구되어왔다. 정유사용에는 몇 가지 고려사항이 있다. 첫째로, 유전적으로 동일한 식물이 화학적으로 다른 정유를 생산한다는 것인데, 이는 기후, 토질, 다른 외부적 요인들과 같은 성장 조건에 따라 항진균 효과 특성을 달리 가질 수 있기 때문이다. 또 다른 문제로는 정유의 사용에 따른 알레르기 반응과 관련된 안전성이다(Palmeira-de-Oliveira et al. 2009). HIV 양성 환자를 대상으로 한 2개의 무작위배정 임상시험연구에서는 정유가 칸디다 균수와 구강칸디다증을 줄일 수 있다고 제안하였다(Lam et al. 2012).

1부 구강감염과 전신질환

1장. 아동과 성인의 치아우식증과 전신질환

Alaki SM, Ashiry EA, Bakry NS, Baghlaf KK, Bagher SM. The effects of asthma and asthma medication on dental caries and salivary characteristics in children. Oral Health Prev Dent. 2013;11:113-20.

Alavaikko S, Jaakkola MS, Tjäderhane L, Jaakkola JJ. Asthma and caries: a systematic review and meta-analysis. Am J Epidemiol. 2011;174:631-41.

Aliko A, Wolff A, Dawes C, Aframian D, Proctor G, Ekström J, Narayana N, Villa A, Sia YW, Joshi RK, et al. World Workshop on Oral Medicine VI: clinical implications of medication-induced salivary gland dysfunction. Oral Surg Oral Med Oral Pathol Oral Radiol. 2015;120:185-206.

Antonarakis GS, Palaska PK, Herzog G. Caries prevalence in non-syndromic patients with cleft lip and/or palate: a meta-analysis. Caries Res. 2013;47:406-13.

Anders PL, Davis EL. Oral health of patients with intellectual disabilities: a systematic review. Spec Care Dentist. 2010;30:110-7.

Arola L, Bonet ML, Delzenne N, Duggal MS, Gómez-Candela C, Huyghebaert A, Laville M, Lingström P, Livingstone B, Palou A, Picó C, Sanders T, Schaafsma G, van Baak M, van Loveren C, van Schothorst EM. Summary and general conclusions/outcomes on the role and fate of sugars in human nutrition and health. Obes Rev. 2009;10 Suppl 1:55-8.

Blomqvist M, Ahadi S, Fernell E, Ek U, Dahllöf G. Dental caries in adolescents with attention deficit hyperactivity disorder: a population-based follow-up study. Eur J Oral Sci. 2011;119:381-5.

Broadbent JM, Ayers KM, Thomson WM. Is attention-deficit hyperactivity disorder a risk factor for dental caries? A case-control study. Caries Res. 2004;38:29-33.

Effinger KE, Migliorati CA, Hudson MM,

McMullen KP, Kaste SC, Ruble K, Guilcher GM, Shah AJ, Castellino SM. Oral and dental late effects in survivors of childhood cancer: a Children's Oncology Group report. Support Care Cancer. 2014;22:2009–19.

Fiske J, Frenkel H, Griffiths J, Jones V, British Society of Gerodontology, British Society for Disability and Oral Health. Guidelines for the development of local standards of oral health care for people with dementia. Gerodontology. 2006;23 Suppl 1:5–32.

Griffin SO, Regnier E, Griffin PM, Huntley V. Effectiveness of fluoride in preventing caries in adults. J Dent Res. 2007;86:410–5.

Guyatt GH, Oxman AD, Sultan S, Glasziou P, Akl EA, Alonso-Coello P, Atkins D, Kunz R, Brozek J, Montori V, Jaeschke R, Rind D, Dahm P, Meerpohl J, Vist G, Berliner E, Norris S, Falck-Ytter Y, Murad MH, Schünemann HJ, GRADE Working Group. GRADE guidelines: 9. Rating up the quality of evidence. J Clin Epidemiol. 2011;64:1311–6.

Hansson L, Rydberg A, Stecksén-Blicks C. Oral microflora and dietary intake in infants with congenital heart disease: a case control study. Eur Arch Paediatr Dent. 2012;13:238–43.

Hasslöf P, Twetman S. Caries prevalence in children with cleft lip and palate–a systematic review of case-control studies. Int J Paediatr Dent. 2007;17:313–9.

Hayden C, Bowler JO, Chambers S, Freeman R, Humphris G, Richards D, Cecil JE. Obesity and dental caries in children: a systematic review and meta-analysis. Community Dent Oral Epidemiol. 2013;41:289–308.

Hong CH, Napeñas JJ, Hodgson BD, Stokman MA, Mathers-Stauffer V, Elting LS, Spijkervet FK, Brennan MT, Dental Disease Section, Oral Care Study Group, Multi-national Association of Supportive Care in Cancer (MASCC)/International Society of Oral Oncology (ISOO). A systematic review of dental disease in patients undergoing cancer therapy. Support Care Cancer. 2010;18:1007–21.

Hooley M, Skouteris H, Boganin C, Satur J, Kilpatrick N. Body mass index and dental caries in children and adolescents: a systematic review of literature published 2004 to 2011. Syst Rev. 2012;1:57.

Ismail AF, McGrath CP, Yiu CK. Oral health of children with type 1 diabetes mellitus: a systematic review. Diabetes Res Clin Pract. 2015;108:369–81.

Jensen SB, Pedersen AM, Reibel J, Nauntofte B. Xerostomia and hypofunction of the salivary glands in cancer therapy. Support Care Cancer. 2003;4:207–25.

Kassebaum NJ, Bernabé E, Dahiya M, Bhandari B, Murray CJ, Marcenes W. Global burden of untreated caries: a systematic review and metaregression. J Dent Res. 2015;94:650–8.

Kaste SC, Goodman P, Leisenring W, Stovall M, Hayashi RJ, Yeazel M, Beiraghi S, Hudson MM, Sklar CA, Robison LL, Baker KS. Impact of radiation and chemotherapy on risk of dental abnormalities: a report from the Childhood Cancer Survivor Study. Cancer. 2009;115:5817–27.

Kisely S, Quek LH, Pais J, Lalloo R, Johnson NW, Lawrence D. Advanced dental disease in people with severe mental illness: systematic review and meta-analysis. Br J Psychiatry. 2011;199:187–93.

Marsh PD, Head DA, Devine DA. Prospects of oral disease control in the future – an opinion. J Oral Microbiol. 2014;6:261–76.

Maupomé G, Shulman JD, Medina-Solis CE, Ladeinde O. Is there a relationship between asthma and dental caries?: a critical review of the literature. J Am Dent Assoc. 2010;141:1061–74.

Mejàre I, Axelsson S, Dahlén G, Espelid I, Norlund A, Tranæus S, Twetman S. Caries risk assessment. A systematic review. Acta Odontol Scand. 2014;72:81–91.

Moynihan PJ, Kelly SA. Effect on caries of restricting sugars intake: systematic review to inform WHO guidelines. J Dent Res. 2014;93:8–18.

Pajari U, Yliniemi R, Möttönen M. The risk of dental caries in childhood cancer is not high if the teeth are caries-free at diagnosis. Pediatr Hematol Oncol. 2001;18:181–5.

Sampaio N, Mello S, Alves C. Dental caries-associated risk factors and type 1 diabetes mellitus. Pediatr Endocrinol Diabetes Metab. 2011;17:152–7.

Selwitz RH, Ismail AI, Pitts NB. Dental caries. Lancet. 2007;369:51–9.

Silva AE, Menezes AM, Demarco FF, Vargas-Ferreira F, Peres MA. Obesity and dental caries: systematic review. Rev Saude Publica. 2013;47:799–812.

Sreebny LM. Saliva in health and disease: an appraisal and update. Int Dent J. 2000;50:140–61.

Stecksén-Blicks C, Rydberg A, Nyman L, Asplund S, Svanberg C. Dental caries experience in children with congenital heart disease: a case-control study. Int J Paediatr Dent. 2004;14:94–100.

Sundell AL, Nilsson AK, Ullbro C, Twetman S, Marcusson A. Caries prevalence and enamel defects in 5- and 10-year-old children with cleft lip and/or palate: a casecontrol study. Acta Odontol Scand. 2015;14:1–6.

Tezal M, Scannapieco FA, Wactawski-Wende J, Meurman JH, Marshall JR, Rojas IG, Stoler DL, Genco RJ. Dental caries and head and neck cancers. JAMA Otolaryngol Head Neck Surg. 2013;139:1054–60.

Twetman S, Dhar V. Evidence of effectiveness of current therapies to prevent and treat early childhood caries. Pediatr Dent. 2015;37:246–53.

Twetman S, Johansson I, Birkhed D, Nederfors T. Caries incidence in young type 1 diabetes mellitus patients in relation to metabolic control and caries-associated risk factors. Caries Res. 2002;36:31–5.

Twetman S, Fontana M, Featherstone JD. Risk assessment – can we achieve consensus? Community Dent Oral Epidemiol. 2013;41:e64–70.

Wade WG. The oral microbiome in health and disease. Pharmacol Res. 2013;69:137–43.

Willershausen B, Lenzner K, Hagedorn B, Ernst C. Oral health status of hospitalized children with cancer: a comparative study. Eur J Med Res. 1998;3:480–4.

2장. 치주염과 심혈관질환의 연관성에 대한 기전

Albandar J. Underestimation of periodontitis in NHANES surveys. J Periodontol. 2011;82:337–41.

Andersen NN, Jess T. Risk of cardiovascular disease in inflammatory bowel disease. World J Gastrointest Pathophysiol. 2014;5(3):359–65.

Armitage G. Development of a classification system for periodontal diseases and conditions. Ann Periodontol. 1999;4:1–6.

Assinger A, et al. Periodontopathogens induce soluble P-selectin release by endothelial cells and platelets. Thromb Res. 2011;127(1):e20–6.

Assinger A, et al. Periodontopathogens induce expression of CD40L on human platelets via TLR2 and TLR4. Thromb Res. 2012;130(3):e73–8.

Bizzarro S, et al. Periodontitis is characterized by elevated PAI-1 activity. J Clin Periodontol. 2007;34(7):574–80.

Bochenek G, et al. The large non-coding RNA ANRIL, which is associated with atherosclerosis, periodontitis and several forms of cancer, regulates ADIPOR1, VAMP3 and C11ORF10. Hum Mol Genet. 2013;22(22):4516–27.

Bretz WA, et al. Systemic inflammatory markers, periodontal diseases, and periodontal infections in an elderly population. J Am Geriatr Soc. 2005;53(9): 1532–7.

Christan C, et al. White blood cell count in generalized aggressive periodontitis after non-surgical therapy. J Clin Periodontol. 2002;29(3):201–6.

D'Aiuto F, et al. Periodontitis: from local infection to systemic diseases. Int J Immunopathol Pharmacol. 2005a;18(3 Suppl):1–11.

D'Aiuto F, et al. Short-term effects of intensive periodontal therapy on serum inflammatory markers and cholesterol. J Dent Res. 2005b;84(3):269–73.

D'Aiuto F, Orlandi M, Gunsolley JC. Evidence that periodontal treatment improves biomarkers and CVD outcomes. J Clin Periodontol. 2013;40 Suppl 14:S85–105.

Demmer R, Papapanou P. Epidemiologic patterns of chronic and aggressive periodontitis. Periodontol 2000. 2010;53:28–44.

Dietrich T, et al. The epidemiological evidence behind the association between periodontitis and incident atherosclerotic cardiovascular disease. J Clin Periodontol. 2013;40 Suppl 14:S70–84.

Divaris K, et al. Genome-wide association study of periodontal pathogen colonization. J Dent Res. 2012;91(7 Suppl):21S–8.

Eke P, et al. Prevalence of periodontitis in adults in the United States: 2009 and 2010. J Dent Res. 2012;91:914–20.

Eke P, et al. Update on prevalence of periodontitis in adults in the United States: NHANES 2009–2012. J Periodontol. 2015;17:1–18.

Emerging Risk Factors Collaboration, et al. C-reactive protein concentration and risk of coronary heart disease, stroke, and mortality: an individual participant meta-analysis. Lancet. 2010;375(9709)):132–40.

Ernst FD, et al. Replication of the association of chromosomal region 9p21.3 with generalized aggressive periodontitis (gAgP) using an independent case–control cohort. BMC Med Genet. 2010;11:119.

Friedewald VE, et al. The American Journal of Cardiology and Journal of Periodontology Editors' Consensus: periodontitis and atherosclerotic cardiovascular disease. Am J Cardiol. 2009;104(1):59–68.

Garcia-Gomez C, et al. Inflammation, lipid metabolism and cardiovascular risk in rheumatoid arthritis: a qualitative relationship? World J Orthop. 2014;5(3):304–11.

Graziani F, et al. Systemic inflammation following non-surgical and surgical periodontal therapy. J Clin Periodontol. 2010;37(9):848–54.

Kholy KE, Genco RJ, Van Dyke TE. Oral infections and cardiovascular disease. Trends Endocrinol Metab. 2015;26(6):315–21.

Koenig W. High-sensitivity C-reactive protein and atherosclerotic disease: from improved risk prediction to risk-guided therapy. Int J Cardiol. 2013;168(6):5126–34.

Kweider M, et al. Dental disease, fibrinogen and white cell count; links with myocardial infarction? Scott Med J. 1993;38(3):73–4.

Loos BG. Systemic markers of inflammation in periodontitis. J Periodontol. 2005;76(11 Suppl):2106–15.

Loos BG. The heart and mouth connection. Dimensions of dental hygiene. 2015;(2):47–52.

Loos BG, et al. The multi-causal etiology and complexity of periodontitis with emphasis on the genetic risk factors. Dent Clin North Amer. 2015;59(4):761–80.

Lopez R, Loos BG, Baelum V. Hematological features in adolescents with periodontitis. Clin Oral Investig. 2012;16(4):1209–16.

Nesse W, et al. Periodontal inflamed surface area: quantifying inflammatory burden. J Clin Periodontol. 2008;35(8):668–73.

Nicu E, et al. Elevated platelet and leukocyte response to oral bacteria in periodontitis. J Thromb Haemost. 2009;7:162–70.

Ott SJ, et al. Detection of diverse bacterial signatures in atherosclerotic lesions of patients with coronary heart disease. Circulation. 2006;113(7):929–37.

Papapanagiotou D, et al. Periodontitis is associated with platelet activation. Atherosclerosis. 2009;202(2):605–11.

Paraskevas S, Huizinga JD, Loos BG. A systematic review and meta-analyses on C-reactive protein in relation to periodontitis. J Clin Periodontol. 2008;35(4):277–90.

Pearson TA, et al. Markers of inflammation and cardiovascular disease: application to clinical and public health practice: a statement for healthcare professionals from the Centers for Disease Control and Prevention and the American Heart Association. Circulation. 2003;107(3):499–511.

Reyes L, et al. Periodontal bacterial invasion and infection: contribution to atherosclerotic pathology. J Clin Periodontol. 2013;40 Suppl 14:S30–50.

Ridker PM. C-reactive protein: eighty years from discovery to emergence as a major risk marker for cardiovascular disease. Clin Chem. 2009;55(2):209–15.

Ridker PM, et al. C-reactive protein levels and outcomes after statin therapy. N Engl J Med. 2005;352(1):20–8.

Schaefer AS, et al. Identification of a shared genetic susceptibility locus for coronary heart disease and periodontitis. PLoS Genet. 2009;5(2), e1000378.

Schaefer AS, et al. Genetic evidence for PLAS-MINOGEN as a shared genetic risk factor of coronary artery disease and periodontitis. Circ Cardiovasc Genet. 2015;8(1):159–67.

Schenkein HA, Loos BG. Inflammatory mechanisms linking periodontal diseases to cardiovascular diseases. J Clin Periodontol. 2013;40 Suppl 14:S51–69.

Schenkein HA, et al. Locally produced anti-phosphorylcholine and anti-oxidized low-density lipoprotein antibodies in gingival crevicular fluid from aggressive periodontitis patients. J Periodontol. 2004;75(1):146–53.

Schwenk RW, et al. Overexpression of vesicle-associated membrane protein (VAMP) 3, but not VAMP2, protects glucose transporter (GLUT) 4 protein translocation in an in vitro model of cardiac insulin resistance. J Biol Chem. 2012;287(44):37530–9.

Taylor BA, et al. Full-mouth tooth extraction lowers systemic inflammatory and thrombotic markers of cardiovascular risk. J Dent Res. 2006;85(1):74–8.

Teeuw WJ, et al. Treatment of periodontitis improves the atherosclerotic profile: a systematic review and meta-analysis. J Clin Periodontol. 2014;41(1):70–9.

Tonetti MS, Graziani F. The cardiovascular system and oral infections. In: Grlick M, editor. The oral-systemic health connection. Hanover Park: Quintessence Publishing Co. Inc; 2014. p. 139–55.

Tonetti MS, et al. Treatment of periodontitis and endothelial function. N Engl J Med. 2007;356(9):911–20.

Tonetti MS, Van Dyke TE, E.F.P.A.A.P.w. Working group 1 of the joint. Periodontitis and atherosclerotic cardiovascular disease: consensus report of the joint EFP/AAP workshop on periodontitis and systemic diseases. J Clin Periodontol. 2013;40 Suppl 14:S24–9.

Vaithilingam RD, et al. Moving into a new era of periodontal genetic studies: relevance of large case–control samples using severe phenotypes for genome-wide association studies. J Periodontal Res. 2014;49(6):683–95.

Wang X, et al. The effect of periodontal treatment on hemoglobin a1c levels of diabetic patients: a systematic review and meta-analysis. PLoS One. 2014;9(9):e108412.

Wang X, et al. Mean platelet volume as an inflammatory marker in patients with severe periodontitis. Platelets. 2015;26(1):67–71.

Wu T, et al. Examination of the relation between periodontal health status and cardiovascular risk factors: serum total and high density lipoprotein cholesterol, C-reactive protein, and plasma fibrinogen. Am J Epidemiol. 2000;151(3):273–82.

3장. 치주질환과 당뇨병의 연관성

Aggarwal A, Panat SR. Oral health behavior and HbA1c in Indian adults with type 2 diabetes. J Oral Sci. 2012;54:293–301.

Albandar JM, Tinoco EM. Global epidemiology of periodontal disease in children and young persons. Periodontol 2000. 2002;29:153–76.

Al-Khabbaz AK. Type 2 diabetes mellitus and

periodontal disease severity. Oral Health Prev Dent. 2014;12:77–82.

Allen EM, Matthews JB, O' Halloran DJ, Griffiths HR, Chapple IL, et al. Oxidative and inflammatory status in Type 2 diabetes patients with periodontitis. J Clin Periodontol. 2011;38:894–901.

Amar S, Gokce N, Morgan S, Loukideli M, Van Dyke TE, Vita JA. Periodontal disease is associated with brachial artery endothelial dysfunction and systemic inflammation. Arterioscler Thromb Vasc Biol. 2003;23:1245–9.

American Diabetes Association. Diagnosis and classification of diabetes mellitus. Diabetes Care. 2009;32 suppl 1:S62–7.

Andersen CCP, Buschard K, Flyvbjerg A, Stoltze K, Holmstrup P. Periodontitis deteriorates metabolic control in type 2 diabetic goto-kakizaki rats. J Periodontol. 2006;77:350–6.

Andersen CCP, Flyvbjerg A, Buschard K, Holmstrup P. Periodontitis is associated with aggravation of prediabetes in zucker fatty rats. J Periodontol. 2007a;78:559–65.

Andersen CCP, Flyvbjerg A, Buschard K, Holmstrup P. Relationship between periodontitis and diabetes: Lessons from rodent studies. J Periodontol. 2007b;78:1264–75.

Andersen CCP, Holmstrup P, Buschard K, Flyvbjerg A. Renal alterations in prediabetic rats with periodontitis. J Periodontol. 2008;79:684–90.

Anonymous. From the centers for disease control and prevention: blindness caused by diabetes – Massachusetts, 1987–1994. JAMA. 1996;276:1865–1866.

Artese HP, Foz AM, Rabelo Mde S, Gomes GH, Orlandi M, Suvan J, D'Aiuto F, Romito GA. Periodontal therapy and systemic inflammation in type 2 diabetes mellitus: a meta-analysis. PLoS One. 2015;10, e0128344. doi:10.1371/journal.pone. 0128344. eCollection 2015.

Atieh MA, Faggion CM, Seymour GJ. Cytokines in patients with type 2 diabetes and chronic periodontitis: a systematic review and meta-analysis. Diabetes Res Clin Pract. 2014;104:e38–e45.

Bell GI, Polonsky KS. Diabetes mellitus and genetically programmed defects in beta-cell function. Nature. 2001;414(6865):788–91.

Benjamin SM, Valdez R, Geiss LS, Rolka DB, Narayan KM. Estimated number of adults with prediabetes in the U.S in 2000: opportunities for prevention. Diabetes Care. 2003;26:645–9.

Borgnakke WS, Ylöstalo PV, Taylor GW, Genco RJ. Effect of periodontal disease on diabetes: systematic review of epidemiologic observational evidence. J Periodontol 2013. 2013;84:S135–52.

Brownlee M. Biochemistry and molecular cell biology of diabetic complications. Nature. 2001;414:813–20.

Bullon P, Morillo JM, Ramirez-Tortosa MC, Quiles JL, Newman HN, Battino M, et al. Metabolic syndrome and periodontitis: is oxidative stress a common link? J Dent Res 2009. 2009;88:503–18.

Cao JJ, Sun L, Gao H. Diet-induce obesity alters bone remodeling leading to decreased femoral trabecular bone mass in mice. Ann N Y Acad Sci. 2010;1192:292–7.

Casanova L, Hughes FJ, Preshaw PM. Diabetes and periodontal disease: a two-way relationship. Br Dent J. 2014;217:433–7.

Corbella S, Francetti L, Taschieri S, De Siena F, Fabbro MD. Effect of periodontal treatment on glycemic control of patients with diabetes: a systematic review and meta-analysis. J Diabetes Investig. 2013;4:502–9.

Cruz NG, Sousa LP, Sousa MO, Pietrani NT, Fernandes AP, Gomes KB. The linkage between inflammation and Type 2 diabetes mellitus. Diabetes Res Clin Pract. 2013;99:85–92.

Degenhardt TP, Thorpe SR, Baynes JW. Chemical modification of proteins by methylglyoxal. Cell Mol Biol (Noisy-le-Grand). 1998;44:1139–45.

Demmer RT, Desvarieux M, Holtfreter B, Jacobs Jr DR, Wallaschofski H, Nauck M, Völzke H, Kocher T. Periodontal status and A1C change: longitudinal results from the study of health in Pomerania (SHIP). Diabetes Care. 2010;33:1037–43.

Demmer RT, Jacobs Jr DR, Singh R, Zuk A, Rosenbaum M, Papapanou PN, Desvarieux M. Periodontal bacteria and prediabetes prevalence in ORIGINS: the oral infections, glucose intolerance, and insulin resistance study. J Dent Res. 2015;94:201s–11.

Devanoorkar A, Kathariya R, Guttiganur N, Gopalakrishnan D, Bagchi P. Resistin: a potential biomarker for periodontitis influence diabetes mellitus and diabetes induced periodontitis. Dis Markers 2014;1–7.

Dolan TA, Gilbert GH, Ringelberg ML, Legler DW, Antonson DE, Foerster U, Heft MW. Behavioral risk indicators of attachment loss in adult Floridians. J Clin Periodontol. 1997;24:223–32.

Elter JR, Hinderliter AL, Offenbacher S, Beck JD, Caughey M, Brodala N, Madianos PN. The effects of periodontal therapy on vascular endothelial function: a pilot trial. Am Heart J. 2006;151:147.

Engebretson SP, Vossughi F, Hey-Hadavi J, Emingil G, Grbic JT. The influence of diabetes in gingival crevicular fluid beta-glucuronidase and interleukin-8. J Clin Periodontol. 2006;33:784–90.

Garcia D, Tarima S, Okunseri C. Periodontitis and glycemic control in diabetes: NHANES 2009 to 2012. J Periodontol. 2015;86:499–506.

Garlet GP. Destructive and protective roles of cytokines in periodontitis: a re-appraisal from host defense and tissue destruction viewpoints. J Dent Res. 2010;89:1349–63.

Genco RJ, Grossi SG, Ho A, Nishimura F, Murayama Y. A proposed model linking inflammation to obesity, diabetes, and periodontal infections. J Periodontol. 2005;76(11 suppl):2075–84.

Glavind L, Lund B, Löe H. The relationship between periodontal state and diabetes duration, insulin dosage and retinal changes. J Periodontol. 1968;39:341–7.

Glumer C, Jørgensen T, Borch-Johnsen K, Inter99 study. Prevalences of diabetes and impaired glucose regulation in a Danish population: the inter99 study. Diabetes Care. 2003;26:2335–40.

Golub LM, Nicoll GA, Iacono VJ, Ramamurthy NS. In vivo crevicular leukocyte response to a chemotactic challenge: inhibition by experimental diabetes. Infect Immun. 1982;37:1013–20.

Graves DT, Kayal RA. Diabetic complications and dysregulated innate immunity. Front Biosci. 2008;13:1227–39.

Greenberg BL, Glick M. Screening for unidentified increased systemic disease risk in a dental setting. Am J Public Health. 2012;102(7):e10; author reply e10-1. doi:10.2105/AJPH.2012.300729. Epub 2012 May 17.

Greenberg BL, Kantor ML, Jiang SS, Glick M. Patients' attitudes toward screening for medical conditions in a dental setting. J Public Health Dent. 2012;72:28–35.

Grossi SG, Genco RJ, Machtei EE, Ho AW, Koch G, Dunford R, Zambon JJ, Hausmann E. Assessment of risk for periodontal disease II. Risk indicators for alveolar bone loss. J Periodontol. 1995;66:23–9.

Grossi SG, Zambon JJ, Ho AW, Koch G, Dunford RG, Machtei EE, Norderyd OM, Genco RJ. Assessment of risk for periodontal disease. I. Risk indicators for attachment loss. J Periodontol. 1994;65:260–7.

Guariguata L, Whiting D, Weil C, Unwin N. The International Diabetes Federation diabetes atlas methodology for estimation global and national prevalence of diabetes in adults. Diabetes Res Clin Pract. 2011;94:322–32.

Heianza Y, Hara S, Arase Y, Saito K, Fujiwara K, Tsuji H. HbA1c 5.7–6.4% and impaired fasting plasma glucose for diagnosis of prediabetes and risk of progression to diabetes in Japan (TOPICS 3): a longitudinal cohort study. Lancet. 2011;378:147–55.

Hotamisligil GS, Shargill NS, Spiegelman BM. Adipose expression of tumor necrosis factor-alpha: direct role in obesity-lined insulin resistance. Science. 1993;259(5091):87–91.

Hugoson A, Thorstensson H, Falk H, Kuylenstierna J. Periodontal conditions in insulin-dependent diabetics. J Clin Periodontol. 1989;16:215–23.

Iughetti L, Marino R, Bertolani MF, Bernasconi S. Oral health in children and adolescents with IDDM – a review. J Pediatr Endocrinol Metab. 1999;12:603–10.

Janket SJ. Scaling and root-planing (SRP) may improve glycemic control and lipid profile in patients with chronic periodontitis (CP) and type 2 diabetes (DM2) in a specific subgroup: a meta-analysis of randomized clinical trials. J Evid Based Dent Pract. 2014;14:31–3.

Johnson DR, O'Connor JC, Satpathy A, Freund GG. Cytokines in type 2 diabetes. Vitam Horm. 2006;74:405–41.

Kahn SE. Clinical review 135: The importance of beta-cell failure in the development and progression of type 2 diabetes. J Clin Endocrinol Metab. 2001;86:4047–58.

Kannel WB, McGee DL. Diabetes and cardiovascular disease: the Framingham Study. JAMA. 1979;241:2035–8.

Kaul K, Tarr JM, Ahmad SI, Kohner EM, Chibber R. Introduction to diabetes mellitus. Adv Exp Med Biol. 2012;771:1–11.

King GL. The role of inflammatory cytokines in diabetes and its complications. J Periodontol. 2008;79 suppl 8:1527–44.

Kolb H, Mandrup-Poulsen T. The global diabetes epidemic as a consequence of life-style-induced low-grade inflammation. Diabetologia. 2010;53:10–20.

Kongstad J, Hvidtfeldt UA, Grønbaek M, Stoltze K, Holmstrup P. The relationship between body mass index and periodontitis in the Copenhagen city heart study. J Periodontol. 2009;80:1246–53.

Kowall B, Holtfreter B, Völzke H, Schipf S, Mundt T, Rathmann W, Kocher T. Pre-diabetes and well-controlled diabetes are not associated with periodontal disease: the SHIP Trend study. J Clin Periodontol. 2015;42:422–30.

Lakschevitz F, Aboodi G, Tenenbaum H, Glogauer M. Diabetes and periodontal diseases: interplay and links. Curr Diabetes Rev. 2011;7:433–9.

Lalla E, Lamster IB, Feit M, Huang L, Spessot A, Qu W, Kislinger T, Lu Y, Stern DM, Schmidt AM. Blockade of RAGE suppresses periodontitis-associated bone loss in diabetic mice. J Clin Invest. 2000;105:1117–24.

Lalla E, Lamster IB, Stern DM, Schmidt AM. Receptor for advance glycation and products, inflammation, and accelerated periodontal disease in diabetes: mechanisms and insights into therapeutic modalities. Ann Periodontol. 2001;6:113–8.

Löe H. Periodontal disease. The sixth complication of diabetes mellitus. Diabetes Care. 1993;16:329–34.

Lontchi-Yimagou E, Sobngwi E, Matsha TE, Kengne AP. Diabetes mellitus and inflammation. Curr Diab Rep. 2013;13:435–44.

Manson JE, Colditz GA, Stampfer MJ, Willett WC, Krolewski AS, Rosner B, Arky RA, Speizer FE, Hennekens CH. A prospective study of maturity-onset diabetes mellitus an risk of coronary heart disease and stroke in women. Arch Intern Med. 1991;151:1141–7.

Morain WD, Colen LB. Wound healing in diabetes mellitus. Clin Plast Surg. 1990;17:493–501.

Nikolajczyk BS, Jagannathan-Bogdan M, Denis GV. The outliers become a stampede ad immunometabolism reaches a tipping point. Immunol Rev. 2012;249:253–75.

Nikolajczyk BS, Jagannathan-Bogdan M, Shin H, Gyurko R. State of the union between metabolism and the immune system in type 2 diabetes. Genes Immun. 2011;12:239–50.

Nolan CJ, Damm P, Prentki M. Type 2 diabetes across generations: from pathophysiology to prevention and management. Lancet. 2011;378(9785):169–81.

Ochoa SP, Ospina CA, Colorado KJ, Montoya YP, Saldarriaga AF, Miranda GM, Muñoz PN, Gómez ME, Yepes FL, Botero JE. Periodontal condition and tooth loss in diabetic patients. Biomedica. 2012;32:52–9.

Onal M, Xiong J, Chen X, Thostenson JD, Almeida M, Manolagas SC, O'Brien CA. Receptor activator of nuclear factor kappaB ligand (RANKL) protein expression by B lymphocytes contributes to ovariectomy-induced bone loss. J Biol Chem. 2012;287:29851–60.

Orbak R, Simsek S, Orbak Z, Kavrut F, Colak M. The influence of type-1 diabetes mellitus on dentition and oral health in children and adolescents. Yonsei Med J.

2008;49:357–65.

Pinhas-Hamiel O, Zeitler P. The global spread of type 2 diabetes mellitus in children and adolescents. J Pediatr. 2005;146:693–700.

Pischon N, Heng N, Bernimoulin JP, Kleber BM, Willich SN, Pischon T. Obesity, inflammation, and periodontal disease. J Dent Res. 2007;86:400–9.

Poplawska-Kita A, Siewko K, Szpak P, Król B, Telejko B, Klimiuk PA, Stokowska W, Górska M, Szelachowska M. Association between type 1 diabetes and periodontal health. Adv Med Sci. 2014;59:126–31.

Preshaw PM, Bissett SM. Periodontitis: oral complication of diabetes. Endocrinol Metab Clin North Am. 2013;42:849–67.

Rojo-Botello NR, Garcia-Hernándes AL, Moreno-Fierros L. Expression of toll-like receptors 2, 4 and 9 is increased in gingival tissue from patients with type 2 diabetes and chronic periodontitis. J Periodontal Res. 2012;47:62–73.

Ryan ME, Carnu O, Kamer A. The influence of diabetes on the periodontal tissues. J Am Dent Assoc. 2003;134(Spec No):34S–40.

Saito T, Shimazaki Y. Metabolic disorders related to obesity and periodontal disease. Periodontol 2000. 2007;43:254–66.

Saremi A, Nelson RG, Tulloch-Reid M, Hanson RL, Sievers ML, Taylor GW, Shlossman M, Bennett PH, Genco R, Knowler WC. Periodontal disease and mortality in type 2 diabetes. Diabetes Care. 2005;28:27–32.

SEARCH for Diabetes in Youth Study Group, Liese AD. The burden of diabetes mellitus among US youth: prevalence estimates form the SEARC for Diabetes in Youth Study. Pediatrics. 2006;118:1510–8.

Sgolastra F, Severino M, Pietropaoli D, Gatto R, Monaco A. Effectiveness of periodontal treatment to improve metabolic control in patients with chronic periodontitis and type 2 diabetes: a meta-analysis of randomized clinical trials. J Periodontol. 2013;84:958–73.

Sima C, Rhourida K, van Dyke TE, Gyurko R. Type 1 diabetes predisposes to enhanced gingival leukocyte margination and macromolecule extravasation in vivo. J Periodontal Res. 2010;45:748–56.

Skrepcinski FB, Niendorff WJ. Periodontal disease in American Indians and Alaska Natives. J Public Health Dent. 2000;60:261–6.

Stratton IM, Adler AI, Neil HA, Matthews DR, Manley SE, Cull CA, Hadden D, Turner RC, Holman RR. Association of glycaemia with macrovascular and microvascular complications of type 2 diabetes (UKPDS 35): prospective observational study. BMJ. 2000;321:405–12.

Taylor JJ, Preshaw PM, Lalla E. A review of the evidence for pathogenic mechanisms that may link periodontitis and diabetes. J Periodontol. 2013a;84(4 Suppl): S113–34. doi:10.1902/jop.2013.134005.

Taylor JJ, Preshaw PM, Lalla E. A review of the evidence for pathogenic mechanisms that may link periodontitis and diabetes. J Clin Periodontol. 2013b;40 suppl 14:S113–34. doi:10.1111/jcpe.12059.

Tervonen T, Karjalainen K. Periodontal disease related to diabetic status. A pilot study of the response to periodontal therapy in type 1 diabetes. J Clin Periodontol. 1997;24:505-10.

The Expert Committee on the Diagnosis, Classification of Diabetes Mellitus. Report of the expert committee on the diagnosis and classification of diabetes mellitus. Diabetes Care. 1997;20:1183-97.

Thorstensson H, Hugoson A. Periodontal disease in long-duration insulin-dependent diabetics. J Clin Periondontol. 1993;20:352-8.

UK Prospective Diabetes Study (UKPDS) Group. Intensive blood-glucose control with sulphonylureas or insulin compared with conventional treatment and risk of complications in patients with type 2 diabetes (UKPDS 33). Lancet. 1998;352:837-53.

Valensi P, Giroux C, Seeboth-Ghalayini B, Attali JR. Diabetic peripheral neuropathy: effect of age, duration of diabetes, glycemic control and vascular factors. J Diabetes Complications. 1997;11:27-34.

Wild S, Roglic G, Green A, Sicree R, King H. Global prevalence of diabetes: estimates for the year 2000 and projections for 2030. Diabetes Care. 2004;27:1047-53.

Wu Y-Y, Xiao E, Graves DT. Diabetes mellitus related bone metabolism and periodontal disease. Int J Oral Sci. 2015;7:63-72.

Xavier AC, Silva IN, Costa Fde O, Corrêa DS. Periodontal status in children and adolescents with type 1 diabetes mellitus. Arq Bras Endocrinol Matabol. 2009;53:348-54.

Zhou X, Zhang W, Liu X, Zhang W, Li Y. Interrelationship between diabetes and periodontitis: role of hyperlipidemia. Arch Oral Biol. 2015;60:667-74.

Zhu M, Nikolajczyk BS. Immune cells link obesity-associated type 2 diabetes and periodontitis. J Dent Res. 2014;93:346-52.

Zimmet P, Alberti KG, Shaw J. Global and societal implications of the diabetes epidemic. Nature. 2001;414(6865):785-7.

4장. 치주질환과 류마티스관절염의 연관성

Arkema EV, Karlson EW, Costenbader KH. A prospective study of periodontal disease and risk of rheumatoid arthritis. J Rheumatol. 2010;37:1800-4.

Arnett FC, Edworthy SM, Bloch DA, McShane DJ, Fries JF, Cooper NS, Healey LA, Kaplan SR, Liang MH, Luthra HS, et al. The American Rheumatism Association 1987 revised criteria for the classification of rheumatoid arthritis. Arthritis Rheum. 1988;31:315-24.

Bartold PM, Cantley MD, Haynes DR. Mechanisms and control of pathologic bone loss in periodontitis. Periodontol 2000. 2010a;53:55-69.

Bartold PM, Marino V, Cantley M, Haynes DR. Effect of Porphyromonas gingivalis-induced inflammation on the development of rheumatoid arthritis. J Clin Periodontol. 2010b;37:405-11.

Bartold PM, Marshall RI, Haynes DR. Periodontitis and rheumatoid arthritis: a review. J Periodontol. 2005;76:2066-74.

Bonfil JJ, Dillier FL, Mercier P, Reviron D, Foti B, Sambuc R, Brodeur JM, Sedarat C. A "case control" study on the role of HLR DR4 in severe periodontitis and rapidly progressive periodontitis. Identification of types and subtypes using molecular biology (PCR. SSO). J Clin Periodontol. 1999;26:77–84.

Bukhari M, Lunt M, Harrison BJ, Scott DG, Symmons DP, Silman AJ. Rheumatoid factor is the major predictor of increasing severity of radiographic erosions in rheumatoid arthritis: results for the Norfolk arthritis register study, a large inception cohort. Arthritis Rheum. 2002;46:906–12.

Cantley MD, Haynes DR, Marino V, Bartold PM. Pre-existing periodontitis exacerbates experimental arthritis in a mouse model. J Clin Periodontol. 2011;38:532–41.

Crotti T, Smith MD, Hirsch R, Soukoulis S, Weedon H, Capone M, Ahern MJ, Haynes D. Receptor activator NF kappaB ligand (RANKL) and osteoprotegerin (OPF) protein expression in periodontitis. J Periodontal Res. 2003;38:380–7.

Pablo D, Dietrich T, McAlindon TE. Association of periodontal disease and tooth loss with rheumatoid arthritis in the US population. J Rheumatol. 2008;35:70–6.

De Smit MD, Westra J, Vissink A, Doornbos-van der Meer B, Brouwer E, van Winnkelhoff AJ. Periodontitis in established · rheumatoid arthritis patients: a cross-sectional clinical, microbiological and serological study. Arthritis Res Ther. 2012;14:R222. 20–9.

Demmer RT, Molitor JA, Jacobs Jr DR, Michalowicz BS. Periodontal disease, tooth loss and incident rheumatoid arthritis: results from the First National Health and Nutrition Examination Survey and its epidemi-

ological follow-up study. J Clin Periodontol. 2011;38:998–1006.

Firatli E, Kantarci A, Cebeci I, Tanyeri H, Sönmez G, Carin M, Tuncer O. Association between HLA antigens and early onset periodontitis. J Clin Periodontol. 1996;23:563–6.

Friswell M. Juvenile idiopathic arthritis. In: Snaith M, editor. ABC of rheumatology. 3rd ed. Oxford: Blackwell Publishing; 2004. Gargiulo AV, Robinson J, Toto PD, Gargiulo AW. Identification of rheumatoid factor in periodontal disease. J Periodontol. 1982;53:568–77.

Golub LM, Payne JB, Reinhardt RA, Nieman G. Can systemic diseases co-induce (not just exacerbate) periodontitis? A hypothetical "two-hit" model. J Dent Res. 2006;85:102–5.

Guillemin F, Gérard N, van Leeuwen M, Smedstad LM, Kvien TK, van den Heuvel W, EURIDISS Group. Prognostic factors for joint destruction in rheumatoid arthritis: a prospective longitudinal study of 318 patients. J Rheumatol. 2003;30:2585–9.

Harvey GP, Fitzsimmons TR, Dhamarpatni AA, Marchant C, Haynes DR, Bartold PM. Expression of peptidylarginine deiminase-2 and −4, citrullinated proteins and anti-citrullinated protein antibodies in human gingiva. J Periodontal Res. 2013;48:252–61.

Havemose-Poulsen A, Sørensen LK, Stoltze K, Bendtzen K, Holmstrup P. Cytokine profiles in peripheral blood and whole blood cell cultures associated with aggressive periodontitis, juvenile idiopathic arthritis and rheumatoid arthritis. J Peri-

234

odontol. 2005;76:2276-85.

Havemose-Poulsen A, Westergaard J, Stoltze K, Skjødt H, Danneskiold-Samsøe B, Locht H, Bendtzen K, Holmstrup P. Periodontal and hematological characteristics associated with aggressive periodontitis, juvenile idiopathic arthritis, and rheumatoid arthritis. J Periodontol. 2006;77:280-8.

Käßer UR, Gleissner C, Dehne F, Michel A, Willershausen-Zönnchen B, Bolten WW. Risk for periodontal disease in patients with longstanding rheumatoid arthritis. Arthritis Rheum. 1997;40:2248-51.

Katz J, Goultschin J, Benoliel R, Brautbar C. Human leukocyte antigen (HLA) DR4. Positive association with rapidly progressing periodontitis. J Periodontol. 1987;58:607-10.

Kaur S, Bright R, Proudman SM, Bartold PM. Does periodontal treatment influence clinical and biochemical measures for rheumatoid arthritis? A systematic review and meta-analysis. Semin Arthritis Rheum. 2014;44:113-22.

Kaur S, White S, Bartold PM. Periodontal disease and rheumatoid arthritis: a systematic review. J Dent Res. 2013;92:399-408.

Klareskog L, Catrina AI, Paget S. Rheumatoid arthritis. Lancet. 2009;373:659-72.

Linden GJ, Lyons A, Scannapieco FA. Periodontal systemic associations: review of the evidence. J Periodontol. 2013;84(4 Suppl):S8-19.

Lundberg K, Kinloch A, Fisher BA, Wegner N, Wait R, Charles P, Mikuls TR, Venables PJ. Antibodies to citrullinated alpha-enolase peptide 1 are specific for rheumatoid arthritis and cross-react with bacterial enolase. Arthritis Rheum. 2008;58:3009-19.

Marotte H, Farge P, Gaudin P, Alexandre C, Mougin B, Miossec P. The association between periodontal disease and joint destruction in rheumatoid arthritis extends the link between the HLR-DR shared epitope and severity of bone destruction. Ann Rheum Dis. 2006;65:905-9.

McGraw WT, Potempa J, Farley D, Travis J. Purification, characterization, and sequence analysis of a potential virulence factor from Porphyromonas gingivalis, peptidylarginine deiminase. Infect Immun. 1999;67:3248-56.

Mercado F, Marshall RI, Klestov AC, Bartold PM. Is there a relationship between rheumatoid arthritis and periodontal disease? J Clin Periodontol. 2000;27:267-72.

Mercado FB, Marshall RI, Klestov AC, Bartold PM. Relationship between rheumatoid arthritis and periodontitis. J Periodontal. 2001;72:779-87.

Mikuls TR, Payne JB, Yu F, Thiele GM, Reynolds RJ, Cannon GW, Markt J, McGowan D, Kerr GS, Redman RS, Reimold A, Griffiths G, Beatty M, Gonzalez SM, Bergman DA, Hamilton 3rd BC, Erickson AR, Sokolove J, Robinson WH, Walker C, Chandad F, O'Dell JR. Periodontitis and Porphyromonas gingivalis in patients with rheumatoid arthritis. Arthritis Rheum. 2014;66:1090-100.

Mikuls TR, Payne JB, Reinhardt RA, Thiele GM, Maziarz E, Cannella AC, Holers VM, Kuhn KA, O'Dell JR. Antibody response to Porphyromonas gingivalis in subjects with rheumatoid arthritis and periodontitis. Int Immunopharmacol. 2009;9:38–42.

Moen K, Brun JG, Madland TM, Tynning T, Jonsson R. Immunoglobulin G and a antibody responses to Bacteroides forsythus and Prevotella intermedia in sera and synovial fluids of arthritis patients. Clin Diag Lab Immunol. 2003;10:1043–50.

Nepom GT, Nepom BS. Prediction of susceptibility to rheumatoid arthritis by human leukocyte antigen genotyping. Rheum Dis Clin North Am. 1992;18:785–92.

Okada M, Kobayashi T, Ito S, Yokoyama T, Komatsu Y, Abe A, Murasawa A, Yoshie H. Antibody responses to periodontopathic bacteria in relation to rheumatoid arthritis in Japanese adults. J Periodontol. 2011;82:1433–41.

Ortiz P, Bissada NF, Palomo L, Han YW, Al-Zahrani MS, Panneerselvam A, Askari A. Periodontal therapy reduces the severity of active rheumatoid arthritis in patients treated with or without tumor necrosis factor inhibitors. J Periodontol. 2009;80: 535–40.

Payne JB, Golub LM, Thiele GM, Mikuls TR. The link between periodontitis and rheumatoid arthritis: a Periodontist's perspective. Curr Oral Health Rep. 2015;2:20–9.

Pischon N, Pischon T, Kröger J, Gülmez E, Kleber BM, Bernimoulin JP, Landau H, Brinkmann PG, Schlattmann P, Zernicke J, Buttgereit F, Detert J. Association among rheumatoid arthritis, oral hygiene, and periodontitis. J Periodontol. 2008;79:979–86.

Ramamurthy NS, Greenwald RA, Celiker MY, Shi EY. Experimental arthritis in rats induces biomarkers of periodontitis which are ameliorated by gene therapy with tissue inhibitor of matrix metalloproteinases. J Periodontol. 2005;76:229–33.

Ribeiro J, Leão A, Novaes AB. Periodontal infection as a possible severity factor for rheumatoid arthritis. J Clin Periodontol. 2005;32:412–5.

Rosentein ED, Greenwald RA, Kushner LJ, Weissmann G. Hypothesis: the humoral immune response to oral bacteria provides a stimulus for the development of rheumatoid arthritis. Inflammation. 2004;28:311–8.

Schellekens GA, de Jong BA, van den Hoogen FH, van de Putte LB, van Venrooij WJ. Citrulline is an essential constituent of antigenic determinants recognized by rheumatoid arthritis-specific autoantibodies. J Clin Invest. 1998;101:273–81.

Schellekens GA, Visser H, de Jong BA, van den Hoogen FH, Hazes JM, Breedveld FC, van Venrooij WJ. The diagnostic properties of rheumatoid arthritis antibodies recognizing a cyclic citrullinated peptide. Arthritis Rheum. 2000;43:155–63.

Scott DL, Wolfe F, Huizinga TW. Rheumatoid arthritis. Lancet. 2010;376:1094–108.

Sørensen LK, Havemose Poulsen A, Bendtzen K, Holmstrup P. Aggressive periodontitis and chronic arthritis: blood mononuclear cell gene expression and plasma protein levels of cytokines and cytokine inhibitors. J Periodontol 2009;80:282–9.

Sugawara K, Oikawa Y, Ouchi T. Identification and properties of peptidylarginine deiminase from rabbit skeletal muscle. J Biochem. 1982;91:1065–71.

Thé J, Ebersole JL. Rheumatoid factor (RF) distribution in periodontal disease. J Clin Immunol. 1991;11:132–42.

Wegner N, Wait R, Sroka A, Eick S, Nguyen KA, Lundberg K, Kinloch A, Culshaw S, Potempa J, Venables PJ. Peptidylarginine deiminase from Porphyromonas gingivalis citrullinates human fibrinogen and α-enolase: implications for autoimmunity in rheumatoid arthritis. Arthritis Rheum. 2010;62:2662–72.

Wordsworth P, Pile KD, Buckely JD, Lanchbury JS, Ollier B, Lathrop M, Bell JI. HLA heterozygosity contributes to susceptibility to rheumatoid arthritis. Am J Hum Genet. 1992;51:585–91.

5장. 구강감염과 신장질환 및 간질환의 연관성

Aberg F, Helenius-Hietala J, Meurman J, Isoniemi H. Association between dental infections and the clinical course of chronic liver disease. Hepatol Res. 2014;44:349–53.

Akar H, Akar GC, Carrero JJ, Stenvinkel P, Lindholm B. Systemic consequences of poor oral health in chronic kidney disease patients. Clin J Am Soc Nephrol. 2011;6:218–26.

Ardalan MR, Ghabili K, Pourabbas R, Shoja MM. A causative link between periodontal disease and glomerulonephritis: a preliminary study. Ther Clin Risk Manag. 2011;7:93–8.

Atkins RC. The epidemiology of chronic kidney disease. Kidney Int. 2005;67:S14–8.

Chambrone L, Foz AM, Guglielmetti MR, Pannuti CM, Artese HP, Feres M, Romito GA. Periodontitis and chronic kidney disease: a systematic review of the association of diseases and the effect of periodontal treatment on estimated glomerular filtration rate. J Clin Periodontol. 2013;40:443–56.

Del Mar CB, Glasziou PP, Spinks AB. Antibiotics for sore throat. Cochrane Database Syst Rev. 2004;(2):CD000023.

Gendron R, Grenier D, Maheu-Robert L. The oral cavity as a reservoir of bacterial pathogens for focal infections. Microbes Infect. 2000;2:897–906.

Guggenheimer J. Sialoadenosis in patients with advanced liver disease. Head Neck Pathol. 2009;3:100–5.

Helenius-Hietala J, Ruokonen H, Grönroos L, Rissanen H, Suominen L, Isoniemi H, Meurman JH. Self-reported oral symptoms and signs in liver transplant recipients and a control population. Liver Transpl. 2013a;19:155–63.

Helenius-Hietala J, Aberg F, Meurman JH, Isoniemi H. Increased infection risk postliver transplant without pretransplant dental treatment. Oral Dis. 2013b;19: 271–8.

Ismail FB, Ismail G, Dumitriu AS, Baston C, Berbecar V, Jurubita R, Andronesi A, Dumitriu HT, Sinescu I. Identification of subgingival periodontal pathogens and association with the severity of periodontitis in patients with chronic kidney diseases: a cross-sectional study. Biomed Res Int. 2015;2015:370314. doi:10.1155/2015/370314.

Janket SJ, Jones JA, Meurman JH, Baird AE, Van Dyke TE. Oral infection, hyperglycemia, and endothelial dysfunction. Oral

Surg Oral Med Oral Pathol Oral Radiol Endod. 2008;105:173–9.

Jha V, Garcia-Garcia G, Iseki K, Li Z, Naicker S, Plattner B, Saran R, Wang AY, Yang CW. Chronic kidney disease: global dimension and perspectives. Lancet. 2013;382:260–72.

Kajiya T, Uemura T, Kajiya M, Kaname H, Hirano R, Uemura N, Tei C. Pyogenic liver abscess related to dental disease in an immunocompetent host. Intern Med. 2008;47:675–8.

Kshirsagar AV, Craig RG, Beck JD, Moss K, Offenbacher S, Kotanko P, Yoshino M, Levin NW, Yip JK, Almas K, Lupovici E, Falk RJ. Severe periodontitis is associated with low serum albumin among patients on maintenance hemodialysis therapy. Clin J Am Soc Nephrol. 2007;2:239–44.

Meurman JH, Rantonen P, Pajukoski H, Sulkava R. Salivary albumin and other constituents and their relation to oral and general health in the elderly. Oral Surg Oral Med Oral Pathol Oral Radiol Endod. 2002;94:432–8.

Nagao Y, Kawahigashi Y, Sata M. Association of periodontal diseases and liver fibrosis in patients with HCV and/or HBV infection. Hepat Mon. 2014;14(12), e23264. doi:10.5812/hepatmon.23264.

Nasr SH, Radhakrishnan J, D'Agati VD. Bacterial infection-related glomerulonephritis in adults. Kidney Int. 2013;83:792–803.

Neugarten J, Baldwin DS. Glomerulonephritis in bacterial endocarditis. Am J Med. 1984;77:297–304.

Niedzielska I, Chudek J, Kowol I, Slabiak-Blaz N, Kolonko A, Kuczera P, Wiecek A. The odontogenic-related microinflammation in patients with chronic kidney disease. Ren Fail. 2014;36:883–8.

Okada K, Hirota K, Zhang RJ, Yasutomo K, Kuhara T, Ota F, Kagami S, Kuroda Y. Possible role for a polysaccharide antigen shared between Streptococcus pyogenes and S. mutans in the pathogenesis of post-streptococcal glomerulonephritis. Acta Paediatr Jpn. 1996;38:470–5.

Preshaw PM, Alba AL, Herrera D, Jepsen S, Konstantinidis A, Makrilakis K, Taylor R. Periodontitis and diabetes: a two-way relationship. Diabetologia. 2012;55:21–31.

Rodriguez-Iturbe B, Musser JM. The current state of poststreptococcal glomerulonephritis. J Am Soc Nephrol. 2008;19:1855–64.

Saito T, Shimazaki Y, Koga T, Tsuzuki M, Ohshima A. Relationship between periodontitis and hepatic condition in Japanese women. J Int Acad Periodontol. 2006;8:89–95.

6장. 구강감염과 암의 연관성

Bahar G, Feinmesser R, Shpitzer T, Popovtzer A, Nagler RM. Salivary analysis in oral cancer patients: DNA and protein oxidation, reactive nitrogen species, and antioxidant profile. Cancer. 2007;109:54–9.

Bloching MB, Barnes J, Aust W, Knipping S, Neumann K, Grummt T, Naim R. Saliva as a biomarker for head and neck squamous cell carcinoma: in vitro detection of cytotoxic effects by using the plating efficiency index. Oncol Rep. 2007;18:1551–6.

Chang AH, Parsonnet J. Role of bacteria in oncogenesis. Clin Microbiol Rev. 2010;23:837–57.

Homann N, Jousimies-Somer H, Jokelainen K, Heine R, Salaspuro M. High acetaldehyde levels in saliva after ethanol consumption: methodological aspects and pathogenetic implications. Carcinogenesis. 1997;18:1739–43.

Homann N, Tillonen J, Meurman JH, Rintamäki H, Lindqvist C, Rautio M, Jousimies-Somer H, Salaspuro M. Increased salivary acetaldehyde levels in heavy drinkers and smokers: a microbiological approach to oral cavity cancer. Carcinogenesis. 2000;21:663–8.

Homann N, Tillonen J, Rintamäki H, Salaspuro M, Lindqvist C, Meurman JH. Poor dental status increases acetaldehyde production from ethanol in saliva: a possible link to increased oral cancer risk among heavy drinkers. Oral Oncol. 2001;37:153–8.

Keijser BJ, Zaura E, Huse SM, van der Vossen JM, Schuren FH, Montijn RC, ten Cate JM, Crielaard W. Pyrosequencing analysis of the oral microflora of healthy adults. J Dent Res. 2008;87:1016–20.

Kuper H, Adami HO, Trichopoulos D. Infections as a major preventable cause of human cancer. J Intern Med. 2000;248:171–83.

Kurkivuori J, Salaspuro V, Kaihovaara P, et al. Acetaldehyde production from ethanol by ral streptococci. Oral Oncol. 2007;43:181–6.

Lockhart PB, Brennan MT, Sasser HC, Fox PC, Paster BJ, Bahrani-Mougeot FK. Bacteremia associated with toothbrushing and dental extraction. Circulation. 2008;117:3118–25.

Lundberg AS, Weinberg RA. Control of the cell cycle and apoptosis. Eur J Cancer. 1999;35:1886–94. McCullough M, Jaber M, Barrett AW, Bain L, Speight PM, Porter SR. Oral yeast carriage correlates with presence of oral epithelial dysplasia. Oral Oncol. 2002;38:391–3.

Meurman JH. Oral microbiota and cancer. J Oral Microbiol. 2010;2. doi:10.3402/jom.v2i0.5195 Meurman J, Bascones-Martinez A. Are oral and dental diseases linked to cancer? Oral Dis. 2011;17:779–84.

Moritani K, Takeshita T, Shibata Y, Ninomiya T, Kiyohara Y, Yamashita Y. Acetaldehyde production by major oral microbes. Oral Dis. 2015;21:748–54.

Nieminen MT, Uittamo J, Salaspuro M, Rautemaa R. Acetaldehyde production from ethanol and glucose by non-Candida albicans yeasts in vitro. Oral Oncol. 2009;45(12):e245–8. doi:10.1016/j.oraloncology.2009.08.002.

Parnanen P, Kari K, Virtanen I, Sorsa T, Meurman JH. Human laminin-332 degradation by Candida proteinases. J Oral Pathol Med. 2008;37:329–35.

Parnanen P, Meurman JH, Samaranayake L, Virtanen I. Human oral keratinocyte E-cadherin degradation by Candida albicans and Candida glabrata. J Oral Pathol Med. 2010;39:275–8.

Petersen PE, Bourgeois D, Ogawa H, Estupinan-Day S, Ndiaye C. The global burden of oral diseases and risks to oral health. Bull World Health Organ 2005. http://dx.doi.org/10.1590/S0042-96862005000900011.

Pushalkar S, Mane SP, Ji X, Li Y, Evans C, Crasta OR, Morse D, Meagher R, Singh A, Saxena D. Microbial diversity in saliva of oral squamous cell carcinoma. FEMS Immunol Med Microbiol. 2011;61:269–77.

Rautemaa R, Hietanen J, Niissalo S, Pirinen S, Perheentupa J. Oral and oesophageal squamous cell carcinoma – a complication or component of autoimmune polyendocrinopathy-candidiasis-ectodermal dystrophy (APECED, APS1). Oral Oncol. 2007;43:607–13.

Schmidt BL, Kuczynski J, Bhattacharya A, Huey B, Corby PM, Queiroz EL, Nightingale K, Kerr AR, DeLacure MD, Veeramachaneni R, Olshen AB, Albertson DG. Changes in abundance of oral microbiota associated with oral cancer. PLoS One. 2014;9(6), e98741.doi:10.1371/journal.pone.0098741.

Söder B, Yakob M, Meurman JH, Andersson LC, Klinge B, Söder PÖ. Periodontal disease may associate with breast cancer. Breast Cancer Res Trea. 2011;127:497–502.

Söder B, Andersson LC, Meurman JH, Söder PÖ. Unique database study linking gingival inflammation and smoking in carcinogenesis. Philos Trans R Soc Lond B Biol Sci. 2015;370:20140041. doi:10.1098/rstb.2014.0041.

Tezal M, Grossi SG, Genco RJ. Is periodontitis associated with oral neoplasms? J Periodontol. 2005;76:406–10.

Tezal M, Sullivan MA, Reid ME, Marshall JR, Hyland A, Loree T, Lillis C, Hauck L, Wactawski-Wende J, Scannapieco FA.

Chronic periodontitis and the risk of tongue cancer. Arch Otolaryngol Head Neck Surg. 2007;133:450–4.

Tezal M, Sullivan Nasca M, Stoler DL, Melendy T, Hyland A, Smaldino PJ, Rigual NR, Loree TR. Chronic periodontitis-human papillomavirus synergy in base of tongue cancers. Arch Otolaryngol Head Neck Surg. 2009;135:391–6.

Tezal M, Scannapieco FA, Wactawski-Wende J, Meurman JH, Marshall JR, Rojas IG, Stoler DL, Genco RJ. Dental caries and head and neck cancers. JAMA Otolaryngol Head Neck Surg. 2013;139:1054–60.

The Fungal Research Thrust. How common are fungal diseases? The Fungal Research Thrust 20th anniversary meeting. London, 18 June 2011.

Uittamo J, Nieminen MT, Kaihovaara P, Bowyer P, Salaspuro M, Rautemaa R. Xylitol inhibits carcinogenic acetaldehyde production by Candida species. Int J Cancer. 2011;129:2038–41.

Virtanen E, Söder B, Andersson LC, Meurman JH, Söder PÖ. History of dental infections associates with cancer in periodontally healthy subjects: a 24-year follow-up study from Sweden. J Cancer. 2014;5:79–85.

WHO Oral Health. http://www.who.int/mediacentre/factsheets/fs318/en/. 2012.

WHO Cancer. http://www.who.int/mediacentre/factsheets/fs297/en/. 2015.

Zur Hausen H, de Villiers EM. Cancer "causation" by infections--individual contributions and synergistic networks. Semin Oncol. 2014;41:860–75.

7장. 구강칸디다증과 전신질환자

Al-Herz W, Bousfiha A, Casanova JL, Chapel H, Conley ME, Cunningham-Rundles C, et al. Primary immunodeficiency diseases: an update on the classification from the international union of immunological societies expert committee for primary immunodeficiency. Front Immunol. 2011;2:54. doi:10.3389/fimmu.2011.00054.

Al-Mohaya MA, Azmi D, Al-Khudair W. Oral fungal colonization and oral candidiasis in renal transplant patients: the relationship to Miswak use. Oral Surg Oral Med Oral Pathol Oral Radiol Endod. 2002;93:455–60. doi:10.1067/moe.2002.121992.

Almståhl A, Wikström M. Electrolytes in stimulated whole saliva in individuals with hyposalivation of different origins. Arch Oral Biol. 2003;48:337–44.

Almståhl A, Wikström M. Microflora in oral ecosystems in subjects with hyposalivation due to medicines or of unknown origin. Oral Health Prev Dent. 2005;3:67–76.

Almståhl A, Wikström M, Fagerberg-Mohlin B. Microflora in oral ecosystems in subjects with radiation-induced hyposalivation. Oral Dis. 2008;14:541–9.

Al-Nawas B, Grötz KA. Prospective study of the long term change of the oral flora after radiation therapy. Support Care Cancer. 2006;14:291–6.

Arendorf TM, Walker DM. The prevalence and intra-oral distribution of Candida albicans in man. Arch Oral Biol. 1980;23:1–10.

Baboni FB, Barp D, Izidoro AC, Samaranayake LP, Rosa EA. Enhancement of Candida albicans virulence after exposition to cigarette mainstream smoke. Mycopathologia. 2009;168:227–35.

Bai KY, Reddy CD, Abu-Talib SH. Oral candidal carriage in young insulin dependent diabetics. J Indian Soc Pedod Prev Dent. 1995;13:20–3.

Banoczy J, Albrecht M, Rigo O, Ember G, Ritlop B. Salivary secretion rate, pH, lactobacilli and yeast counts in diabetic women. Acta Diabetol Lat. 1987;24:223–8.

Bartholomew GA, Rodu B, Bell DS. Oral candidiasis in patients with diabetes mellitus: a thorough analysis. Diabetes Care. 1987;10:607–12.

Brown LR, Dreizen S, Handler S, Johnston DA. Effect of radiation-induced xerostomia on human oral microflora. J Dent Res. 1975;54:740–50.

Budtz-Jørgensen E. Candida-associated denture stomatitis and angular cheilitis. In: Samaranayake LP, MacFarlane TW, editors. Oral candidosis. London: Wright; 1990. p. 156–83.

Cavalcanti YW, Morse DJ, da Silva WJ, Del-Bel-Cury AA, Wei X, Wilson M, et al. Virulence and pathogenicity of Candida albicans is enhanced in biofilms containing oral bacteria. Biofouling. 2015;31:27–38.

Cannon RD, Holmes AR, Mason AB, Monk BC. Oral Candida: clearance, colonization, or candidiasis? J Dent Res. 1995;74:1152–61.

Carlisle PL, Banerjee M, Lazzeli A, Monteagudo C, López-Ribot JL, Kadosh D. Expression levels of a filament-specific transcriptional regulator are sufficient to determine Candida albicans morphology and virulence. Proc

Natl Acad Sci U S A. 2009;106:599–604.

Charlson ES, Diamond JM, Bittinger K, Fitzgerald AS, Yadav A, Haas AR, et al. Lung-enriched organisms and aberrant bacterial and fungal respiratory microbiota after lung transplant. Am J Respir Crit Care Med. 2012;186:536–45.

Coleman DC, Bennett DE, Sullivan DJ, Gallagher PJ, Henman MC, Shanley DB, et al. Oral Candida in HIV infection and AIDS: new perspectives/new approaches. Crit Rev Microbiol. 1993;19:61–82.

Coronado-Castellote L, Jimenez-Soriano Y. Clinical and microbiological diagnosis of oral candidiasis. J Clin Exp Dent. 2013;5:e279–86.

Costa CR, de Lemos JA, Passos XS, de Araújo CR, Cohen AJ, Souza LK, et al. Species distribution and antifungal susceptibility profile of oral candida isolates from HIV-infected patients in the antiretroviral therapy era. Mycopathologia. 2006;162:45–50.

Criseo G, Scordino F, Romeo O. Current methods for identifying clinically important cryptic Candida species. J Microbiol Methods. 2015;111:50–6.

da Silva-Rocha WP, Lemos VL, Svidizisnki TI, Milan EP, Chaves GM. Candida species distribution, genotyping and virulence factors of Candida albicans isolated from the oral cavity of kidney transplant recipients of two geographic regions of Brazil. BMC Oral Health. 2014. doi:10.1186/1472-6831-14-20.

de la Rosa-García E, Mondragón-Padilla A, Irigoyen-Camacho ME, Bustamante-Ramírez MA. Oral lesions in a group of kidney transplant patients. Med Oral Patol Oral Cir Bucal. 2005;10:196–204.

Dawes C, Pedersen AM, Villa A, Ekström J, Proctor GB, Vissink A, et al. The functions of human saliva: a review sponsored by the world workshop on oral medicine VI. Arch Oral Biol. 2015;60:863–74. doi:10.1016/j.archoralbio.2015.03.004.

Diaz PI, Hong BY, Frias-Lopez J, Dupuy AK, Angeloni M, Abusleme L, et al. Transplantation-associated long-term immunosuppression promotes oral colonization by potentially opportunistic pathogens without impacting other members of the salivary bacteriome. Clin Vaccine Immunol. 2013;20:920–30.

Diaz PI, Strausbaugh LD, Dongari-Bagtzoglou A. Fungal-bacterial interactions and their relevance to oral health: linking the clinic and the bench. Front Cell Infect Microbiol. 2014;4:101. doi:10.3389/fcimb.2014.00101.

Dongari-Bagtzoglou A, Dwivedi P, Ioannidou E, Shaqman M, Hull D, Burleson J. Oral Candida infection and colonization in solid organ transplant recipients. Oral Microbiol Immunol. 2009;24:249–54.

Dongari-Bagtzoglou A, Fidel PL. The host cytokine responses and protective immunity in oropharyngeal candidiasis. J Dent Res. 2005;84:966–77.

Dorocka-Bobkowska B, Budtz-Jörgensen E, Wloch S. Non-insulin-dependent diabetes mellitus as a risk factor for denture stomatitis. J Oral Pathol Med. 1996;25:411–5.

Dupuy AK, David MS, Li L, Heider TN, Peterson JD, Montano EA, et al. Redefining the human oral mycobiome with improved practices in amplicon-based taxonomy:

discovery of Malassezia as a prominent commensal. PLoS One. 2014;9, e90899. doi:10.1371/journal.pone.0090899.

Ellepola AN, Samaranayake LP. Oral candidal infections and antimycotics. Crit Rev Oral Biol Med. 2000;11:172–98.

Epstein JB, Pearsall NN, Truelove EL. Quantitative relationships between Candida albicans in saliva and the clinical status of human subjects. J Clin Microbiol. 1980;12:475–6.

Epstein JB, Hancock PJ, Nantel S. Oral candidiasis in hematopoietic cell transplantation patients: an outcome-based analysis. Oral Surg Oral Med Oral Pathol Oral Radiol Endod. 2003;96:154–63.

Falsetta ML, Klein MI, Colonne PM, Scott-Anne K, Gregoire S, Pai CH, et al. Symbiotic relationship between Streptococcus mutans and Candida albicans synergizes virulence of plaque biofilms in vivo. Infect Immun. 2014;82:1968–81. doi:10.1128/IAI.00087-14.

Ghannoum MA, Jurevic RJ, Mukherjee PK, Cui F, Sikaroodi M, Naqvi A, et al. Characterization of the oral fungal microbiome (mycobiome) in healthy individuals. PLoS Pathog. 2010;6, e1000713.

Glick M, Muzyka BC, Lurie D, Salkin LM. Oral manifestations associated with HIV-related disease as markers for immune suppression and AIDS. Oral Surg Oral Med Oral Pathol. 1994;77:344–9. Greenspan D, Gange SJ, Phelan JA, Navazesh M, Alves ME, MacPhail LA, et al. Incidence of oral lesions in HIV-1-infected women: reduction with HAART. J Dent Res. 2004;83:145–50.

Grötz KA, Genitsaruitis S, Vehling D, Al-Nawas B. Long-term oral Candida colonization, mucositis and salivary function after head and neck radiotherapy. Support Care Cancer. 2003;11:717–21.

Guggenheimer J, Moore PA, Rossie K, Myers D, Mongelluzzo MB, Block HM, et al. Insulin-dependent diabetes mellitus and oral soft tissue pathologies. II. Prevalence and characteristics of Candida and candidal lesions. Oral Surg Oral Med Oral Pathol Oral Radiol Endod. 2000;89:570–6.

Güleç AT, Demirbilek M, Seçkin D, Can F, Saray Y, Sarifakioglu E, et al. Superficial fungal infections in 102 renal transplant recipients: a case–control study. J Am Acad Dermatol. 2003;49:187–92.

Helenius-Hietala J, Ruokonen H, Grönroos L, Rissanen H, Vehkalahti MM, Suominen L, et al. Oral mucosal health in liver transplant recipients and controls. Liver Transpl. 2014;20:72–80. doi:10.1002/lt.23778.

8장. 구강감염과 타액선기능저하의 연관성

Abraham CM, al-Hashimi I, Haghighat N. Evaluation of the levels of oral Candida in patients with Sjögren's syndrome. Oral Surg Oral Med Oral Pathol Oral Radiol Endod. 1998;86:65–8.

Alaki SM, Ashiry EA, Bakry NS, Baghlaf KK, Bagher SM. The effects of asthma and asthma medication on dental caries and salivary characteristics in children. Oral Health Prev Dent. 2013;11(2):113–20. doi:10.3290/j.ohpd.a29366.

Alberth M, Kovalecz G, Nemes J, Math J, Kiss C, Marton IJ. Oral health of long-term childhood cancer survivors. Pediatr Blood Cancer. 2004;43(1):88–90.

Aliko A, Wolff A, Dawes C, Aframian D, Proctor G, Ekström J, Narayana N, Villa A, Sia YW, Joshi RK, McGowan R, Beier Jensen S, Kerr AR, Lynge Pedersen AM, Vissink A. World Workshop on Oral Medicine VI: clinical implications of medication-induced salivary gland dysfunction. Oral Surg Oral Med Oral Pathol Oral Radiol. 2015;120(2):185–206. doi:10.1016/j.oooo.2014.10.027. Epub 2015 Mar 7.

Almståhl A, Wikström M. Oral microflora in subjects with reduced salivary secretion. J Dent Res. 1999;78:1410–6.

Almståhl A, Kronfeld U, Tarkowski A, Wikström M. Oral microbial flora in Sjögren's syndrome. J Rheumatol. 1999;26(1):110–4.

Almståhl A, Wikström M, Kronfeld U. Microflora in oral ecosystems in primary Sjögren's syndrome. J Rheumatol. 2001;28(5):1007–13.

Almståhl A, Wikström M, Groenink J. Lactoferrin, amylase and mucin MUC5B and their relation to the oral microflora in hyposalivation of different origins. Oral Microbiol Immunol. 2001;16(6):345–52.

Almståhl A, Wikström M. Electrolytes in stimulated whole saliva in individuals with hyposalivation of different origins. Arch Oral Biol. 2003;48(5):337–44.

Almståhl A, Wikström M. Microflora in oral ecosystems in subjects with hyposalivation due to medicines or of unknown origin. Oral Health Prev Dent. 2005;3(2):67–76.

Avsar A, Elli M, Darka O, Pinarli G. Long-term effects of chemotherapy on caries formation, dental development, and salivary factors in childhood cancer survivors. Oral Surg Oral Med Oral Pathol Oral Radiol Endod. 2007;104(6):781–9.

Bardow A, Nyvad B, Nauntofte B. Relationships between medication intake, complaints of dry mouth, salivary flow rate and composition, and the rate of tooth demineralization in situ. Arch Oral Biol. 2001;46(5):413–23.

Baudet-Pommel M, Albuisson E, Kemeny JL, Falvard F, Ristori JM, Fraysse MP, Sauvezie B, et al. Early dental loss in Sjögren's syndrome. Oral Surg Oral Med Oral Pathol. 1994;78:181–6.

Beer KT, Zehnder D, Lussi A, Greiner RH. Sparing of contralateral major salivary glands has a significant effect on oral health in patients treated with radical radiotherapy of head and neck tumors. Strahlenther Onkol. 2002;178(12):722–6.

Beighton D, Hellyer PH, Lynch EJ, Heath MR. Salivary levels of mutans streptococci, lactobacilli, yeasts, and root caries prevalence in non-institutionalized elderly dental patients. Community Dent Oral Epidemiol. 1991;19:302–7.

Bergmann OJ. Alterations in oral microflora and pathogenesis of acute oral infections during remissioninduction therapy in patients with acute myeloid leukaemia. Scand J Infect Dis. 1991;23(3):355–66.

Berthrong M. Pathologic changes secondary to radiation. World J Surg. 1986;10(2):155–70.

Bokor-Bratic M, Cankovic M, Dragnic N. Unstimulated whole salivary flow rate and anxiolytics intake are independently associated with oral Candida infection in patients with oral lichen planus. Eur J Oral Sci. 2013;121(5):427–33. doi:10.1111/eos.12073. Epub 2013 Jul 16.

Boutsi EA, Paikos S, Dafni UG, Moutsopoulos HM, Skopouli FN. Dental and periodontal status of Sjögren's syndrome. J Clin Periodontol. 2000;27(4):231–5.

Brown LR, Dreizen S, Handler S, Johnston DA. Effect of radiation-induced xerostomia on human oral microflora. J Dent Res. 1975;54(4):740–50.

Brown LR, Dreizen S, Rider LJ, Johnston DA. The effect of radiation-induced xerostomia on saliva and serum lysozyme and immunoglobulin levels. Oral Surg Oral Med Oral Pathol. 1976;41(1):83–92.

Brown LR, Dreizen S, Daly TE, Drane JB, Handler S, Riggan LJ, et al. Interrelations of oral microorganisms, immunoglobulins, and dental caries following radiotherapy. J Dent Res. 1978;57(9–10):882–93.

Brunström JM. Effects of mouth dryness on drinking behaviour and beverage acceptability. Physiol Behav. 2002;76:423–9.

Bulacio L, Paz M, Ramadan S, Ramos L, Pairoba C, Sortino M, et al. Oral infections caused by yeasts in patients with head and neck cancer undergoing radiotherapy. Identification of the yeasts and evaluation of their antifungal susceptibility. J Mycol Med. 2012;22(4):348–53.

Çelenligil H, Eratalay K, Kansu E, Ebersole JL. Periodontal status and serum antibody responses to oral microorganisms in Sjögren's syndrome. J Periodontol. 1998;69:571–7.

Cermak JM, Papas AS, Sullivan RM, Dana MR, Sullivan DA. Nutrient intake in women with primary and secondary Sjögren's syndrome. Eur J Clin Nutr. 2003;57:328–34.

Chrischilles EA, Foley DJ, Wallace RB, Lemke JH, Semla TP, Hanlon JT, Glynn RJ, Ostfeld AM, Guralnik JM. Use of medications by persons 65 and over: data from the established populations for epidemiologic studies of the elderly. J Gerontol. 1992;47(5):M137–44.

Christensen LB, Petersen PE, Thorn JJ, Schiødt M. Dental caries and dental health behavior of patients with primary Sjögren's syndrome. Acta Odontol Scand. 2001;59:116–20.

Clemmesen L. Anticholinergic side-effects of antidepressants: studies of the inhibition of salivation. Acta Psychiatr Scand Suppl. 1988;345:90–3.

Crogan NL. Managing xerostomia in nursing homes: pilot testing of the Sorbet Increases Salivation intervention. J Am Med Dir Assoc. 2011;12:212–6.

Dahllof G, Bagesund M, Ringden O. Impact of conditioning regimens on salivary function, caries-associated microorganisms and dental caries in children after bone marrow transplantation. A 4-year longitudinal study. Bone Marrow Transplant. 1997;20(6):479–83.

Dawes C. Physiological factors affecting salivary flow rate, oral sugar clearance, and the sensation of dry mouth in man. J Dent Res. 1987;66(Spec No):648–53.

Dawes C, Pedersen AML, Villa A, Ekström J, Proctor GB, Vissink A, Aframian D, McGowan R, Aliko A, Narayana N, Sia

YW, Joshi RK, Jensen SB, Kerr AR, Wolff A. The functions of human saliva: a review sponsored by the World Workshop on Oral Medicine VI. Arch Oral Biol. 2015;60(6):863–74. doi:10.1016/j. archoralbio.2015.03.004. Epub 2015 Mar 10.

de Freitas EM, Nobre SA, Pires MB, Faria RV, Batista AU, Bonan PR. Oral Candida species in head and neck cancer patients treated by radiotherapy. Auris Nasus Larynx. 2013;40(4):400–4.

Del Vigna de Almeida P, Grégio AMT, Brancher JA, Ignácio SA, Machado MAN, Soares de Lima AA, et al. Effects of antidepressants and benzodiazepines on stimulated salivary flow rate and biochemistry composition of the saliva. Oral Surg Oral Med Oral Pathol Oral Radiol Endod. 2008;106:58–65.

Dens F, Boute P, Vinckier F, Declerck D. Quantitative determination of immunologic components of salivary gland secretion in long-term, event-free pediatric oncology patients. Oral Surg Oral Med Oral Pathol Oral Radiol Endod. 1995;79(6):701–4.

Dens F, Boogaerts M, Boute P, Declerck D, Demuynck H, Vinckier F, et al. Caries-related salivary microorganisms and salivary flow rate in bone marrow recipients. Oral Surg Oral Med Oral Pathol Oral Radiol Endod. 1996;81(1):38–43.

Desoutter A, Soudain-Pineau M, Munsch F, et al. Xerostomia and medication: a cross-sectional study in long-term geriatric wards. J Nutr Health Aging. 2012;16:575–9.

Donaldson M, Goodchild JH, Epstein JB. Sugar content, cariogenicity, and dental concerns with commonly used medications. J Am Dent Assoc. 2015;146(2):129–33. doi:10.1016/j.adaj.2014.10.009.

Dreizen S, Daly TE, Drane JB, Brown LR. Oral complications of cancer radiotherapy. Postgrad Med. 1977;61(2):85–92.

Eisbruch A, Kim HM, Terrell JE, Marsh LH, Dawson LA, Ship JA. Xerostomia and its predictors following parotid-sparing irradiation of head-and-neck cancer. Int J Radiat Oncol Biol Phys. 2001;50(3):695–704.

Ekström J, Khosravani N, Castagnola M, Messana I. Saliva and the control of its secretion. In: Ekberg O, editor. Dysphagia: diagnosis and treatment. Berlin/Heidelberg: Springer; 2012. p. 19–47.

Epstein JB, Chin EA, Jacobson JJ, Rishiraj B, Le N. The relationships among fluoride, cariogenic oral flora, and salivary flow rate during radiation therapy. Oral Surg Oral Med Oral Pathol Oral Radiol Endod. 1998;86(3):286–92.

Ergun S, Cekici A, Topcuoglu N, Migliari DA, Külekçi G, Tanyeri H, Isik G. Oral status and Candida colonization in patients with Sjögren's syndrome. Med Oral Patol Oral Cir Bucal. 2010;15(2):e310–5.

Fox PC, Busch KA, Baum BJ. Subjective reports of xerostomia and objective measures of salivary gland performance. J Am Dent Assoc. 1987;115(4):581–4.

Fure S. A ten-year cross-sectional and follow-up study of salivary flow rates and mutans streptococci and lactobacillus counts in elderly Swedish individuals. Oral Health Prev Dent. 2003;1(3):185–94.

Handelman SL, Baric JM, Espeland MA, Berglund KL. Prevalence of drugs causing hyposalivation in an institutionalized geriatric population. Oral Surg Oral Med Oral Pathol. 1986;62:26–31. Geriatr Soc. 1995;43:401–7.

Harrison T, Bigler L, Tucci M, Pratt L, Malamud F, Thigpen JT, et al. Salivary sIgA concentrations and stimulated whole saliva flow rates among women undergoing chemotherapy for breast cancer: an exploratory study. Spec Care Dentist. 1998;18(3):109–12.

Heintze U, Birkhed D, Björn H. Secretion rate and buffer effect of resting and stimulated whole saliva as a function of age and sex. Swed Dent J. 1983;7(6):227–38.

Hernandez YL, Daniels TE. Oral candidiasis in Sjögren's syndrome: prevalence, clinical correlations, and treatment. Oral Surg Oral Med Oral Pathol. 1989;68(3):324–9.

Humphrey SP, Williamson RT. A review of saliva: normal composition, flow, and function. J Prosthet Dent. 2001;85(2):162–9.

Hunter KD, Wilson WS. The effects of antidepressant drugs on salivary flow and content of sodium and potassium ions in human parotid saliva. Arch Oral Biol. 1995;40(11):983–9.

Janket S-J, Jones J, Rich S, et al. The effects of xerogenic medications on oral mucosa among the Veterans Dental Study participants. Oral Surg Oral Med Oral Pathol Oral Radiol Endod. 2007;103:223–30.

Jensen SB, Pedersen AM, Reibel J, Nauntofte B. Xerostomia and hypofunction of the salivary glands in cancer therapy. Support Care Cancer. 2003;11(4):207–25.

Jensen SB, Mouridsen HT, Reibel J, Brünner N, Nauntofte B. Adjuvant chemotherapy in breast cancer patients induces temporary salivary gland hypofunction. Oral Oncol. 2008a;44(2):162–73.

Jensen SB, Mouridsen HT, Bergmann OJ, Reibel J, Brünner N, Nauntofte B. Oral mucosal lesions, microbial changes, and taste disturbances induced by adjuvant chemotherapy in breast cancer patients. Oral Surg Oral Med Oral Pathol Oral Radiol Endod. 2008b;106(2):217–26.

Jensen SB, Pedersen AML, Vissink A, Andersen E, Brown CG, Davies AN, et al. A systematic review of salivary gland hypofunction and xerostomia induced by cancer therapies: prevalence, severity and impact on quality of life. Support Care Cancer. 2010;18(8):1039–60.

Kalk WWI, Vissink A, Spijkervet FKL, Bootsma H, Kallenberg CG, Nieuw Amerongen AV. Sialometry and sialochemistry: diagnostic tools for Sjögren's syndrome. Ann Rheum Dis. 2001;60:1110–6.

Karbach J, Walter C, Al-Nawas B. Evaluation of saliva flow rates, Candida colonization and susceptibility of Candida strains after head and neck radiation. Clin Oral Investig. 2012;16(4):1305–12.

Kashima HK, Kirkham WR, Andrews JR. Postradiation sialoadenitis. A study of the clinical features, histopathological changes and serum enzyme variations following irradiation of human salivary glands. AJR Am J Roentgenol. 1965;94:271–91.

Keene HJ, Fleming TJ. Prevalence of caries-associated microflora after radiotherapy in patients with cancer of the head and neck. Oral Surg Oral Med Oral Pathol. 1987;64(4):421–6.

Kindelan SA, Yeoman CM, Douglas CW, Franklin C. A comparison of intraoral Candida carriage in Sjögren's syndrome patients with healthy xerostomic controls. Oral Surg Oral Med Oral Pathol Oral Radiol Endod. 1998;85(2):162–7.

Kolavic SA, Gibson G, al-Hashimi I, Guo IY. The level of cariogenic micro-organisms in patients with Sjögren's syndrome. Spec Care Dentist. 1997;17(2):65–9.

Kreher JM, Graser GN, Handelman SL, Eisenberg AD. Oral yeasts, mucosal health, and drug use in an elderly denture-wearing population. Spec Care Dentist. 1991;11(6):222–6.

Kuru B, McCullough MJ, Yilmaz S, Porter SR. Clinical and microbiological studies of periodontal disease in Sjögren's syndrome patients. J Clin Periodontol. 2002;29(2):92–102.

Lagerlöf F, Oliveby AJ. Caries-protective factors in saliva. Adv Dent Res. 1994;8:229–38.

Laine P, Meurman JH, Tenovuo J, Murtomaa H, Lindqvist C, Pyrhonen S, et al. Salivary flow and composition in lymphoma patients before, during and after treatment with cytostatic drugs. Eur J Cancer B Oral Oncol. 1992;28B(2):125–8.

Lalla RV, Latortue MC, Hong CH, Ariyawardana A, D'Amato-Palumbo S, Fischer DJ, et al. A systematic review of oral fungal infections in patients receiving cancer therapy. Support Care Cancer. 2010;18(8):985–92.

Lenander-Lumikari M, Loimaranta V. Saliva and dental caries. Adv Dent Res. 2000;14:40–7.

Leung KC, Leung WK, McMillan AS. Supragingival microbiota in Sjögren's syndrome. Clin Oral Investig. 2007;11(4):415–23. Epub 2007 Jul 3.

Leung KC, McMillian AS, Cheung BP, Leung WK. Sjögren's syndrome sufferers have increased oral yeast levels despite regular dental care. Oral Dis. 2008;14(2):163–73. doi:10.1111/j.1601-0825.2007.01368.x.

Llory H, Dammron A, Gioanni M, Frank RM. Some population changes in oral anaerobic microorganisms, Streptococcus mutans and yeasts following irradiation of the salivary glands. Caries Res. 1972;6(4):298–311.

Lucas VS. Association of psychotropic drugs, prevalence of denture-related stomatitis and oral candidiasis. Community Dent Oral Epidemiol. 1993;21:313–6.

Lundström IMC, Lindström FD. Subjective and clinical oral symptoms in patients with primary Sjögren's syndrome. Clin Exp Rheumatol. 1995;13(6):725–31.

MacFarlane TW. The oral ecology of patients with severe Sjögren's syndrome. Microbios. 1984;41(160):99–106.

MacFarlane TW, Mason DK. Changes in the oral flora in Sjögren's syndrome. J Clin Pathol. 1974;27(5):416–9.

Main BE, Calman KC, Ferguson MM, Kaye SB, MacFarlane TW, Mairs RJ, et al. The effect of cytotoxic therapy on saliva and oral flora. Oral Surg Oral Med Oral Pathol. 1984;58(5):545–8.

Makkonen TA, Tenovuo J, Vilja P, Heimdahl A. Changes in the protein composition

248

of whole saliva during radiotherapy in patients with oral or pharyngeal cancer. Oral Surg Oral Med Oral Pathol. 1986;62(3):270–5.

Mansson-Rahemtulla B, Techanitiswad T, Rahemtulla F, McMillan TO, Bradley EL, Wahlin YB. Analyses of salivary components in leukemia patients receiving chemotherapy. Oral Surg Oral Med Oral Pathol. 1992;73(1):35–46.

Meurman JH, Laine P, Keinanen S, Pyrhonen S, Teerenhovi L, Lindqvist C. Five-year follow-up of saliva in patients treated for lymphomas. Oral Surg Oral Med Oral Pathol Oral Radiol Endod. 1997a;83(4):447–52.

Meurman JH, Laine P, Lindqvist C, Teerenhovi L, Pyrhonen S. Five-year follow-up study of saliva, mutans streptococci, lactobacilli and yeast counts in lymphoma patients. Oral Oncol. 1997b;33(6):439–43.

Murdoch-Kinch CA, Kim HM, Vineberg KA, Ship JA, Eisbruch A. Dose-effect relationships for the submandibular salivary glands and implications for their sparing by intensity modulated radiotherapy. Int J Radiat Oncol Biol Phys. 2008;72(2):373–82.

Napeñas JJ, Miles L, Guajardo-Streckfus C, Streckfus CF. Salivary flow rates among women diagnosed with benign and malignant tumors. Spec Care Dentist. 2013;33(3):102–10.

Närhi TO, Meurman JH, Ainamo A, Nevalainen JM, Schmidt-Kaunisaho KG, Siukosaari P, Valvanne J, Erkinjuntti T, Tilvis R, Makila E. Association between salivary flow rate and the use of systemic medication among 76-, 81-, and 86-year-old inhabitants in Helsinki, Finland. J Dent Res. 1992;71:1875–80.

Närhi TO, Ainamo A, Meurman JH. Mutans streptococci and lactobacilli in the elderly. Scand J Dent Res. 1994;102:97–102.

Navazesh M, Wood GJ, Brigthman VJ. Relationship between salivary flow rates and Candida albicans counts. Oral Surg Oral Med Oral Pathol Oral Radiol Endod. 1995;80:284–8.

Navazesh M, Brigthman VJ, Pogoda JM. Relationship of medical status, medications, and salivary flow rates in adults of different ages. Oral Surg Oral Med Oral Pathol Oral Radiol Endod. 1996;81:172–6.

Nederfors T, Twetman S, Dahlof C. Effects of the thiazide diuretic bendroflumethiazide on salivary flow rate and composition. Scand J Dent Res. 1989;97:520–7.

Nemeth O, Kivovics M, Pinke I, Marton K, Kivovics P, Garami M. Late effects of multiagent chemotherapy on salivary secretion in children cancer survivors. J Am Coll Nutr. 2014;33(3):186–91.

Nonzee V, Manopatanakul S, Khovidhunkit SO. Xerostomia, hyposalivation and oral microbiota in patients using antihypertensive medications. J Med Assoc Thai. 2012;95(1):96–104.

O'Sullivan EA, Duggal MS, Bailey CC, Curzon ME, Hart P. Changes in the oral microflora during cytotoxic chemotherapy in children being treated for acute leukemia. Oral Surg Oral Med Oral Pathol. 1993;76(2):161–8.

Österberg T, Landahl S, Hedegard B. Salivary flow, saliva, pH and buffering capacity in

70-year-old men and women. Correlation to dental health, dryness in the mouth, disease and drug treatment. J Oral Rehabil. 1984;11:157–70.

Pajari U, Poikonen K, Larmas M, Lanning M. Salivary immunoglobulins, lysozyme, pH, and microbial counts in children receiving anti-neoplastic therapy. Scand J Dent Res. 1989;97(2):171–7.

Pajari U, Ollila P, Lanning M. Incidence of dental caries in children with acute lymphoblastic leukemia is related to the therapy used. ASDC J Dent Child. 1995;62(5):349–52.

Parvinen T, Parvinen I, Larmas M. Stimulated salivary flow rate, pH and lactobacillus and yeast concentrations in medicated persons. Scand J Dent Res. 1984;92(6):524–32.

Pedersen AML, Nauntofte B. Chapter V. The salivary component of primary Sjögren's syndrome: diagnosis, clinical features and management. In: Columbus F, editor. Arthritis research. New York: Nova Science Publishers, Inc; 2005. p. 105–46.

Pedersen AM, Reibel J, Nauntofte B. Primary Sjögren's syndrome: subjective symptoms and salivary findings. J Oral Pathol Med. 1999a;28(7):303–11.

Pedersen AM, Reibel J, Nordgarden H, Bergman HO, Jensen JL, Nauntofte B. Primary Sjögren's syndrome: salivary gland function and clinical oral findings. Oral Dis. 1999b;5(2):128–38.

Pedersen AM, Bardow A, Jensen SB, Nauntofte B. Saliva and gastrointestinal functions of taste, mastication, swallowing and digestion. Oral Dis. 2002a;8(3):117–29.

Pedersen AM, Torpet Andersen L, Reibel J, Holmstrup P, Nauntofte B. Oral findings in patients with primary Sjögren's syndrome and oral lichen planus -a preliminary study on the effects of bovine colostrum-containing oral hygiene products. Clin Oral Investig. 2002b;6:11–20.

Pedersen AML, Bardow A, Nauntofte B. Salivary changes and dental caries as potential oral markers of autoimmune salivary gland dysfunction in primary Sjögren's syndrome. BMC Clin Pathol. 2005;5(1):4.

Pedersen AML, Nauntofte B, Smidt D, Torpet LA. Oral mucosal lesions in older people: relation to salivary secretion, systemic diseases and medications. Oral Dis. 2015. doi:10.1111/odi.12337.

Prasanthi B, Kannan N, Patil RR. Effect of diuretics on salivary flow, composition and oral health status: a clinico-biochemical study. Ann Med Health Sci Res. 2014;4(4):549–53. doi:10.4103/2141-9248.139311.

Proctor GB. Medication-induced dry mouth. In: Carpenter G, editor. Dry mouth: a clinical guide on causes, effects and treatments. 1st ed. New York: Berlin Heidelberg/Springer; 2015. p. 33–50.

Radfar L, Shea Y, Fischer SH, Sankar V, Leakan RA, Baum BJ, Pillemer SR. Fungal load and candidiasis in Sjögren's syndrome. Oral Surg Oral Med Oral Pathol Oral Radiol Endod. 2003;96(3):283–7.

Redding SW, Zellars RC, Kirkpatrick WR, McAtee RK, Caceres MA, Fothergill AW, et al. Epidemiology of oropharyngeal Candida colonization and infection in patients receiving radiation for head and neck cancer. J Clin Microbiol. 1999;37(12):3896–900.

Reynolds MA, Minah GE, Peterson DE, Weikel DS, Williams LT, Overholser CD, et al. Periodontal disease and oral microbial successions during myelosuppressive cancer chemotherapy. J Clin Periodontol. 1989;16(3):185–9.

Rhodus NL, Bloomquist C, Liljemark W, Bereuter J. Prevalence, density, and manifestations of oral Candida albicans in patients with Sjögren's syndrome. J Otolaryngol. 1997;26(5):300–5.

Rindal DB, Rush WA, Peters D, Maupomé G. Antidepressant xerogenic medications and restoration rates. Community Dent Oral Epidemiol. 2005;33(1):74–80.

Rossie KM, Taylor J, Beck FM, Hodgson SE, Blozis GG. Influence of radiation therapy on oral Candida albicans colonization: a quantitative assessment. Oral Surg Oral Med Oral Pathol. 1987;64(6):698–701.

Ryberg M, Möller C, Ericson T. Saliva composition and caries development in asthmatic patients treated with β2-adrenoceptor agonists: a 4-year follow-up study. Scand J Dent Res. 1991;99:212–8.

Samaranayake LP, Calman KC, Ferguson MM, Kaye SB, MacFarlane TW, Main B, et al. The oral carriage of yeasts and coliforms in patients on cytotoxic therapy. J Oral Pathol. 1984;13(4):390–3.

Schelenz S, Abdallah S, Gray G, Stubbings H, Gow I, Baker P, et al. Epidemiology of oral yeast colonization and infection in patients with hematological malignancies, head neck and solid tumors. J Oral Pathol Med.

2011;40(1):83–9.

Schiødt M, Christensen LB, Petersen PE, Thorn JJ. Periodontal disease in primary Sjogren's syndrome. Oral Dis. 2001;7(2):106–8.

Schum CA, Izutsu KT, Molbo DM, Truelove EL, Gallucci B. Changes in salivary buffer capacity in patients undergoing cancer chemotherapy. J Oral Med. 1979;34(3):76–80.

Schwarz E, Chiu GK, Leung WK. Oral health status of southern Chinese following head and neck irradiation therapy for nasopharyngeal carcinoma. J Dent. 1999;27(1):21–8.

Shetty SR, Bhowmick S, Castelino R, Babu S. Drug induced xerostomia in elderly individuals: an institutional study. Contemp Clin Dent. 2012;3:173–5.

Sixou JL, Medeiros-Batista O, Gandemer V, Bonnaure-Mallet M. The effect of chemotherapy on the supragingival plaque of pediatric cancer patients. Oral Oncol. 1998;34(6):476–83.

Smidt D, Torpet LA, Nauntofte B, Heegaard KM, Pedersen AML. Associations between labial and whole salivary flow rates, systemic diseases and medications in a sample of older people. Community Dent Oral Epidemiol. 2010;38(5):422–35. doi:10.1111/j.1600-0528.2010.00554.x.

Smidt D, Torpet LA, Nauntofte B, Heegaard KM, Pedersen AML. Associations between oral and ocular dryness, labial and whole salivary flow rates, systemic diseases and medications in a sample of older people. Community Dent Oral Epidemiol. 2011;39(3):276–88. doi:10.1111/j.1600-0528.2010.00588.x. Epub 2010 Nov 10.

Smith RG, Burtner AP. Oral side-effects of the most frequently prescribed drugs. Spec Care

Dentist. 1994;14(3):96–102.

Soto-Rojas AE, Villa AR, Sifuentes-Osornio J, Alarcon-Segovia D, Kraus A. Oral candidiasis and Sjögren's syndrome. J Rheumatol. 1998;25(5):911–5.

Sreebny LM. The causes of dry mouth: a broad panoply. In: Sreebny LM, Vissink A, editors. Dry mouth – the malevolent symptom: a clinical guide. Iowa: Wiley-Blackwell; 2010. p. 89–127.

Streckfus CF, Strahl RC, Welsh S. Anti-hypertension medications: an epidemiological factor in the prevalence of root decay among geriatric patients suffering from hypertension. Clin Prev Dent. 1990;12:26–9.

Tabak LA. In defense of the oral cavity: structure, biosynthesis, and function of salivary mucins. Annu Rev Physiol. 1995;57:547–64.

Tapper-Jones L, Aldred M, Walker DM. Prevalence and intraoral distribution of Candida albicans in Sjögren's syndrome. J Clin Pathol. 1980;33(3):282–7.

Thaweboon S, Thaweboon B, Srithavaj T, Choonharuangdej S. Oral colonization of Candida species in patients receiving radiotherapy in the head and neck area. Quintessence Int. 2008;39(2):e52–7.

Thomson WM, Slade GD, Spencer AJ. Dental caries experience and use of prescription medications among people aged 60+ in South Australia. Gerodontology. 1995;12:104–10.

Thomson WM, Chalmers JM, Spencer JA, Slade GD, Carter KD. A longitudinal study of medication exposure and xerostomia among older people. Gerodontology. 2006; 23(4):205–13.

Thorn JJ, Prause JU, Oxholm P. Sialochemistry in Sjögren's syndrome: a review. J Oral Pathol Med. 1989;18:457–68.

Thorselius I, Emilson CG, Österberg T. Salivary conditions and drug consumption in older age groups of elderly Swedish individuals. Gerodontics. 1988;4:66–70.

Tong HC, Gao XJ, Dong XZ. Non-mutans streptococci in patients receiving radiotherapy in the head and neck area. Caries Res. 2003;37(4):261–6.

Tseng CC, Wolff LF, Rhodus N, Aeppli DM. The periodontal status of patients with Sjögren's syndrome. J Clin Periodontol. 1990;17:329–30.

Valdez IH, Atkinson JC, Ship JA, Fox PC. Major salivary gland function in patients with radiation-induced xerostomia: flow rates and sialochemistry. Int J Radiat Oncol Biol Phys. 1993;25(1):41–7.

Villa A, Wolff A, Aframian D, Vissink A, Ekström J, Proctor G, McGowan R, Narayana N, Aliko A, Sia YW, Joshi RK, Jensen SB, Kerr AR, Dawes C, Pedersen AML. World Workshop on Oral Medicine VI: a systematic review of medication-induced salivary gland dysfunction: prevalence, diagnosis, and treatment. Clin Oral Investig. 2015;19(7):1563–80.

Vissink A, Jansma J, Spijkervet FK, Burlage FR, Coppes RP. Oral sequelae of head and neck radiotherapy. Crit Rev Oral Biol Med. 2003;14(3):199–212.

Vissink A, Mitchell JB, Baum BJ, Limesand KH, Jensen SB, Fox PC, et al. Clinical management of salivary gland hypofunction and xerostomia in head and neck cancer patients:

successes and barriers. Int J Radiat Oncol Biol Phys. 2010;78(4):983–91.

Vuotila T, Ylikontiola L, Sorsa T, Luoto H, Hanemaaijer R, Salo T, et al. The relationship between MMPs and pH in whole saliva of radiated head and neck cancer patients. J Oral Pathol Med. 2002;31(6):329–38.

Wahlin YB. Salivary secretion rate, yeast cells, and oral candidiasis in patients with acute leukemia. Oral Surg Oral Med Oral Pathol. 1991;71(6):689–95.

Wahlin YB, Holm AK. Changes in the oral microflora in patients with acute leukemia and related disorders during the period of induction therapy. Oral Surg Oral Med Oral Pathol. 1988;65(4):411–7.

Yan Z, Young AL, Hua H, Xu Y. Multiple oral Candida infections in patients with Sjögren's syndrome -- prevalence and clinical and drug susceptibility profiles. J Rheumatol. 2011;38(11):2428–31. doi:10.3899/jrheum.100819. Epub 2011 Aug 15.

Zhang J, Liu H, Liang X, Zhang M, Wang R, Peng G, et al. Investigation of salivary function and oral microbiota of radiation caries-free people with nasopharyngeal carcinoma. PLoS One. 2015;10(4):e0123137.

2부 미래의 진단 방법 및 기술

9장. 건강 및 질병 상태에서의 구강미생물군

Aas JA, Paster BJ, Stokes LN, et al. Defining the normal bacterial flora of the oral cavity. J Clin Microbiol. 2005;43:5721–32.

Aas JA, Griffen AL, Dardis SR, et al. Bacteria of dental caries in primary and permanent teeth in children and young adults. J Clin Microbiol. 2008;46:1407–17.

Abeles SR, Pride DT. Molecular bases and role of viruses in the human microbiome. J Mol Biol. 2014. http://dx.doi.org/10.1016/j.jmb.2014.07.002.

Abeles SR, Robles-Sikisaka R, Ly M, et al. Human oral viruses are personal, persistent and gender-consistent. ISME J. 2014;8:1753–67.

Abusleme L, Dupuy AK, Dutzan N, et al. The subgingival microbiome in health and periodontitis and its relationship with community biomass and inflammation. ISME J. 2013;7:1016–25. http://dx.doi.org/10.1038/ismej.2012.174.

Abusleme L, Hong BY, Dupuy AK, et al. Influence of DNA extraction on oral microbial profiles obtained via 16S rRNA gene sequencing. J Oral Microbiol. 2014;6. doi:10.3402/jom.v6.23990.

Belay N, Johnson R, Rajagopal BS, et al. Methanogenic bacteria from human dental plaque. Appl Environ Microbiol. 1988; 54:600–3.

Belay N, Mukhopadhyay B, Conway de Macario E, et al. Methanogenic bacteria in human vaginal samples. J Clin Microbiol. 1990;28:1666–8.

Belda-Ferre P, Alcaraz LD, Cabrera-Rubio R, et al. The oral metagenome in health and disease. ISME J. 2012;6:46–56.

Bik EM, Long CD, Armitage GC, et al. Bacterial diversity in the oral cavity of ten healthy individuals. ISME J. 2010;4:962–74.

Bringuier A, Khelaifia S, Richet H, et al. Real-time PCR quantification of Methanobrevibacter oralis in periodontitis. J Clin Microbiol. 2013;51:993–4.

Brusa T, Conca R, Ferrara A, et al. The presence of methanobacteria in human subgingival plaque. J Clin Periodontol. 1987;14:470–1.

Califf K, Gonzalez A, Knight R, et al. The human microbiome: getting personal. Microbe. 2014;9:410–5.

Camanocha A, Dewhirst FE. Host-associated bacterial taxa from Chlorobi, Chloroflexi, GN02, Synergistetes, SR1, TM7, and WPS-2 phyla/candidate divisions. J Oral Microbiol. 2014;6:25468. http://dx.doi.org/10.3402/jom.v6.25468.

Chalmers NI, Oh KO, Hughes CV, et al. Pulp and plaque microbiotas of children with severe early childhood caries. J Oral Microbiol. 2015;7:25951. doi:10.3402/jom.v7.25951.

Clingenpeel S, Clum A, Schwientek P, et al. Reconstructing each cell's genome within complex microbial communities – dream or reality? Front Microbiol. 2015;5:771. doi:10.3389/fmicb.2014.00771.

Contreras A, Botero JE, Slots J. Biology and pathogenesis of cytomegalovirus in periodontal diseas e. Periodontol 2000. 2014; 64:40–56.

Conway de Macario E, Macario AJL. Methanogenic archaea in health and disease: a novel paradigm of microbial pathogenesis. Int J Med Microbiol. 2009;299:99–108.

Corby PM, Lyons-Weiler J, Bretz WA, et al. Microbial risk indicators of early childhood caries. J Clin Microbiol. 2005;43:5753–9.

De Vlaminck I, Khush KK, Strehl C, et al.

Temporal response of the human virome to immunosuppression and antiviral therapy. Cell. 2013;155:1178–87.

Dewhirst FE, Chen T, Izard J, et al. The human oral microbiome. J Bacteriol. 2010; 192:5002–17.

Diaz PI, Strausbaugh LD, Dongari-Bagtzoglou A. Fungal-bacterial interactions and their relevance to oral health: linking the clinic and the bench. Front Cell Infect Microbiol. 2014;4:101. doi:10.3389/fcimb.2014.00101.

Dige I, Grønkjær L, Nyvad B. Molecular studies of the structural ecology of natural occlusal caries. Caries Res. 2014;48:451–60.

Ding T, Schloss PD. Dynamics and associations of microbial community types across the human body. Nature. 2014;509:357–60.

Dridi B, Raoult D, Drancourt M. Archaea as merging organisms in complex human microbiomes. Anaerobe. 2011;17:56–63.

Dupuy AK, David MS, Lu L, et al. Redefining the human oral mycobiome with improved practices in amplicon-based taxonomy: discovery of Malassezia as a prominent commensal. PLoS One. 2014;9:e90899.

Duran-Pinedo AE, Chen T, Teles R, et al. Community-wide transcriptome of the oral microbiome in subjects with and without periodontitis. ISME J. 2014;8:1659–72.

Edlund A, Santiago-Rodriguez TM, Boehm TK, et al. Bacteriophage and their potential roles in the human oral cavity. J Oral Microbiol. 2015;7:27423. http://dx.doi.org/10.3402/jom.v7.27423.

Eren AM, Borisy GG, Huse SM, et al. Oligotyping analysis of the human oral microbiome. Proc Natl Acad Sci USA. 2014;15(111):E2875–84. doi:10.1073/pnas. 140964412.

Falsetta ML, Klein MI, Colonne PM, et al. Symbiotic relationship between Streptococcus mutans and Candida albicans synergizes virulence of plaque biofilms in vivo. Infect Immun. 2014;82:1968–81.

Faveri M, Gonçalves LFH, Feres M, et al. Prevalence and microbiological diversity of Archaea in peri-implantitis subjects by 16S ribosomal RNA clonal analysis. J Periodontal Res. 2011;46:338–44.

Frias-Lopez J, Duran-Pinedo A. Effect of periodontal pathogens on the metatranscriptome of a healthy multispecies biofilm model. J Bacteriol. 2012;194:2082–95.

Ge X, Rodriguez R, Trinh M, et al. Oral microbiome of deep and shallow dental pockets in chronic periodontitis. PLoS One. 2013;8:e65520. http://dx.doi. org/10.1371/journal.pone.0065520.

Ghannoum MA, Jurevic RJ, Mukherjee PK, et al. Characterization of the oral fungal microbiome (mycobiome) in healthy individuals. PLoS Pathog. 2010;6:e1000713. doi:10.1371/journal.ppat.1000713.

Griffen AL, Beall CJ, Firestone ND, et al. CORE: a phylogenetically curated 16S rDNA database of the core oral microbiome. PLoS One. 2011;6:e19051.

Griffen AL, Beall CJ, Campbell JH, et al. Distinct and complex bacterial profiles in human periodontitis and health revealed by 16S pyrosequencing. ISME J. 2012;6:1176–85. doi:10.1038/ismej.2011.191.

Grinde B, Olsen I. The role of viruses in oral disease. J Oral Microbiol. 2010;2. doi:10.3402/ jom.v2i0.2127.

Hajishengallis G, Lamont RJ. Beyond the red complex and into more complexity: the polymicrobial synergy and dysbiosis (PSD) model of periodontal disease etiology. Mol Oral Microbiol. 2012;27:409–19.

Hajishengalllis G, Darveau RP, Curtis MA. The keystone-pathogen hypothesis. Nat Rev Microbiol. 2012;10:717–25.

Hasan NA, Young BA, Minard-Smith AT, et al. Microbial community profiling of human saliva using shotgun metagenomic sequencing. PLoS One. 2014;9:e97699. doi:10.1371/journal.pone.0097699.

Hashimoto K, Sato T, Shimauchi H, et al. Profiling of dental plaque microflora on root caries lesions and the protein-denaturing activity of these bacteria. Am J Dent. 2011;24:295–9.

He J, Li Y, Cao Y, et al. The oral microbiome diversity and its relation to human diseases. Folia Microbiol (Praha). 2014. doi:10.1007/s12223-014-0342-2.

Horz H-P, Conrads G. The discussion goes on: what is the role of Euryarcheota in humans? Archaea. 2010. doi:10.1155/ 2010/967271.

Jiang YT, Xia WW, Li CL, et al. Preliminary study of the presence and association of bacteria and archaea in teeth with apical periodontitis. Int Endod J. 2009;42:1096–103.

Jiang W, Zhang J, Chen H. Pyrosequencing analysis of oral microbiota in children with severe early childhood dental caries. Curr Microbiol. 2013;67:537–42.

Jiang W, Ling Z, Lin X, et al. Pyrosequencing

analysis of oral microbiota shifting in various caries states in childhood. Microb Ecol. 2014;67:962–9.

Jorth P, Turner KH, Gumus P, et al. Meta-transcriptomics of the human oral microbiome during health and disease. mBio. 2014;5:e01012–4.

Karlin DA, Jones RD, Stroehlein JR, et al. Breath methane excretion in patients with unresected colorectal cancer. J Natl Cancer Inst. 1982;69:573–6.

Kirst ME, Li EC, Alfant B, et al. Dysbiosis and alterations in predicted functions of the subgingival microbiome in chronic periodontitis. Appl Environ Microbiol. 2015;81:783–93.

Krom BP, Kidwai S, ten Cate JM. Candida and other fungal species: forgotten players of healthy oral microbiota. J Dent Res. 2014;93:445–51.

Kulik EM, Sandmeier H, Hinni K, et al. Identification of archaeal rDNA from subgingival dental plaque by PCR amplification and sequence analysis. FEMS Microbiol Lett. 2001;196:129–33.

Kurnatowska AJ. Search for convergence between values of indicators for evaluating oral cavity status as recommended by WHO and presence of fungi or Trichomonas tenax. (Article in Polish). Med Dosw Mikrobiol. 1993;45:393–6.

Kurnatowska AJ, Kurnatowski P. Trichomonosis of the oral cavity complicated by mycosis. Parassitologia. 1998;40:339–42.

Lange DE, Stockmann H, Höcker K. Vorkommen und Identifizierung von Protozoen in der menschlichen Mundhöhle. Dtsch Zahnarztl Z. 1983;38:906–10.

Lepp PW, Brinig MM, Ouverney CC, et al. Methanogenic Archaea and human periodontal disease. Proc Natl Acad Sci U S A. 2004;101:6176–81.

Li CL, Liu DL, Jiang YT, et al. Prevalence and molecular diversity of Archaea in subgingival pockets of periodontitis patients. Oral Microbiol Immunol. 2009;24:343–6.

Loman NJ, Constantinidou C, Chan JZM, et al. High-throuhput bacterial genome sequencing: an embarrassment of choice, a world of opportunity. Nat Rev Microbiol. 2012;10:599–606. doi:10.1038/nrmicro2850.

Ly M, Abeles SR, Boehm TK, et al. Altered oral viral ecology in association with periodontal disease. mBio. 2014;5:e01133–14.

Mansfield JM, Campbell JH, Bhandari AR, et al. Molecular analysis of 16S rRNA genes identifies potentially periodontal pathogenic bacteria and archaea in the plaque of partially erupted third molars. J Oral Maxillofac Surg. 2012;70:1507–14.

Marsh PD, Moter A, Devine DA. Dental plaque biofilms: communities, conflict and control. Periodontol 2000. 2011;55:16–35.

Matarazzo F, Ribeiro AC, Feres M, et al. Diversity and quantitative analysis of Archaea in aggressive periodontitis and periodontally healthy subjects. J Clin Periodontol. 2011;38:621–7.

Matarazzo F, Ribeiro AC, Faveri M, et al. The domain Archaea in human mucosal surfaces. Clin Microbiol Infect Dis. 2012;18:834–40.

Monteira-da-Silva F, Araujo R, Sampaio-Maia B. Interindividual variability and intraindividual stability of oral fungal microbiota over time. Med Mycol. 2014;52:498–505.

Moter A, Hoenig C, Choi BK, et al. Molecular epidemiology of oral treponemes associated with periodontal disease. J Clin Microbiol. 1998;36:1399–403.

Muniesa M, Colomer-Lluch M, Jofre J. Could bacteriophages transfer antibiotic resistance genes from environmental bacteria to human body-associated bacterial populations? Mob Genet Elements. 2013;3:e25847.

Naidu M, Robles-Sikisaka R, Abeles SR, et al. Characterization of bacteriophage communities and CRISPR profiles from dental plaque. BMC Microbiol. 2014;14:175.

Nyvad B, Crielaard W, Mira A, et al. Dental caries from a molecular microbiological perspective. Caries Res. 2013;47:89–102.

Paster BJ, Bartoszyk IM, Dewhirst FE. Identification of oral streptococci using PCR-based, reverse-capture, checkerboard hybridization. Methods Cell Sci. 1998;20:223–31.

Pérez-Chaparro PJ, Gonçalves C, Figueiredo LC, et al. Newly identified pathogens associated with periodontitis: a systematic review. J Dent Res. 2014;93:846–58.

Peterson SN, Snedsrud E, Liu J, et al. The dental plaque microbiome in health and disease. PLoS One. 2013;8:e58487.

Peterson SN, Meissner T, Su AI, et al. Functional expression of dental plaque microbiota. Front Cell Infect Microbiol. 2014;4:108. doi:10.3389/fcimb.2014.00108.

Pride DT, Salzman J, Haynes M, et al. Evidence of a robust resident bacteriophage population revealed through analysis of the human salivary virome. ISME J. 2012;6:915–26.

Quirós P, Colomer-Lluch M, Martínez-Castillo A, et al. Antibiotic resistance genes in the bacteriophage DNA fraction of human fecal samples. Antimicrob Agents Chemother. 2014;58:606–9.

Ricker A, Vickerman M, Dongari-Bagtzoglou A. Streptococcus gordonii glucosyltransferase promotes biofilm interactions with Candida albicans. J Oral Microbiol. 2014;6. doi:10.3402/jom.v6.23419.

Robles-Sikisaka R, Ly M, Boehm T, et al. Association between living environment and human oral viral ecology. ISME J. 2013;7:1710–24.

Schwarzberg K, Le R, Bharti B, et al. The personal oral microbiome obscures the effects of treatment on periodontal disease. PLoS One. 2014;9:86708.

Simon-Soro Á, Tomás I, Cabrera-Rubio R, et al. Microbial geography of the oral cavity. J Dent Res. 2013;92:616–21. doi:10.1177/0022034513488119.

Slots J. Herpesvirus periodontitis: infection beyond biofilm. J Calif Dent Assoc. 2011;39:393–9.

Socransky SS, Smith C, Martin L, et al. "Checkerboard" DNA-DNA hybridization. Biotechniques. 1994;17:788–92.

Socransky SS, Haffajee AD, Cugini MA, et al. Microbial complexes in subgingival plaque. J Clin Periodontol. 1998;25:134–44.

Sunde PT, Olsen I, Enersen M, et al. Human cytomegalovirus and Epstein-Barr virus in apical and marginal periodontitis: a role in pathology? J Med Virol. 2008;80:1007–11.

Takahashi N, Nyvad B. Caries ecology revisited: microbial dynamics and the caries process. Caries Res. 2008;42:409–18.

Takahashi N, Nyvad B. The role of bacteria in the caries process: ecological perspectives. J Dent Res. 2011;90:294–303.

Turnbaugh PJ, Ley RE, Hamady M, et al. The human microbiome project. Nature. 2007;449:804–10. http://dx.doi.org/10.1038/nature06244.

Vartoukian SR, Palmer RM, Wade WG. The division "Synergistes". Anaerobe. 2007;13:99–106.

Vianna ME, Conrads G, Gomes BPFA, et al. Identification and quantification of archaea involved in primary endodontic infections. J Clin Microbiol. 2006;44:1274–82.

Vianna ME, Conrads G, Gomes BPFA, et al. T-RFLP-based mcrA gene analysis of methanogenic archaea in association with oral infections and evidence of a novel Methanobrevibacter phylotype. Oral Microbiol Immunol. 2009;24:417–22.

Vickerman MM, Brossard KA, Funk DB, et al. Phylogenetic analysis of bacterial and archaeal species in symptomatic and asymptomatic endodontic infections. J Med Microbiol. 2007;56:110–8.

Vozza I, Zino G, Puddu P, et al. Study on the frequency of protozoa and mycetes in the oral cavity. Minerva Stomatol. 2005; 54:575–81.

Wade WG. Characterisation of the human oral microbiome. J Oral Biosci. 2013; 55:143–8.

Wang J, Qi J, Zhao H, et al. Metagenomic sequencing reveals microbiota and its functional potential associated with periodontal disease. Sci Rep. 2013;3:1843. doi:10.1038/srep01843.

Wecke J, Kersten T, Madela K, et al. A novel technique for monitoring the development of bacterial biofilms in human periodontal pockets. FEMS Microbiol Lett. 2000; 191:95–101.

Willner D, Furlan M, Schmieder R, et al. Metagenomic detection of phage-encoded platelet-binding factors in the human oral cavity. Proc Natl Acad Sci USA. 2011;108 Suppl 1:4547–53.

Wood SR, Kirkham J, Marsh PD, et al. Architecture of intact natural human plaque biofilms studied by confocal laser scanning microscopy. J Dent Res. 2000;79:21–7.

Xu X, He J, Xue J, et al. Oral cavity contains distinct niches with dynamic microbial communities. Environ Microbiol. 2014. doi:10.1111/1462-2920.12502.

Yilmaz S, Singh AK. Single cell genome sequencing. Curr Opin Biotechnol. 2012;23:437–43. doi:10.1016/j.copbio.2011.11.018.

Zarco MF, Vess TJ, Ginsburg GS. The oral microbiome in health and disease and the potential impact of personalized dental medicine. Oral Dis. 2012;18:109–20. doi:10.1111/j.1601-0825.2011.01851.x.

Zaura E, Keijser BJ, Huse SM, et al. Defining the healthy "core microbiome" of oral communities. BMC Microbiol. 2009;9:259. doi:10.1186/1471-2180-9-259.

Zhang Q, Rho M, Tang H, et al. CRISPR-Cas systems target a diverse collection of invasive mobile genetic elements in human microbiomes. Genome Biol. 2013;14:R40. doi:10.1186/gb-2013-14-4-r40.

10장. 건강 및 질병 상태에서의 타액미생물총

Ai JY, Smith B, Wong DT. Bioinformatics advances in saliva diagnostics. Int J Oral Sci. 2012;4(2):85–7.

Belibasakis GN, Ozturk VO, Emingil G, Bostanci N. Synergistetes cluster a in saliva is associated with periodontitis. J Periodontal Res. 2013;48(6):727–32.

Belstrom D, Fiehn NE, Nielsen CH, Holmstrup P, Kirkby N, Klepac-Ceraj V, et al. Altered bacterial profiles in saliva from adults with caries lesions: a case-cohort study. Caries Res. 2014a;48(5):368–75.

Belstrom D, Fiehn NE, Nielsen CH, Kirkby N, Twetman S, Klepac-Ceraj V, et al. Differences in bacterial saliva profile between periodontitis patients and a control cohort. J Clin Periodontol. 2014b;41(2):104–12.

Belstrom D, Holmstrup P, Nielsen CH, Kirkby N, Twetman S, Heitmann BL, et al. Bacterial profiles of saliva in relation to diet, lifestyle factors, and socioeconomic status. J Oral Microbiol 2014c;6:1–9.

Cannon M, Trent B, Vorachek A, Kramer S, Esterly R. Effectiveness of CRT at measuring the salivary level of bacteria in caries prone children with probiotic therapy. J Clin Pediatr Dent. 2013;38(1):55–60.

Cephas KD, Kim J, Mathai RA, Barry KA, Dowd SE, Meline BS, et al. Comparative analysis of salivary bacterial microbiome diversity in edentulous infants and their mothers or primary care givers using pyrosequencing. PLoS One. 2011;6(8), e23503.

Chaffee BW, Gansky SA, Weintraub JA, Featherstone JD, Ramos-Gomez FJ. Maternal oral bacterial levels predict early childhood caries development. J Dent Res. 2014;93(3):238–44.

Costello EK, Carlisle EM, Bik EM, Morowitz MJ, Relman DA. Microbiome assembly across multiple body sites in low-birth-weight infants. MBio. 2013;4(6):e00782–13.

Crielaard W, Zaura E, Schuller AA, Huse SM, Montijn RC, Keijser BJ. Exploring the oral microbiota of children at various developmental stages of their dentition in the relation to their oral health. BMC Med Genomics. 2011;4:22.

Curtis MA, Zenobia C, Darveau RP. The relationship of the oral microbiotia to periodontal health and disease. Cell Host Microbe. 2011;10(4):302–6.

Ding T, Schloss PD. Dynamics and associations of microbial community types across the human body. Nature. 2014;509(7500):357–60.

Feng X, Zhang L, Xu L, Meng H, Lu R, Chen Z, et al. Detection of eight periodontal microorganisms and distribution of Porphyromonas gingivalis fimA genotypes in Chinese patients with aggressive periodontitis. J Periodontol. 2014;85(1):150–9.

Giannobile WV, McDevitt JT, Niedbala RS, Malamud D. Translational and clinical applications of salivary diagnostics. Adv Dent Res. 2011;23(4):375–80.

Guo L, Shi W. Salivary biomarkers for caries risk assessment. J Calif Dent Assoc. 2013;41(2):112–8.

Hasan NA, Young BA, Minard-Smith AT, Saeed K, Li H, Heizer EM, et al. Microbial community profiling of human saliva using shotgun metagenomic sequencing. PLoS One. 2014;9(5), e97699.

He J, Huang W, Pan Z, Cui H, Qi G, Zhou X, et al. Quantitative analysis of microbiota in saliva, supragingival, and subgingival plaque of Chinese adults with chronic periodontitis. Clin Oral Investig. 2012;16(6):1579–88.

Jung WS, Kim H, Park SY, Cho EJ, Ahn SJ. Quantitative analysis of changes in salivary mutans streptococci after orthodontic treatment. Am J Orthod Dentofacial Orthop. 2014;145(5):603–9.

Könönen E, Paju S, Pussinen PJ, Hyvonen M, Di TP, Suominen-Taipale L, et al. Population-based study of salivary carriage of periodontal pathogens in adults. J Clin Microbiol. 2007;45(8):2446–51.

Kulekci G, Leblebicioglu B, Keskin F, Ciftci S, Badur S. Salivary detection of periodontopathic bacteria in periodontally healthy children. Anaerobe. 2008;14(1):49–54.

Lazarevic V, Gaia N, Girard M, Francois P, Schrenzel J. Comparison of DNA extraction methods in analysis of salivary bacterial communities. PLoS One. 2013a;8(7), e67699.

Lazarevic V, Manzano S, Gaia N, Girard M, Whiteson K, Hibbs J, et al. Effects of amoxicillin treatment on the salivary microbiota in children with acute otitis media. Clin Microbiol Infect. 2013b;19(8):E335–42.

Lazarevic V, Whiteson K, Gaia N, Gizard Y, Hernandez D, Farinelli L, et al. Analysis of the salivary microbiome using culture-independent techniques. J Clin Bioinforma. 2012;2:4.

Lazarevic V, Whiteson K, Hernandez D, Francois P, Schrenzel J. Study of inter- and intra- individual variations in the salivary microbiota. BMC Genomics. 2010;11:523.

Liljestrand JM, Gursoy UK, Hyvarinen K, Sorsa T, Suominen AL, Kononen E, et al. Combining salivary pathogen and serum antibody levels improves their diagnostic ability in detection of periodontitis. J Periodontol. 2014;85(1):123–31.

Ling Z, Kong J, Jia P, Wei C, Wang Y, Pan Z, et al. Analysis of oral microbiota in children with dental caries by PCR-DGGE and barcoded pyrosequencing. Microb Ecol. 2010;60(3):677–90.

Liu M, Ge L, Zheng S, Yuan C, Zhang B, Xu T. Short-term effect of mechanical plaque control on salivary mutans streptococci in preschool children. Oral Health Prev Dent. 2014;12(3):219–24.

Luo A, Yang D, Xin B, Paster B, Qin J. Microbial profiles in saliva from children with and without caries in mixed dentition. Oral Dis. 2012;18:595–601.

Lyko K, Bonfim C, Benelli EM, Torres-Pereira CC, Amenabar JM. Salivary detection of periodontopathic bacteria in Fanconi's anemia patients. Anaerobe. 2013;24:32–5.

Merglova V, Koberova-Ivancakova R, Broukal Z, Dort J. The presence of cariogenic and periodontal pathogens in the oral cavity of one-year-old infants delivered pre-term with very low birth weights: a case control study. BMC Oral Health. 2014;14:109.

Nasidze I, Li J, Quinque D, Tang K, Stoneking M.

Global diversity in the human salivary microbiome. Genome Res. 2009;19(4):636–43.

Nasidze I, Li J, Schroeder R, Creasey JL, Li M, Stoneking M. High diversity of the saliva microbiome in Batwa Pygmies. PLoS One. 2011;6(8), e23352.

Nurelhuda NM, Al-Haroni M, Trovik TA, Bakken V. Caries experience and quantification of Streptococcus mutans and Streptococcus sobrinus in saliva of Sudanese schoolchildren. Caries Res. 2010;44(4):402–7.

Ortu E, Sgolastra F, Barone A, Gatto R, Marzo G, Monaco A. Salivary Streptococcus Mutans and Lactobacillus spp. levels in patients during rapid palatal expansion. Eur J Paediatr Dent. 2014;15(3):271–4.

Paju S, Pussinen PJ, Suominen-Taipale L, Hyvonen M, Knuuttila M, Kononen E. Detection of multiple pathogenic species in saliva is associated with periodontal infection in adults. J Clin Microbiol. 2009;47(1):235–8.

Parisotto TM, Steiner-Oliveira C, Silva CM, Rodrigues LK, Nobre-dos-Santos M. Early childhood caries and mutans streptococci: a systematic review. Oral Health Prev Dent. 2010;8(1):59–70.

Petti S, Boss M, Messano GA, Protano C, Polimeni A. High salivary Staphylococcus aureus carriage rate among healthy paedodontic patients. New Microbiol. 2014;37(1):91–6.

Rasiah IA, Wong L, Anderson SA, Sissons CH. Variation in bacterial DGGE patterns from human saliva: over time, between individuals and in corresponding dental plaque microcosms. Arch Oral Biol. 2005;50(9):779–87.

Relvas M, Coelho C, Velazco HC, Ramos E. Cariogenic bacteria and dental health status in adolescents: the role of oral health behaviours. Eur J Paediatr Dent. 2014;15(3):281–7.

Said HS, Suda W, Nakagome S, Chinen H, Oshima K, Kim S, et al. Dysbiosis of salivary microbiota in inflammatory bowel disease and its association with oral immunological biomarkers. DNA Res. 2014;21(1):15–25.

Salminen A, Gursoy UK, Paju S, Hyvarinen K, Mantyla P, Buhlin K, et al. Salivary biomarkers of bacterial burden, inflammatory response, and tissue destruction in periodontitis. J Clin Periodontol. 2014;41(5):442–50.

Schafer CA, Schafer JJ, Yakob M, Lima P, Camargo P, Wong DT. Saliva diagnostics: utilizing oral fluids to determine health status. Monogr Oral Sci. 2014;24:88–98.

Segata N, Haake SK, Mannon P, Lemon KP, Waldron L, Gevers D, et al. Composition of the adult digestive tract bacterial microbiome based on seven mouth surfaces, tonsils, throat and stool samples. Genome Biol. 2012;13(6):R42.

Socransky SS, Haffajee AD, Cugini MA, Smith C, Kent Jr RL. Microbial complexes in subgingival plaque. J Clin Periodontol. 1998;25(2):134–44.

Wennerholm K, Emilson CG. Comparison of saliva-check mutans and saliva-check IgA mutans with the cariogram for caries risk assessment. Eur J Oral Sci. 2013;121(5):389–93.

Wongkamhaeng K, Poachanukoon O, Koon-tongkaew S. Dental caries, cariogenic microorganisms and salivary properties of allergic rhinitis children. Int J Pediatr Otorhinolaryngol. 2014;78(5):860–5.

Xu Y, Teng F, Huang S, Lin Z, Yuan X, Zeng X, et al. Changes of saliva microbiota in nasopharyngeal carcinoma patients under chemoradiation therapy. Arch Oral Biol. 2014;59(2):176–86.

Yamanaka W, Takeshita T, Shibata Y, Matsuo K, Eshima N, Yokoyama T, et al. Compositional stability of a salivary bacterial population against supragingival microbiota shift following periodontal therapy. PLoS One. 2012;7(8), e42806.

Yang F, Ning K, Chang X, Yuan X, Tu Q, Yuan T, et al. Saliva microbiota carry caries-specific functional gene signatures. PLoS One. 2014;9(2), e76458.

Yang F, Zeng X, Ning K, Liu KL, Lo CC, Wang W, et al. Saliva microbiomes distinguish caries-active from healthy human populations. ISME J. 2012;6(1):1–10.

Yoshizawa JM, Schafer CA, Schafer JJ, Farrell JJ, Paster BJ, Wong DT. Salivary biomarkers: toward future clinical and diagnostic utilities. Clin Microbiol Rev. 2013;26(4):781–91.

Zaura E, Nicu EA, Krom BP, Keijser BJ. Acquiring and maintaining a normal oral microbiome: current perspective. Front Cell Infect Microbiol. 2014;4:85.

3부 구강감염 관리의 미래 전망

11장. 미래의 구강감염 치료와 예방을 위한 프로바이오틱스의 사용

Anil S, Vellappally S, Hashem M, Preethanath RS, Patil S, Samaranayake LP. Xerostomia in geriatric patients: a burgeoning global concern. J Investig Clin Dent. 2014:doi:10.1111/jicd.12120. [Epub ahead of print]. Anusha RL, Umar D, Basheer B, Baroudi K. The magic of magic bugs in oral cavity: probiotics. J Adv Pharm Technol Res. 2015;6(2):43–7.

Burton JP, Chilcott CN, Tagg JR. The rationale and potential for the reduction of oral malodour using Streptococcus salivarius probiotics. Oral Dis. 2005;11 Suppl 1:29–31.

Burton JP, Chilcott CN, Moore CJ, Speiser G, Tagg JR. A preliminary study of the effect of probiotic Streptococcus salivarius K12 on oral malodour parameters. J Appl Microbiol. 2006;100(4):754–64.

Burton JP, Cowley S, Simon RR, McKinney J, Wescombe PA, Tagg JR. Evaluation of safety and human tolerance of the oral probiotic Streptococcus salivarius K12: a randomized, placebo-controlled, double-blind study. Food Chem Toxicol. 2011;49(9):2356–64.

Burton JP, Drummond BK, Chilcott CN, Tagg JR, Thomson WM, Hale JD, et al. Influence of the probiotic Streptococcus salivarius strain M18 on indices of dental health in children: a randomized double-blind, placebo-controlled trial. J Med Microbiol.

2013;62 (Pt 6):875–84.

Cagetti MG, Mastroberardino S, Milia E, Cocco F, Lingstrom P, Campus G. The use of probiotic strains in caries prevention: a systematic review. Nutrients. 2013; 5(7):2530–50.

Cannon JP, Lee TA, Bolanos JT, Danziger LH. Pathogenic relevance of Lactobacillus: a retrospective review of over 200 cases. Eur J Clin Microbiol Infect Dis. 2005;24(1):31–40.

Cilieborg MS, Thymann T, Siggers R, Boye M, Bering SB, Jensen BB, et al. The incidence of necrotizing enterocolitis is increased following probiotic administration to preterm pigs. J Nutr. 2011;141(2):223–30.

Dahlén G, Fiehn N-E, Olsen I, Dahlgren U. The oral microbiota and oral ecosystems. In: Oral microbiology. Copenhagen: Munksgaard Danmark; 2012. p. 135–74.

Delanghe G, Ghyselen J, van Steenberghe D, Feenstra L. Multidisciplinary breath-odour clinic. Lancet. 1997;350(9072):187.

Devine DA, Marsh PD. Prospects for the development of probiotics and prebiotics for oral applications. J Oral Microbiol. 2009;1:1. doi:10.3402/jom. v3401i3400.1949.

Dhingra K. Methodological issues in randomized trials assessing probiotics for periodontal treatment. J Periodontal Res. 2012; 47(1):15–26.

Dos Santos AL, Jorge AO, Dos Santos SS, Silva CR, Leao MV. Influence of probiotics on Candida presence and IgA anti-Candida in the oral cavity. Braz J Microbiol Publ Braz Soc Microbiol. 2009;40(4):960–4.

Ericson D, Hamberg K, Bratthall G, Sinkiewicz-Enggren G, Ljunggren L. Salivary IgA response to probiotic bacteria and mutans streptococci after the use of chewing gum containing Lactobacillus reuteri. Pathog Dis. 2013;68(3):82–7.

Fedorowicz Z, Aljufairi H, Nasser M, Outhouse TL, Pedrazzi V. Mouthrinses for the treatment of halitosis. Cochrane Database Syst Rev. 2008;(4):CD006701.

Hallström H, Lindgren S, Yucel-Lindberg T, Dahlen G, Renvert S, Twetman S. Effect of probiotic lozenges on inflammatory reactions and oral biofilm during experimental gingivitis. Acta Odontol Scand. 2013;71(3–4):828–33.

Hasslof P, West CE, Videhult FK, Brandelius C, Stecksen-Blicks C. Early intervention with probiotic Lactobacillus paracasei F19 has no long-term effect on caries experience. Caries Res. 2013;47(6):559–65.

Hatakka K, Savilahti E, Ponka A, Meurman JH, Poussa T, Nase L, et al. Effect of long term consumption of probiotic milk on infections in children attending day care centres: double blind, randomised trial. BMJ. 2001;322(7298):1327.

Hatakka K, Ahola AJ, Yli-Knuuttila H, Richardson M, Poussa T, Meurman JH, et al. Probiotics reduce the prevalence of oral candida in the elderly--a randomized controlled trial. J Dent Res. 2007;86(2):125–30.

Haukioja A, Soderling E, Tenovuo J. Acid production from sugars and sugar alcohols by probiotic lactobacilli and bifidobacteria in vitro. Caries Res. 2008;42(6):449–53.

Hedberg M, Hasslof P, Sjostrom I, Twetman S, Stecksen-Blicks C. Sugar fermentation in probiotic bacteria--an in vitro study. Oral Microbiol Immunol. 2008;23(6):482–5.

Huseini HF, Rahimzadeh G, Fazeli MR, Mehrazma M, Salehi M. Evaluation of wound healing activities of kefir products. Burns. 2012;38(5):719–23.

Ince G, Gursoy H, Ipci SD, Cakar G, Emekli-Alturfan E, Yilmaz S. Clinical and biochemical evaluation of lozenges containing lactobacillus reuteri as an adjunct to non-surgical periodontal therapy in chronic periodontitis. J Periodontol. 2015;86(6):746–54.

Iniesta M, Herrera D, Montero E, Zurbriggen M, Matos AR, Marin MJ, et al. Probiotic effects of orally administered Lactobacillus reuteri-containing tablets on the subgingival and salivary microbiota in patients with gingivitis. A randomized clinical trial. J Clin Periodontol. 2012;39(8):736–44.

Ishikawa KH, Mayer MP, Miyazima TY, Matsubara VH, Silva EG, Paula CR, et al. A multispecies probiotic reduces oral Candida colonization in denture wearers. J Prosthodont Off J Am Coll Prosthodont. 2015;24(3):194–9.

Isolauri E, Kirjavainen PV, Salminen S. Probiotics: a role in the treatment of intestinal infection and inflammation? Gut. 2002;50 Suppl 3:III54–9.

Iwamoto T, Suzuki N, Tanabe K, Takeshita T, Hirofuji T. Effects of probiotic Lactobacillus salivarius WB21 on halitosis and oral health: an open-label pilot trial. Oral Surg Oral Med Oral Pathol Oral Radiol Endod. 2010;110(2):201–8.

Jones SE, Versalovic J. Probiotic Lactobacillus reuteri biofilms produce antimicrobial and antiinflammatory factors. BMC Microbiol. 2009;9:35. doi:10.1186/1471-2180-9-35.

Kang MS, Kim BG, Chung J, Lee HC, Oh JS. Inhibitory effect of Weissella cibaria isolates on the production of volatile sulphur compounds. J Clin Periodontol. 2006; 33(3):226–32.

Karuppaiah RM, Shankar S, Raj SK, Ramesh K, Prakash R, Kruthika M. Evaluation of the efficacy of probiotics in plaque reduction and gingival health maintenance among school children – a Randomized Control Trial. J Int Oral Health. 2013;5(5):33–7.

Keller MK, Twetman S. Acid production in dental plaque after exposure to probiotic bacteria. BMC Oral Health. 2012;12:44. doi:10.1186/1472-6831-1112-1144.

Keller MK, Bardow A, Jensdottir T, Lykkeaa J, Twetman S. Effect of chewing gums containing the probiotic bacterium Lactobacillus reuteri on oral malodour. Acta Odontol Scand. 2012;70(3):246–50.

Koll-Klais P, Mandar R, Leibur E, Marcotte H, Hammarstrom L, Mikelsaar M. Oral lactobacilli in chronic periodontitis and periodontal health: species composition and antimicrobial activity. Oral Microbiol Immunol. 2005;20(6):354–61.

Kraft-Bodi E, Jørgensen MR, Keller M, Kragelund C, Twetman S. Effect of probiotic bacteria on oral Candida in frail elderly. J Dent Res. 2015;94(9 Suppl):181S–6. pii: 0022034515595950.

Krasse P, Carlsson B, Dahl C, Paulsson A, Nilsson A, Sinkiewicz G. Decreased gum bleeding and reduced gingivitis by the probiotic Lactobacillus reuteri. Swed Dent J. 2006; 0(2):55–60.

Laleman I, Teughels W. Probiotics in the dental practice: a review. Quintessence Int. 2015;46(3):255–64.

Laleman I, Detailleur V, Slot DE, Slomka V, Quirynen M, Teughels W. Probiotics reduce mutans streptococci counts in humans: a systematic review and meta-analysis. Clin Oral Investig. 2014;18(6):1539–52.

Lexner MO, Blomqvist S, Dahlén G, Twetman S. Microbiological profiles in saliva and supragingival plaque from caries active adolescents before and after a short-term daily intake of milk supplemented with probiotic bacteria – a pilot study. Oral Health Prev Dent. 2010;8:383–8.

Li D, Li Q, Liu C, Lin M, Li X, Xiao X, et al. Efficacy and safety of probiotics in the treatment of Candida-associated stomatitis. Mycoses. 2014;57(3):141–6.

Lilly DM, Stillwell RH. Probiotics: growth-promoting factors produced by microorganisms. Science. 1965;147(3659):747–8.

Marttinen A, Haukioja A, Karjalainen S, Nylund L, Satokari R, Ohman C, et al. Short-term consumption of probiotic lactobacilli has no effect on acid production of supragingival plaque. Clin Oral Investig. 2012;16(3):797–803.

Mayanagi G, Kimura M, Nakaya S, Hirata H, Sakamoto M, Benno Y, et al. Probiotic effects of orally administered Lactobacillus salivarius WB21-containing tablets on periodontopathic bacteria: a double-blinded, placebo-controlled, randomized clinical trial. J Clin Periodontol. 2009; 36(6):506–13.

Mendonca FH, Santos SS, Faria Ida S, Goncalves e Silva CR, Jorge AO, Leao MV.

Effects of probiotic bacteria on Candida presence and IgA anti-Candida in the oral cavity of elderly. Braz Dent J. 2012; 23(5):534–8.

Meurman JH. Probiotics: do they have a role in oral medicine and dentistry? Eur J Oral Sci. 2005;113(3):188–96.

Meurman JH, Stamatova I. Probiotics: contributions to oral health. Oral Dis. 2007; 13(5):443–51.

Näse L, Hatakka K, Savilahti E, Saxelin M, Ponka A, Poussa T, et al. Effect of long-term consumption of a probiotic bacterium, Lactobacillus rhamnosus GG, in milk on dental caries and caries risk in children. Caries Res. 2001;35(6):412–20.

Outhouse TL, Al-Alawi R, Fedorowicz Z, Keenan JV. Tongue scraping for treating halitosis. Cochrane Database Syst Rev. 2006; (2):CD005519.

Pham LC, van Spanning RJ, Roling WF, Prosperi AC, Terefework Z, Ten Cate JM, et al. Effects of probiotic Lactobacillus salivarius W24 on the compositional stability of oral microbial communities. Arch Oral Biol. 2009;54(2):132–7.

Pires FR, Santos EB, Bonan PR, De Almeida OP, Lopes MA. Denture stomatitis and salivary Candida in Brazilian edentulous patients. J Oral Rehabil. 2002;29(11):1115–9.

Porter SR, Scully C. Oral malodour (halitosis). BMJ. 2006;333(7569):632–5.

Quirynen M, Dadamio J, Van den Velde S, De Smit M, Dekeyser C, Van Tornout M, et al. Characteristics of 2000 patients who visited a halitosis clinic. J Clin Periodontol. 2009;36(11):970–5.

Riccia DN, Bizzini F, Perilli MG, Polimeni A, Trinchieri V, Amicosante G, et al. Anti-inflammatory effects of Lactobacillus brevis (CD2) on periodontal disease. Oral Dis. 2007;13(4):376–85.

Saavedra JM, Abi-Hanna A, Moore N, Yolken RH. Long-term consumption of infant formulas containing live probiotic bacteria: tolerance and safety. Am J Clin Nutr. 2004;79(2):261–7.

Saha S, Tomaro-Duchesneau C, Tabrizian M, Prakash S. Probiotics as oral health biotherapeutics. Expert Opin Biol Ther. 2012;12(9):1207–20.

Salminen MK, Tynkkynen S, Rautelin H, Poussa T, Saxelin M, Ristola M, et al. The efficacy and safety of probiotic Lactobacillus rhamnosus GG on prolonged, non-infectious diarrhea in HIV Patients on antiretroviral therapy: a randomized, placebo-controlled, crossover study. HIV Clin Trials. 2004;5(4):183–91.

Scully C, Greenman J. Halitosis (breath odor). Periodontol. 2008;2000(48):66–75.

Shah MP, Gujjari SK, Chandrasekhar VS. Evaluation of the effect of probiotic (inersan(R)) alone, combination of probiotic with doxycycline and doxycycline alone on aggressive periodontitis - a clinical and microbiological study. J Clin Diagn Res. 2013;7(3):595–600.

Sharma A, Rath GK, Chaudhary SP, Thakar A, Mohanti BK, Bahadur S. Lactobacillus brevis CD2 lozenges reduce radiation- and chemotherapy-induced mucositis in patients with head and neck cancer: a randomized double-blind placebo-controlled study. Eur J Cancer. 2012;48(6):875–81.

Shay K, Truhlar MR, Renner RP. Oropharyngeal candidiasis in the older patient. J Am Geriatr Soc. 1997;45(7):863–70.

Shimauchi H, Mayanagi G, Nakaya S, Minamibuchi M, Ito Y, Yamaki K, et al. Improvement of periodontal condition by probiotics with Lactobacillus salivarius WB21: a randomized, double-blind, placebo-controlled study. J Clin Periodontol. 2008;35(10):897–905.

Sinkiewicz G, Cronholm S, Ljunggren L, Dahlen G, Bratthall G. Influence of dietary supplementation with Lactobacillus reuteri on the oral flora of healthy subjects. Swed Dent J. 2010;34(4):197–206.

Slawik S, Staufenbiel I, Schilke R, Nicksch S, Weinspach K, Stiesch M, et al. Probiotics affect the clinical inflammatory parameters of experimental gingivitis in humans. Eur J Clin Nutr. 2011;65(7):857–63.

Sonal Sekhar M, Unnikrishnan MK, Vijayanarayana K, Rodrigues GS, Mukhopadhyay C. Topical application/formulation of probiotics: will it be a novel treatment approach for diabetic foot ulcer? Med Hypotheses. 2014;82(1):86–8.

Staab B, Eick S, Knofler G, Jentsch H. The influence of a probiotic milk drink on the development of gingivitis: a pilot study. J Clin Periodontol. 2009;36(10):850–6.

Stamatova I, Meurman JH. Probiotics and periodontal disease. Periodontol 2000. 2009;51:141–51.

Stecksen-Blicks C, Sjostrom I, Twetman S. Effect of long-term consumption of milk supplemented with probiotic lactobacilli and fluoride on dental caries and general health in preschool children: a cluster-randomized study. Caries Res. 2009;43(5):374–81.

Stensson M, Koch G, Coric S, Abrahamsson TR, Jenmalm MC, Birkhed D, et al. Oral administration of Lactobacillus reuteri during the first year of life reduces caries prevalence in the primary dentition at 9 years of age. Caries Res. 2014;48(2):111–7.

Sullivan A, Nord CE. Probiotic lactobacilli and bacteraemia in Stockholm. Scand J Infect Dis. 2006;38(5):327–31.

Sutula J, Coulthwaite LA, Thomas LV, Verran J. The effect of a commercial probiotic drink containing Lactobacillus casei strain Shirota on oral health in healthy dentate people. Microb Ecol Health Dis. 2013;24. doi:10.3402/mehd.v3424i3400.21003.

Suzuki N, Yoneda M, Tanabe K, Fujimoto A, Iha K, Seno K, et al. Lactobacillus salivarius WB21--containing tablets for the treatment of oral malodor: a double-blind, randomized, placebo-controlled crossover trial. Oral Surg Oral Med Oral Pathol Oral Radiol. 2014;117(4):462–70.

Szkaradkiewicz AK, Stopa J, Karpinski TM. Effect of oral administration involving a probiotic strain of Lactobacillus reuteri on pro-inflammatory cytokine response in patients with chronic periodontitis. Arch Immunol Ther Exp (Warsz). 2014;62(6):495–500.

Taipale T, Pienihäkkinen K, Salminen S, Jokela J, Söderling E. Bifidobacterium animalis subsp. lactis BB-12 administration in early childhood: a randomized clinical trial of effects on oral colonization by mutans streptococci and the probiotic. Caries Res. 2012;46:69–77.

Taipale T, Pienihakkinen K, Alanen P, Jokela J, Soderling E. Administration of Bifidobacterium animalis subsp. lactis BB-12 in early childhood: a post-trial effect on caries occurrence at four years of age. Caries Res. 2013;47(5):364–72.

Tanzer JM, Thompson A, Lang C, Cooper B, Hareng L, Gamer A, et al. Caries inhibition by and safety of Lactobacillus paracasei DSMZ16671. J Dent Res. 2010;89(9):921–6.

Tekce M, Ince G, Gursoy H, Dirikan Ipci S, Cakar G, Kadir T, et al. Clinical and microbiological effects of probiotic lozenges in the treatment of chronic periodontitis: a 1-year follow-up study. J Clin Periodontol. 2015;42(4):363–72.

Teughels W, Van Essche M, Sliepen I, Quirynen M. Probiotics and oral healthcare. Periodontol 2000. 2008;48:111–47.

Teughels W, Durukan A, Ozcelik O, Pauwels M, Quirynen M, Haytac MC. Clinical and microbiological effects of Lactobacillus reuteri probiotics in the treatment of chronic periodontitis: a randomized placebo-controlled study. J Clin Periodontol. 2013;40(11):1025–35.

Torres SR, Peixoto CB, Caldas DM, Silva EB, Akiti T, Nucci M, et al. Relationship between salivary flow rates and Candida counts in subjects with xerostomia. Oral Surg Oral Med Oral Pathol Oral Radiol Endod. 2002;93(2):149–54.

Tsubura S, Mizunuma H, Ishikawa S, Oyake I, Okabayashi M, Katoh K, et al. The effect of Bacillus subtilis mouth rinsing in patients with periodontitis. Eur J Clin Microbiol Infect Dis. 2009;28(11):1353–6.

Twetman S, Derawi B, Keller M, Ekstrand K, Yucel-Lindberg T, Stecksen-Blicks C. Short-term effect of chewing gums containing probiotic Lactobacillus reuteri on the levels of inflammatory mediators in gingival crevicular fluid. Acta Odontol Scand. 2009; 67(1):19–24.

Vicario M, Santos A, Violant D, Nart J, Giner L. Clinical changes in periodontal subjects with the probiotic Lactobacillus reuteri Prodentis: a preliminary randomized clinical trial. Acta Odontol Scand. 2013;71(3–4):813–9.

Vivekananda MR, Vandana KL, Bhat KG. Effect of the probiotic Lactobacilli reuteri (Prodentis) in the management of periodontal disease: a preliminary randomized clinical trial. J Oral Microbiol. 2010;2. doi:10.3402/jom.v2i0.5344.

Wattanarat O, Makeudom A, Sastraruji T, Piwat S, Tianviwat S, Teanpaisan R, Krisanaprakornkit S, et al. Enhancement of salivary human neutrophil peptide 1–3 levels by probiotic supplementation. BMC Oral Health. 2015;15:19.

Zahradnik RT, Magnusson I, Walker C, McDonell E, Hillman CH, Hillman JD. Preliminary assessment of safety and effectiveness in humans of ProBiora3, a probiotic mouthwash. J Appl Microbiol. 2009;107(2):682–90.

12장. 구강칸디다증 환자의 관리

Arendrup MC. Candida and candidaemia. Susceptibility and epidemiology. Dan Med J. 2013;60:B4698.

Barkvoll P, Attramadal A. Effect of nystatin and chlorhexidine digluconate on Candida albicans. Oral Surg Oral Med Oral Pathol. 1989;67:279–81.

Centers of Disease Control and Prevention. Antibiotic resistance threats in the United States. 2013. http://www.cdcgov/drugresistance/pdf/ar-threats-2013-508.pdf.

Dos Santos AL, Jorge AO, Dos Santos SS, Silva CR, Leao MV. Influence of probiotics on Candida presence and IgA anti-Candida in the oral cavity. Braz J Microbiol. 2009;40:960–4.

Ellepola AN, Samaranayake LP. Adjunctive use of chlorhexidine in oral candidoses: a review. Oral Dis. 2001;7:11–7.

European Medical Agency. Assessment report for ketoconazole containing medicinal products. 2013. http://www.ema.europa.eu/docs/en_GB/document_library/Referrals_document/Ketoconazole-containing_ medicines/WC500168346 pdf.

FAO/WHO. Health and Nutritional Properties of Probiotics in Food Including Powder Milk with Live Lactic Acid Bacteria. 2001. http://www.who.int/foodsafety/publications/fs_management/en/probiotics.pdf.

Flisfisch S, Meyer J, Meurman JH, Waltimo T. Effects of fluorides on Candida albicans. Oral Dis. 2008;14:296–301.

Flotra L. Different modes of chlorhexidine application and related local side effects. J Periodontal Res. 1973;12:41–4.

Hatakka K, Ahola AJ, Yli-Knuuttila H, Richardson M, Poussa T, Meurman JH, et al. Probiotics reduce the prevalence of oral candida in the elderly-a randomized controlled trial. J Dent Res. 2007;86:125–30.

Ishikawa KH, Mayer MP, Miyazima TY, Matsubara VH, Silva EG, Paula CR, et al. A multispecies probiotic reduces oral Candida colonization in denture wearers. J Prosthodont. 2015;24:194–9.

Kraft-Bodi E, Jorgensen MR, Keller MK, Kragelund C, Twetman S. Effect of probiotic bacteria on oral Candida in frail elderly. J Dent Res. 2015. 94;9 suppl.:181S–6S.

Lam OL, Bandara HM, Samaranayake LP, McGrath C, Li LS. Oral health promotion interventions on oral yeast in hospitalised and medically compromised patients: a systematic review. Mycoses. 2012;55:123–42.

Li D, Li Q, Liu C, Lin M, Li X, Xiao X, et al. Efficacy and safety of probiotics in the treatment of Candida-associated stomatitis. Mycoses. 2014;57:141–6.

Li S, Breaker RR. Fluoride enhances the activity of fungicides that destabilize cell membranes. Bioorg Med Chem Lett. 2012; 22:3317–22.

Maubon D, Garnaud C, Calandra T, Sanglard D, Cornet M. Resistance of Candida spp. to antifungal drugs in the ICU: where are we now? Intensive Care Med. 2014;40:1241–55.

Mendonca FH, Santos SS, Faria IS, Goncalvese Silva CR, Jorge AO, Leao MV. Effects of probiotic bacteria on Candida presence and IgA anti-Candida in the oral cavity of elderly. Braz Dent J. 2012;23:534–8.

Palmeira-de-Oliveira A, Salgueiro L, Palmeira-de-Oliveira R, Martinez-de-Oliveira J, Pina-Vaz C, Queirez JA, et al. Anti-Candida activity of essential oils. Mini Rev Med Chem. 2009;9:1292–305.

Parker JE, Warrilow AG, Price CL, Mullins JG, Kelly DE, Kelly SL. Resistance to antifungals that target CYP51. J Chem Biol. 2014;7:143–61.

The American Society of Health-System Pharmacists (ASHP) FTHAHHWKHC-MaS. Drugs.com - For Healthcare Professionals. http://www.drugs.com/professionals.html.

The Danish Health and Medicines Authority. Interaktionsdatabasen. 2015. http://www.interaktionsdatabasen.dk.

U.S. Food and Drug Administration. FDA Drug Safety Communication: FDA limits usage of Nizoral (ketoconazole) oral tablets due to potentially fatal liver injury and risk of drug interactions and adrenal gland problems. 2013. http://www.fda.gov/downloads/Drugs/DrugSafety/UCM362444.pdf.

Williams DW, Kuriyama T, Silva S, Malic S, Lewis MA. Candida biofilms and oral candidosis: treatment and prevention. Periodontol 2000. 2011;55:250–65.

Xie JL, Polvi EJ, Shekhar-Guturja T, Cowen LE. Elucidating drug resistance in human fungal pathogens. Future Microbiol. 2014;9:523–42.